谨以此书献给热爱芳疗养生文化，一切尊重自然、热爱生命的人们！

——樊新荣　李菁菁

四季芳疗

养生手册

樊新荣　李菁菁　主编

中医古籍出版社

图书在版编目（CIP）数据

四季芳疗养生手册 / 樊新荣，李菁菁主编. —北京：中医古籍出版社，2014. 7
ISBN 978-7-5152-0647-9

Ⅰ. ①四… Ⅱ. ①樊… ②李… Ⅲ. ①香精油 – 保健 – 手册
Ⅳ. ①R161 –62 ②TQ654 – 62

中国版本图书馆CIP数据核字（2014）第142198号

四季芳疗养生手册
樊新荣　李菁菁　主编

责任编辑：孙志波
封面设计：许永恺
出版发行：中医古籍出版社
社　　址：北京市东直门内南小街16号（100700）
印　　刷：廊坊市三友印务装订有限公司
开　　本：710mm × 1000mm　1/16
印　　张：15. 5
字　　数：206千字
版　　次：2014年7月第1版　2014年7月第1次印刷
印　　数：0001 ~ 3000册
书　　号：ISBN　978-7-5152-0647-9
定　　价：46. 00元

编委

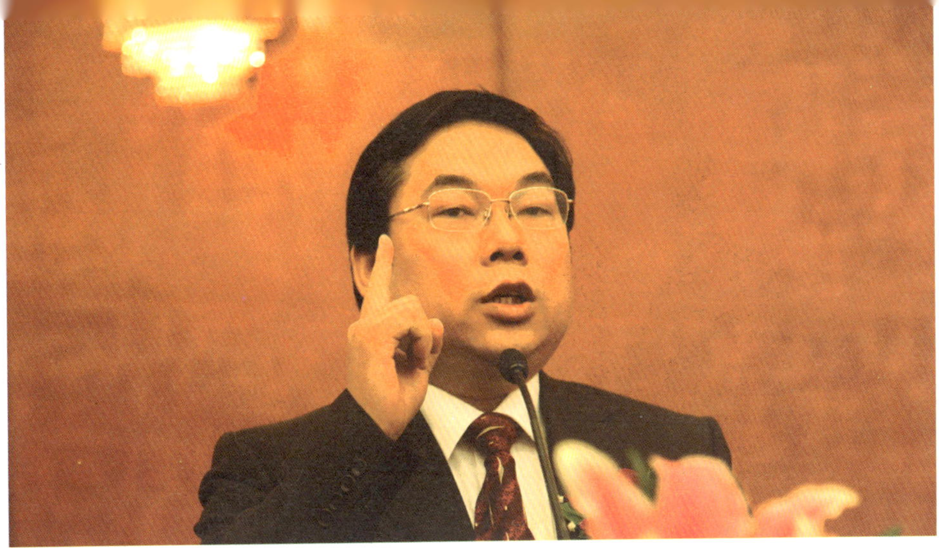

作者简介 / 樊新荣

樊新荣(1973–)，男，陕西西安人。医学副教授、副主任医师，中医各家学说硕士，中医诊断学博士，中西医结合博士后。中国中医科学院中医学硕士研究生导师，湖南中医药大学中医亚健康学硕士研究生导师。中华中医药学会亚健康分会副主任委员，世界中医药联合会亚健康专业委员会副秘书长，中国民族医药学会教育研究分会副主任委员，中华中医药学会中医诊断分会常委，世界中医药学会联合会中医诊断学专业委员会常务理事。出身于中医世家，先后毕业于陕西中医学院、湖南中医药大学。致力于中医治未病与亚健康调治研究。中国中医科学院门诊部专家，北京市下社区服务中医专家，全国亚健康调理机构巡诊专家。主持或主要参加国家自然科学基金研究项目、国家973课题、世界卫生组织课题、行业科研专项及厅级以上课题10余项，发表中医药学术论文约70篇，亚健康专业系列教材学术秘书及编委，主编或副主编《扫“忙”养生书》《澄省与致远（中西医并存下的中医学思索）》《亚健康分类调治学》《常用中医养生保健方法技术操作规范》《亚健康管理》《亚健康经络调理》《亚健康芳香调理》等，主持研制发明科研产品“安神助眠贴”“克瘾胶囊”等。获得省部级以上各种奖励及荣誉称号20余项，于北京人民大会堂、钓鱼台国宾馆和中央党校司局级干部班、青年骨干班、处级干部班及天津、石家庄、西安、长沙、上海、广州、沈阳、郑州、厦门、三亚、澳门、台北、蒙特利尔等地主讲“从现代人的亚健康谈起”“弘扬中医养生文化，构建和谐健康人生”“了解体质，调亚健康”“如何科学分类亚健康”等系列健康养生讲座百余场。

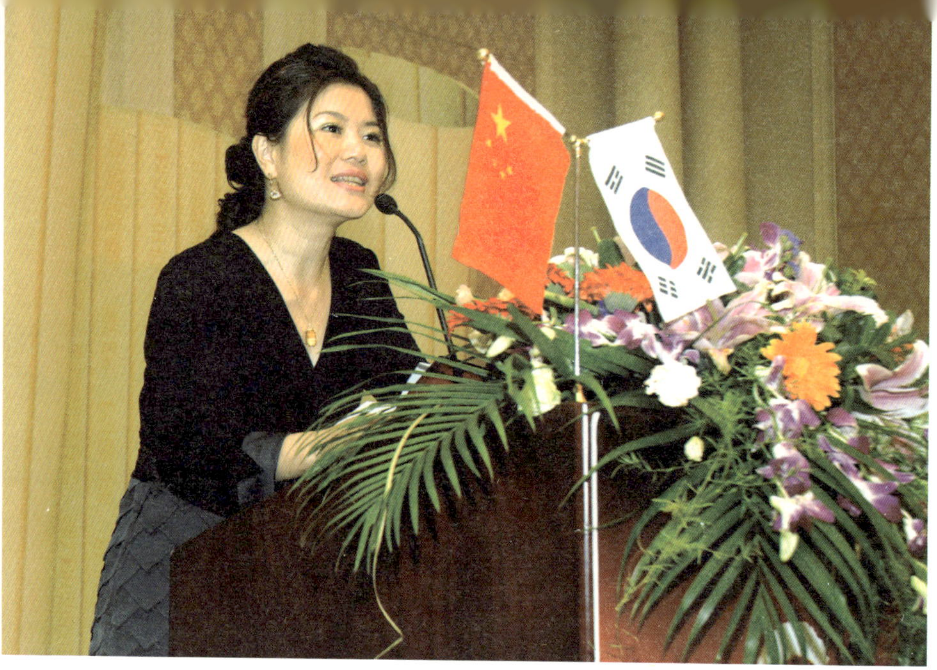

作者简介／李菁菁

李菁菁，世界中联亚健康专业委员会第二届理事会常务理事兼副秘书长、全国亚健康专业调理机构服务水平星级评审委员会委员、中华中医药学会亚健康分会芳疗学科组副组长、广州力欣国际贸易有限公司董事长。十几年来，一直致力于芳香疗法在中国的传播，第一个将加拿大联邦芳香疗法协会（CFA）考证引进国内，联合国际著名芳疗师 Vickie（CFA 授权之唯一华籍认证老师），在神州大地开展芳香文化传播。合作主编《亚健康芳香调理》一书，成为芳疗行业标准化教材。21 世纪肇始，成功引进诗艾·香薰、梵媞、香丽榭等国际正统芳疗品牌，为国民带来了健康、有机、环保的高品质芳香精油。尤其是将西方芳疗理论与中医养生理论相结合，开拓出有中国特色的亚健康芳疗养生文化。主持研发的“通调养”中医芳疗体系，获得了国际芳疗师 Vickie 等名师的广泛认可。近年来，更倾力于中国亚健康美容养生行业的发展，参与国家多项相关科学研究，推动了芳疗学科的创建，引领了高品质的芳香调理品的应用。为让广大群众更加了解、感受、体验科学的亚健康芳香调理技术，组织开展了“携手走出亚健康，绿色健康中国行”全国巡回大型公益活动一千余场，为国民的健康和芳疗事业的普及做出了有益贡献。

自序

医学朝向健康发展已是不争的事实了，健康是人全面发展的基础。21世纪的医学，将从疾病医学向健康医学发展；从重治疗向重预防发展；从对病源的对抗治疗向整体治疗发展；从对病灶的改善向重视生态环境的改善发展；从群体治疗向个体治疗发展；从生物治疗向心身综合治疗发展；从强调医生的作用向重视病人的自我保健作用发展；从以疾病为中心向以病人为中心发展。

当前，随着人类环境因素、行为因素、生活因素、生物学因素和医疗卫生服务等影响人类身体健康的主要因素的改变，人类对自身健康状态的关注也发生了变化，对健康内涵的认识也不断深化。现代健康观对健康衡量的标准已经不仅仅局限于躯体健全无病，更要求从生物、心理、社会环境等角度来全面认识和了解人类的健康状况，人们的健康观也从既往的“已病图治”转变为“养生保健，未病先防”。

毋庸置疑，人是万物之灵，自然与人有矛盾，但更多的是赐予；社会与人有矛盾，但更多的是合作；人与自身有矛盾，但更多的是和谐。芳香疗法顺着自然界万物的平衡原理，相互呼应，以维持生命本质的平衡！

我们紧扣时代脉搏，不断挖掘创新，组织编写了《四季芳疗养生手册》，旨在世界健康医学之大势下，弘扬中医养生文化，倡导健康生活，造福人民群众。该书在充分遵循春夏秋冬四季养生的基础上，把国外芳香精油理念与中医养生知识相结合，详细介绍了芳疗在不同季节的具体应用，充分展示了芳香疗法在养生、保健、亚健康调理等方面的独特优势，使精油更好地和我们的身体和谐地互动，对促进人们树立正确的四季养生观、维护人们健康具有重要意义。

樊新荣　李菁菁

前言

21 世纪是追求健康的时代。随着社会经济的发展、时代的进步、人们生活水平的不断提高以及健康观念的改变，大家对自身健康问题越来越关注，对健康的追求越来越高。人们不仅仅要求身体没有疾病，还要求身体、心灵、社会与环境的完美结合，也就是中医所说的“天人合一”。天地之间分四季，人之内外有五脏。顺四季之性以调人之五脏，春夏养阳，秋冬养阴，外吸天地日月之灵气，内修五脏六腑之精气，道法自然，是历代医家养生的宗旨。

芳香疗法作为一种独具特色的自然疗法，因其利用纯天然植物精油的芳香气味和植物本身所具有的治愈能力，以特殊的治疗方法，经由嗅觉器官和皮肤的吸收，

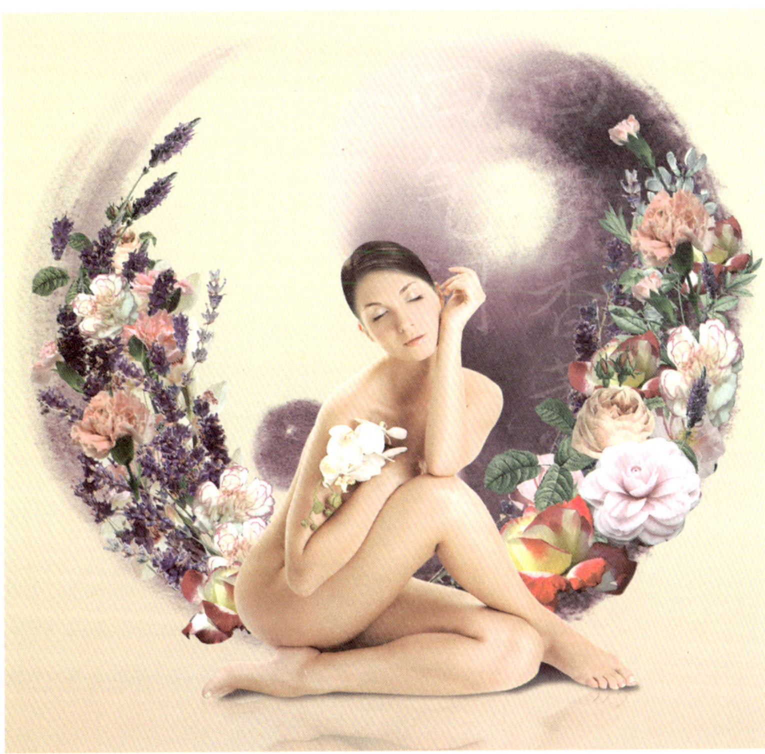

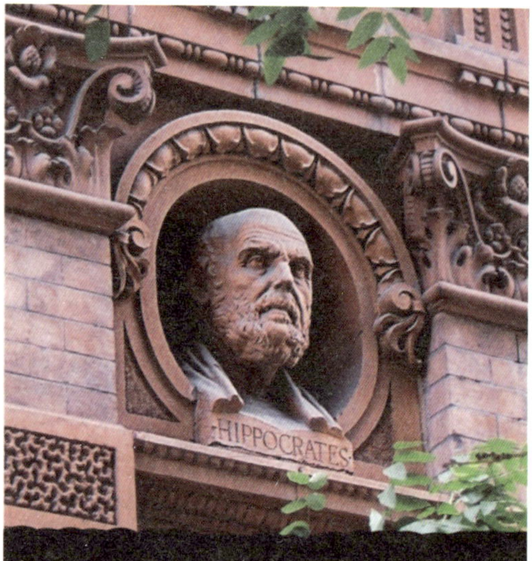

希波克拉底（Hippocrates，约前460-约前377）古希腊医生，西方人称之为“医学之父”。

到达神经系统和血液循环，以帮助人们身心获得舒解，并达到肌肤保养的目的和改善身体健康的功效，使人的身、心、灵三者达到平衡和统一。古希腊著名医家——希波克拉底早在公元前 4 世纪就指出：“通往健康之路就是每天进行一次芳香浴和芳香精油按摩。”可见芳香疗法在预防保健、防治亚健康中有着非常好的作用，是值得当代人不断挖掘、创新的热门领域。人们为何喜欢用芳香疗法来调节机体，总的来说其原因大概有以下几点：

1. 历史悠久

芳香疗法（Aromatherapy）起源于古埃及、古罗马等文明古国，盛行于近代欧洲，是一种使用精油来达到舒缓精神压力与增进身体健康的另类疗法，被称为“西方的中药”。欧洲民间自古以来就有利用玫瑰及其产品医治皮肤病、肠胃病、眼病、呼吸道病、妇科病等疾病的记载；古希腊和罗马人也知道使用一些新鲜或干燥的芳香植物，使人镇静、止痛、安神或者兴奋精神，比如古希腊人就喜欢用酒花枕来治疗失眠症，且疗效确切。

在我国传统医学发展史中，芳香疗法一直以来都为历代医家所重视。早在殷商时期，甲骨文中就有熏燎、艾蒸和酿制香酒的记载，至周代就有佩带香囊、沐浴香汤的习俗。在先秦文献中，《山海经》记载薰草“佩之可以已疠”。马王堆汉墓出土的一批香囊、熏炉内就有辛夷、佩兰、茅香、花椒、肉桂等芳香类药物。汉代名医华佗就曾用丁香、百部等药物制成香囊，悬挂在居室内，用来预防“传尸疰病”，即肺结核病。我国老百姓很早就懂得焚烧艾叶、菖蒲等来驱疫避秽，像每年端午节熏烧各种香料植物以杀灭越冬后的各种害虫，减少夏季疾病的发生；在举行各种宗教仪式和重大的宫廷活动中也要焚香以清新空气、消毒环境；富贵人家在重大活动前要沐浴更衣、焚香等，这些都是芳香疗法的具体应用。至于今日流行的精油、药枕、元气袋、减肥巾之类的保健品，都是这种传统芳香疗法的现代应用。历代中医名著中，如晋《肘后备急方》、唐《千金要方》、元《世医得效方》、明《本草纲目》、清《理瀹骈文》等文献都记载了芳香替代疗法的使用方式和剂型。

1928年，法国化学家雷内·摩利斯·盖特佛塞(Renee Maurice Gattefosse)将“芳香”（Aroma）以及“疗法”（Therapy）这两个单字合而为一，创造了今日的“芳香疗法”。据说他在一次实验室的爆炸意外中灼伤了手部，情急之下，将欧薄荷

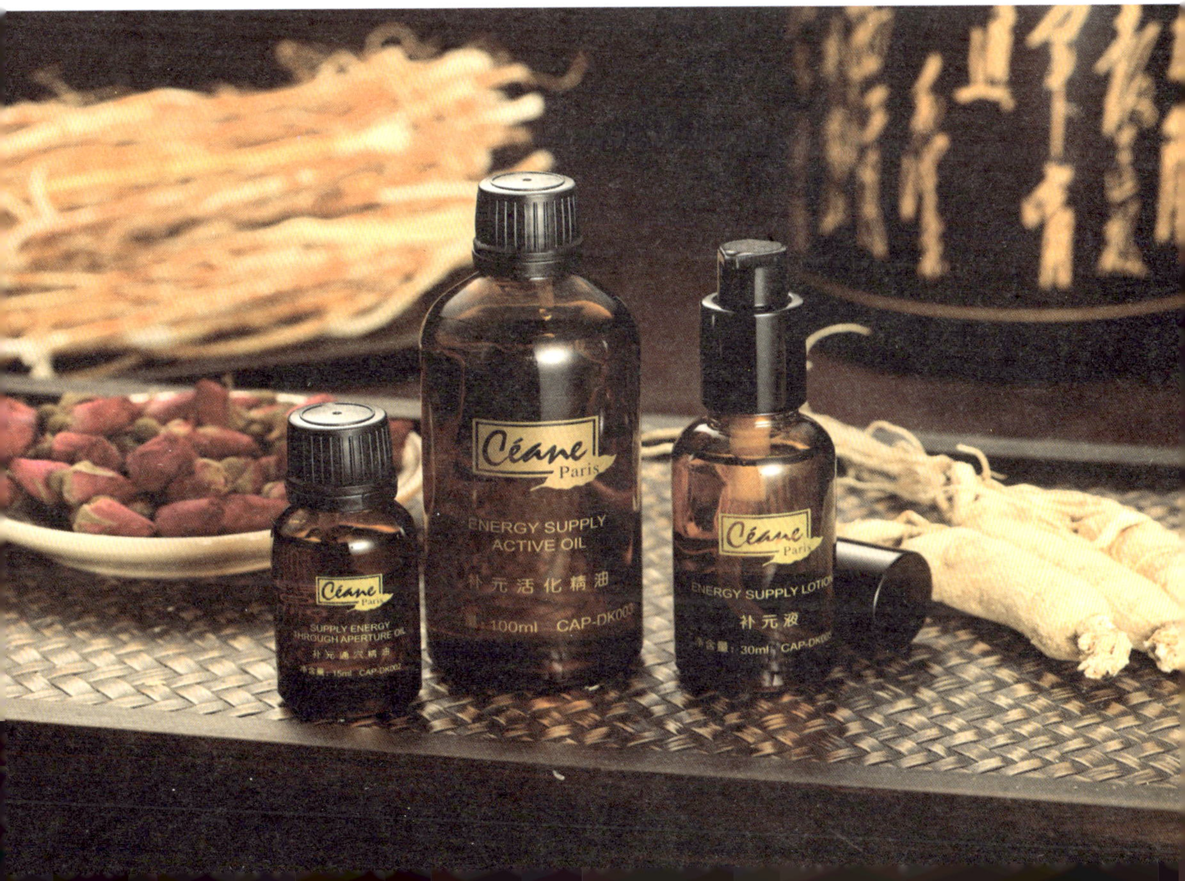

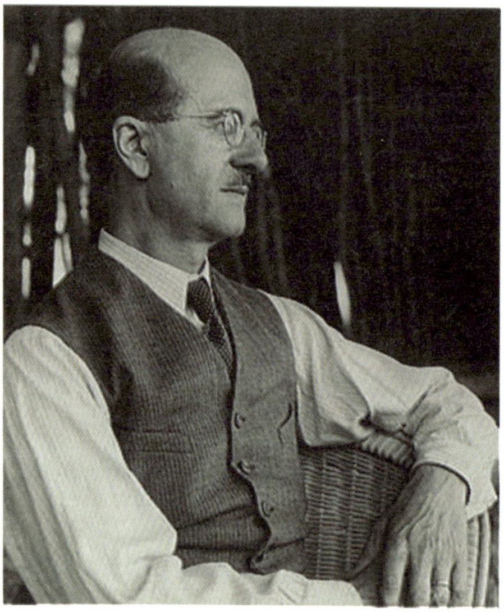

油涂抹于患部，赫然发现伤势迅速复原且没有留下瘢痕。他认为这是因为欧薄荷油的奇特效果，于是开始深入研究精油疗效，尤其是消毒、杀菌等功用。并于 1937 年出版《Aromatherapie》这本书，阐述植物精油的疗效，奠定芳疗在植物辅助疗法中的名称与地位。

2. 纯天然

芳香疗法所使用的精油并不是传统意义上油，它是由天然植物的花朵、叶子、种子、树脂、根及果实等萃取出来的具有高浓缩性的液体，凝聚着原料本身的芳香及其免疫、修复系统的功效，是植物的精华，也是自然界最精致、柔润的物质之一。芳香疗法即是利用纯天然植物精油（单方或复方精油）的芳香气味和植物本身所具有的治愈能力，依照不同的使用方式（如按摩、沐浴、吸入、喷雾等），搭配一定的使用剂量，作用于不同的身体部位，配合专业的手法来调理身体，经由嗅觉器官和皮肤的吸收，到达神经系统和血液循环，以帮助人身心获得舒解，并达到皮肤保养的目的和改善身体健康的功效，使人的身、心、灵三者达到平衡和统一，以求达到养生保健、防治亚健康的作用。

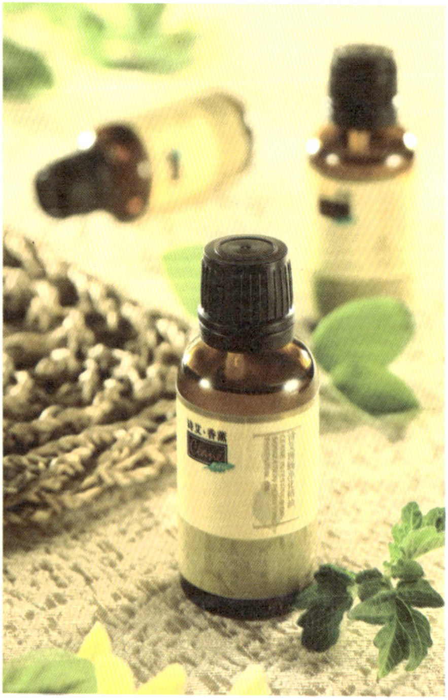

3. 起效快

目前，芳香疗法所使用的精油在调

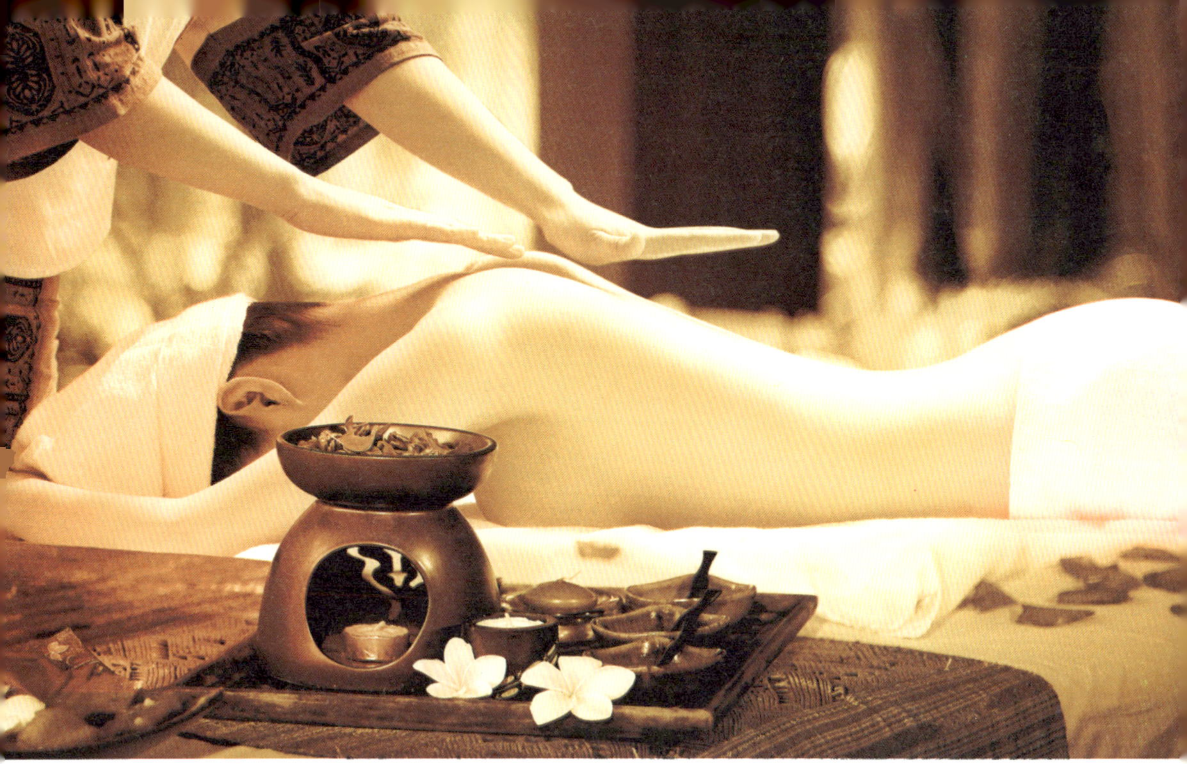

配时必须考虑疗效间的相容性，以及芳香挥发速度的快慢。芳香疗法主要是透过嗅觉（以鼻子吸入）与直接接触（经皮肤吸收）两种途径来进行。利用嗅觉主要是运用芳香精油，以直接、蒸气或香薰吸嗅等方式，让芳香分子经由鼻子传递到大脑，促使神经系统的化学物质释放信息，产生镇静、放松、提神或刺激等效果。直接接触则利用按摩或将精油成分直接添加在保养品中，经渗入皮肤组织后，再由血液与淋巴的循环送达全身，进而产生平衡、镇静、振奋及美容护肤的效果。精油通过毛孔进入后，3 分钟即可渗透到真皮层，5 分钟进入血液系统及淋巴系统，4 ~ 12 小时之内完全排出体外。按摩时，透过经络穴位指压和淋巴排毒的特殊按摩技巧，使精油渗透进入皮肤表层，由于精油的分子比皮肤的分子要小得多，因此极易渗透入人体，在大约 20 分钟至 6 小时即可经由血液循环流至全身，而其残留物则通过排泄系统排出体外。当精油在体内循环时，有一部分会为人体的器官、肌肉、细胞或神经纤维所吸收，从而发挥精油之治疗功能。

4. 功效强大

①对皮肤和结缔组织的作用

精油会刺激并调节我们的皮肤、皮下组织及结缔组织，使局部温度增加并促进毒素的排除，它们能维持肌肤的年轻活力及光彩，使肤色健康亮丽，冬季正好

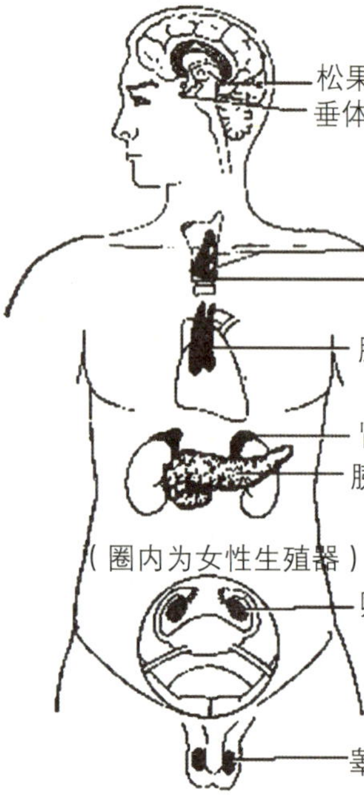

内分泌系统图

可以利用精油这种功能改善皮肤干燥的问题。

②对循环系统的作用

精油进入人体后，其细小的精油分子会在动静脉的微血管处制造一种循环作用的促进物，帮助血液和器官细胞间的养分与气体交换，能加速排除人体内有毒废物，促进循环系统的正常运行。

③对淋巴系统的作用

淋巴系统是人体内非常重要的防卫系统，机体细胞间多余的液体可进入淋巴循环系统，通过淋巴循环系统流进血液循环系统，进而将多余的水分和毒素排出体外。有些精油具有调节免疫、促进淋巴循环的作用，美容师可根据淋巴系统的循行路线，配合使用相关精油，促进体内废物排出，达到理想的效果。

④对肌肉组织的作用

精油能刺激肌肉，增强肌肉纤维的抵抗力与弹性，延缓肌肉产生疲乏与倦怠感，缩短肌肉恢复疲劳的时间，在按摩时使用精油还能达到松缓肌肉组织的作用。

⑤对脏腑的作用

精油具有调节脏腑功能、促进脏腑代谢的作用。比如在腹部不适或胆汁分泌不足时，使用精油配合按摩活动，即能获得较好的疗效，我们的肠胃在痉挛的时候，用舒缓、深入的按摩手法并配合使用精油，能起到缓和痉挛的作用。

⑥对内分泌系统的作用

在按摩时使用精油，能维持、促进并调整内、外分泌腺的正常功能，包括皮脂腺等外分泌腺及肾上腺、卵巢等内分泌腺。

5. 与中医认识相通

疾病，预防保健，防治亚健康的功效，都在各自理论的指导下进行，但两者又有许多相通之处。例如：芳香疗法中的精油相当于中医疗法中的中药，单方精油相当于单味药，复方精油则相当于一副方剂，而基底油的有些作用则似煎药的水，只是精油在美容美体上的使用比中药更灵活，作用更广泛。中药需炮制，精油则需萃取；中医疗法会用到针灸、刮痧板等器具，芳香疗法则需用到薰烟、芳香喷雾机等器具。中医疗法有推拿、点穴等手法，芳香疗法也有自己独特的按摩手法。中医疗法有药物内服、外敷、吸纳、推拿按摩、点穴针灸、刮痧等作用方法，精油也同样具有内服、吸纳、亲和等多种作用方式。

中医学说认为不论何种疾病，都要循着“扶正祛邪”“固体培元”的途径，标本兼治，不可一味偏重局部，而忽略了人体原有正常协作与防卫体系的维护与恢复。从最近十几年来对精油治病的研究成果来看，各种动植物提取出来的精油（包括树脂、浸膏等）除了广谱的抗病菌作用、止痛作用、解毒作用、愈创作用、促进新陈代谢及内分泌作用、促进血行作用、调整血压作用、健胃整肠作用及各种直接的治疗作用和激发机体本身的治愈力作用以外，更重要的是在精油治疗过程中，从鼻子进入大脑的香气直接作用于人体的“最高司令部”，使得大脑及时调动全身的防御和自卫体系，扑灭病症，达到“扶正祛邪”“固本培元”，并使人体长期处于周围环境协调的平衡状态中，用于疗病的精油本身无毒无害，用量又极少，而且起作用后很快就被人体排出体外，无任何残留毒性。

“春生夏长，秋收冬藏”，春应肝、夏应心、长夏应脾、秋应肺、冬应肾，四季气候特点不同，五脏属性不同，其不适表现也有差异，因此在使用精油来调理时就应根据四时节气适当调整。比如盛夏季节，皮肤细胞活力旺盛，表皮下

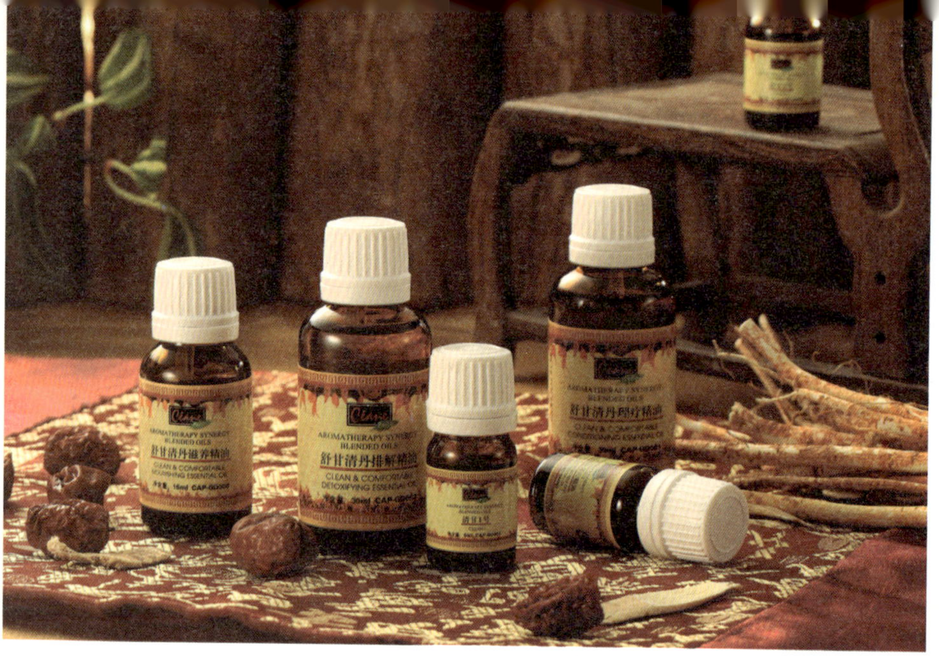

脂溶性物质分泌增多，毛孔处于张开状态，因而皮肤可以更快速地吸收精油，并发挥其功效，所以，在夏季选择和使用精油，会有相当好的效果。秋季天气干燥，女性不仅皮肤容易干枯脱皮变坏，也容易导致内分泌紊乱，同时萧条的景色也可使人产生抑郁的表现，那么在秋季使用芳香疗法，不仅可以滋润皮肤、补养水分、改善枯燥的肌肤，精油特殊的香味还能舒畅你抑郁的情绪，使你摆脱秋季的烦躁。

本书为了便于普通民众阅读和更好地理解书中的内容，笔者特从四季芳疗着手，在充分遵循中医学基本理论的基础上，介绍芳香疗法在四季不同表现中的具体应用。本书内容系统全面、通俗易懂、调理方法科学、实用性强，充分展示了精油在养生、保健、亚健康调理等方面的独特优势。对于芳香疗法初学者、中医预防保健机构以及家庭个人是一本不可多得的指导用书，对于人们树立四季健康的养生观，促进人们运用科学合理的芳疗技术具有重大意义。当然，由于时间仓促，不足之处，敬请谅解！

目录

秋季芳疗

冬季芳疗

春季芳疗

芳香疗法是一种利用芳香植物的纯净精油来辅助、消除或缓解亚健康及疾病状态的疗法，是一种让人感觉自然、亲切、和谐的调理身体的方法。它不仅能调理人的生理状态，而且还能调节人的心理状态，使机体达到身心合一，符合现代人们追求自然的养生观。

春季芳疗又被称为春季芳香调理，就是结合春季时令气候特性，选择适宜精油、运用适当的技术方法来调理人体亚健康或疾病状态，以期使机体摆脱春季常见不适表现，达到身心的最佳状态。

《黄帝内经·素问》中有云："春三月，此谓发陈，天地俱生，万物以荣，夜卧早起，广步于庭，被发缓形，以使志生，生而勿杀，予而勿夺，赏而勿罚，此春气之应，养生之道也，逆之则伤肝，夏为寒变，奉长者少。"早在几千年前，我国祖先就知道要根据春季的特性来养生，从而达到预防疾病、健康长寿的目的。同理，春季芳疗也要顺应春季之性，选择适宜精油，合理调配，正确施治，使其达到最理想的效果。下面笔者试着从以下几个方面着手，谈谈春季芳疗。

一、春季时令特点

春季始于立春（2月2日至5日左右），终于立夏（5月5日至7日左右）。由于我国地处北半球，在春季，随着地球的自转和围绕太阳的公转，地球的北半球开始倾向太阳，受到越来越多的太阳光直射。于是自立春以后，气温开始慢慢回升，冰雪开始融化，大地逐渐苏醒，植物开始吐发新芽，鲜花开始含苞待放，鸟类开始北迁，许多动物在此期间发情，正如

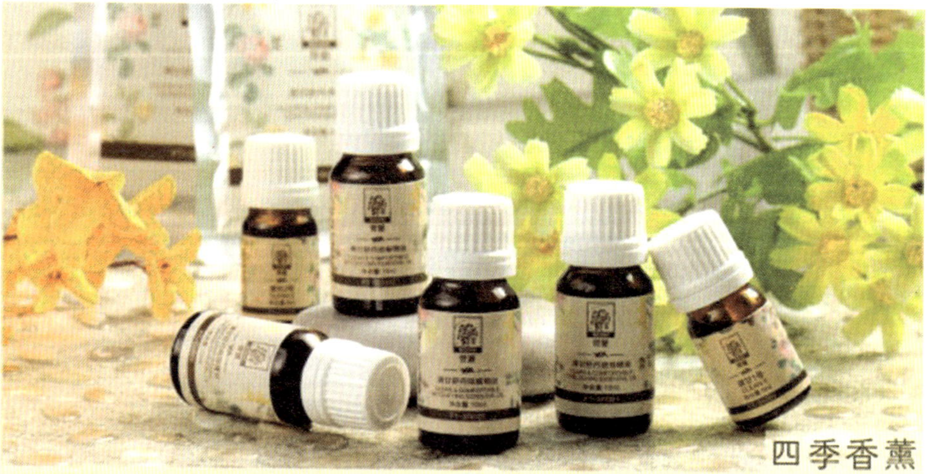

春季养生——温（护之）——（阳气）——生草发绿

[季节规律] 春，阳长阴消的开始，春天主生发，万物生发，肝气内应

[疾病易犯] 肝气郁结，春困春愁

[养生原则] 重点要养阳，舒肝理气

春

汉·乐府古诗《长歌行》所说："阳春布德泽，万物生光辉。"因此我国老百姓将春季称为"万物复苏"的季节。

春季是一年之中的第一个季节，但在广大老百姓心中，还是习惯沿用古代历法的二十四节气来确定春季气候特性："春雨惊春清谷天"，包括立春、雨水、惊蛰、春分、清明、谷雨六个节气，是冬季与夏季的过渡季节，古人也根据这样的节气规律来安排农耕渔牧以及生活作息，但这也仅仅在长江流域较为适合。由于我国地域宽广，总面积约 960 万平方公里，仅次于俄罗斯和加拿大，陆地面积排世界第 3 位；纬度跨越大，最东端在黑龙江和乌苏里江的主航道中心线的相交处（135° E），最西端在帕米尔高原附近（73° E），东西跨经度 60° 多，东西相距约 5000 千米，最南端在曾母暗沙（4° N）、最北端在漠河以北黑龙江主航道的中心线上（53° N），南北跨纬度约 50°，南北相距约 5500 千米。所以其气候变化也是东、西、南、北、中相差甚远。时至春季，有时候长江以南已然桃红柳绿，一派春光，可是黑龙江省却依然寒风刺骨、冰天雪地，而海南岛则已经有夏日的气息了。因此，气象工作者就研究出一种尽量符合自然景象的四季划分标准，以 5 天平均气温为标准，把冬季以后 5 天平均气温稳定通过 10℃时标志着进入春季，当温度高于 22℃时意味着春季的结束，夏季的开始。

立春

立春是一年中的第一个节气，每年 2 月 4 日或 5 日，《月令七十二候集解》："正月节，立，建始也，立夏秋冬同。""立"为开始之意，表示春季万物复苏的开始，揭开了春天的序幕。立春时节：白昼转长，日照、降水逐渐增多，气温也趋于上升，万物也开始苏醒，吐发新芽。"春风吹又生"便是此季节的真实写照。

此节气"天地俱生，万物以荣"，自然界一片欣欣向荣的景象，万物生发、推陈出新，自然界阳气开始升发，此时的保健养生应注意养护春季的“生发之气”，着眼于一个“生”字。立春时节，天气刚刚由寒转暖，多风多雨，是各种致病细菌、病毒开始繁殖的最佳时机，在我国古代称为“温热毒邪”。在这个时候，为避免春季疾病的发生，在预防措施中，根据时令变化和自身需求，进行合理的调配和养护，以提高机体的抵抗力。常开窗，使室内空气流通，在保持空气清新的同时，也要加强自身锻炼，提高机体的防御能力。

雨水

“斗指壬为雨水，东风解冻，冰雪皆散而为水，化而为雨，故名雨水。”雨水不仅表示降雨的开始，也表明雨量开始增多。人们常说：

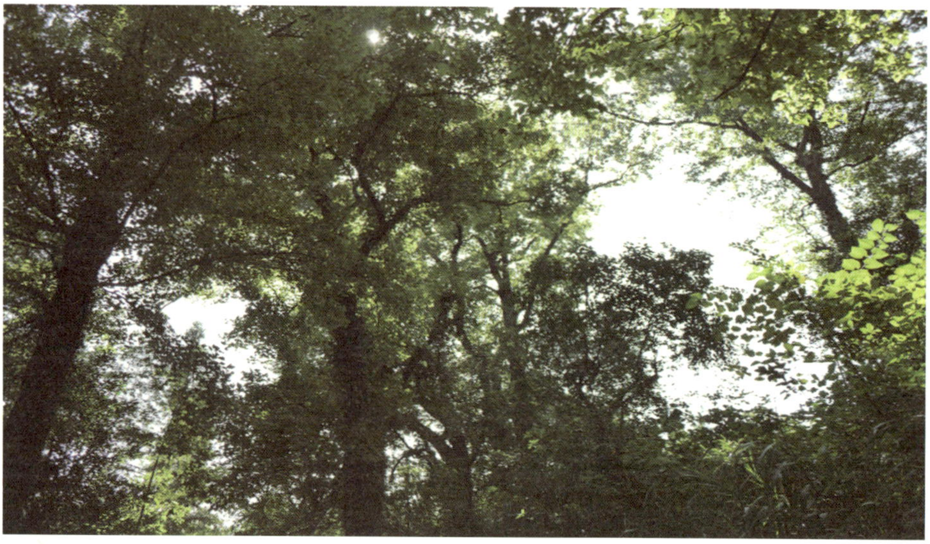

“立春天渐暖，雨水送肥忙，一年之计在于春，春季如何看雨水。”雨水节气一般从 2 月 18 日或 19 日开始，到 3 月 4 日或 5 日结束。太阳的直射点也由南半球逐渐向赤道靠近了，这时的北半球，日照时数和强度都在增加，气温回升较快，来自海洋的暖湿空气开始活跃，并渐渐向北挺进。

杜甫在《春夜喜雨》载："好雨知时节，当春乃发生；随风潜入夜，润物细无声；野径云俱黑，江船火独明；晓看红湿处，花重锦官城。"在"细无声"的春雨滋润下，草木随阳气的升腾而开始发芽生长，人们则明显感到春回大地，春暖花开和春满人间，沁人的气息激励着身心。

中医认为肝主生发，春季肝气旺盛，肝木易克脾土，故春季养生不当容易损伤脾脏，从而导致脾胃功能的下降。在雨水节气，随着降雨有所增多，寒湿之邪最易困着脾脏，同时湿邪留恋，难以去除，故雨水前后应当着重养护脾脏。

惊蛰

农历书中记载："斗指丁为惊蛰，雷鸣动，蛰虫皆震起而出，故名惊蛰。"从惊蛰开始，可以听到雷声，古时认为此时蛰伏在地下冬眠的小动物和昆虫被雷震醒，出土活动，所以叫惊蛰。晋代诗人陶渊明有诗曰："仲春遘时雨，始雷发东隅，众蛰各潜骇，草木纵横舒。"

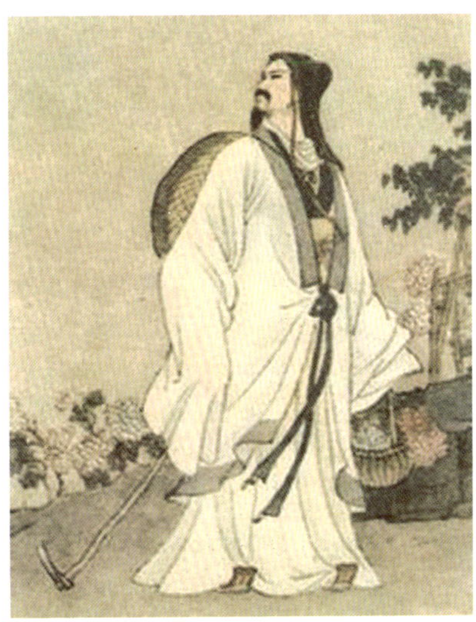

"春雷响，万物长"。惊蛰时节，我国有些地区已是桃花红、李花白、黄莺鸣叫、燕飞来的时节，此时气温和地温都逐渐升高，土壤已解冻，大部分地区都已进入春耕季节。

惊蛰过后万物复苏，是春暖花开的季节，同时却也是各种病毒和细菌活跃的季节。惊蛰时节人体的肝阳之气渐升，阴血相对不足，养生应顺乎阳气的升发、万物始生的特点，使自身的精神、情志、气血也如春日一样舒展畅达、生机盎然。我们在使用精油来进行调养时，也要根据惊蛰之特性、自身体质之差异，选择合适的精油，进行全面合理的调养。

春分

《明史·历一》说："分者，黄赤相交之点，太阳行至此，乃昼夜平分。"所以，春分的意义，一是指一天时间内白天黑夜平分，各为12小时，另《春秋繁露·阴阳出入》上下篇说："春分者，

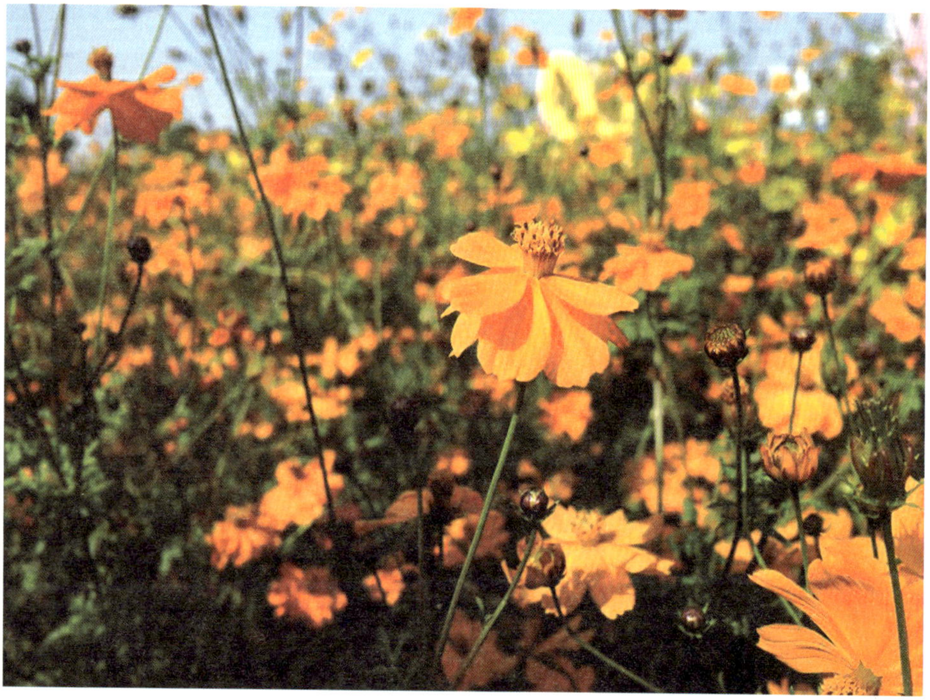

阴阳相半也，故昼夜均而寒暑平。”春分这一天阳光直射赤道，昼夜几乎相等，其后阳光直射位置逐渐北移，开始昼长夜短。春分节气，东亚大槽明显减弱，西风带槽脊活动明显增多，蒙古到东北地区常有低压活动和气旋发展，低压移动引导冷空气南下，北方地区多大风和扬沙天气，当长波槽东移，受冷暖气团交汇影响，会出现连续阴雨和倒春寒天气。但在我国辽阔的大地上，南方大部分地方气温升达 10℃以上而进入明媚的春季，岸柳青青，莺飞草长，小麦拔节，油菜花香，桃红李白迎春黄。

从立春节气到清明节气前后是草木生长萌芽期，人体血液也正处于旺盛时期，易导致人体阴阳气血失衡。斯大林有言：“物体相对静止的可能性，暂时平衡的可能性，是物质分化的根本条件，因而也是生命的根本条件。”我们为了求得这种“暂时平衡状态”的“生命的根本条件”，保持人体的阴阳平衡就成为养生的一条重要法则。这一法则无论在精神、饮食、起居等方面的调摄上，还是在自我保健和药物的使用上都是至关重要的。我们在养生中如何运用阴阳平衡规律，协调机体功能，达到机体内外的平衡状态，使人体这一有机的整体始终保持一种相对平静、平衡的状态是养生保健的根本。《素问·骨空论》：“调其阴阳，不足则补，有余则泻。”因此人们在此节气使用精油养生时应注意保持人体的阴阳平衡状态。

清明

清明，乃天清地明之意，农历书曰：“斗指丁为清明，时万物洁显而清明，盖时当气清景明，万物皆齐，故名也。”清明在公历 4 月 5 日前后，处于太阳黄经 15°，此时天气晴朗，气候温暖，“清明”含意是气候温和、草木萌发，杏桃开花，处处给人以清新明朗的感觉，正是自然万物大发生长的大好时机。

“清明时节雨纷纷”，此时节天气阴凉，易造成机体阴阳失调。肾脏为阴阳之根本，而春季又属肝木之生发，在情志不遂、喜怒太过之时，

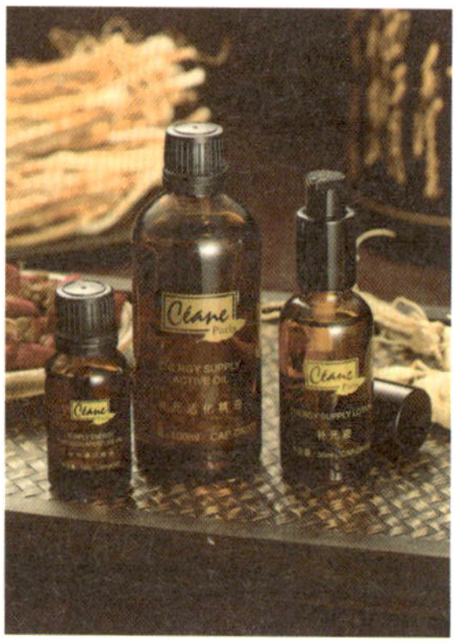

常常影响肝木之疏泄、肾水之涵养，易出现头晕眼花、目涩而干、耳鸣耳聋、腰酸腿软、足跟痛等肝肾阴虚之表现和头目昏花、行走如坐舟船、面白少华、间有烘热、心悸气短、腰膝酸软、夜尿频多或有水肿阴阳两虚之表现。因此，此节气养生应调和阴阳、扶助正气，采用综合调养的方法。情志方面，调摄情志，减轻和消除异常情志反应，移情易性，保持心情舒畅；饮食调摄方面，须定时定量，不暴饮暴食，形体肥胖者须减少甜食，限制热量摄入，多食瓜果蔬菜；社交方面，可约上亲朋好友外出踏青赏柳、玩鸟或散步练功等，有利于人体吐故纳新，采纳真气，以化精血，充养脏腑。

谷雨

《通纬·孝经援神契》：“清明后十五日，斗指辰，为谷雨，三月中，言雨生百谷清净明

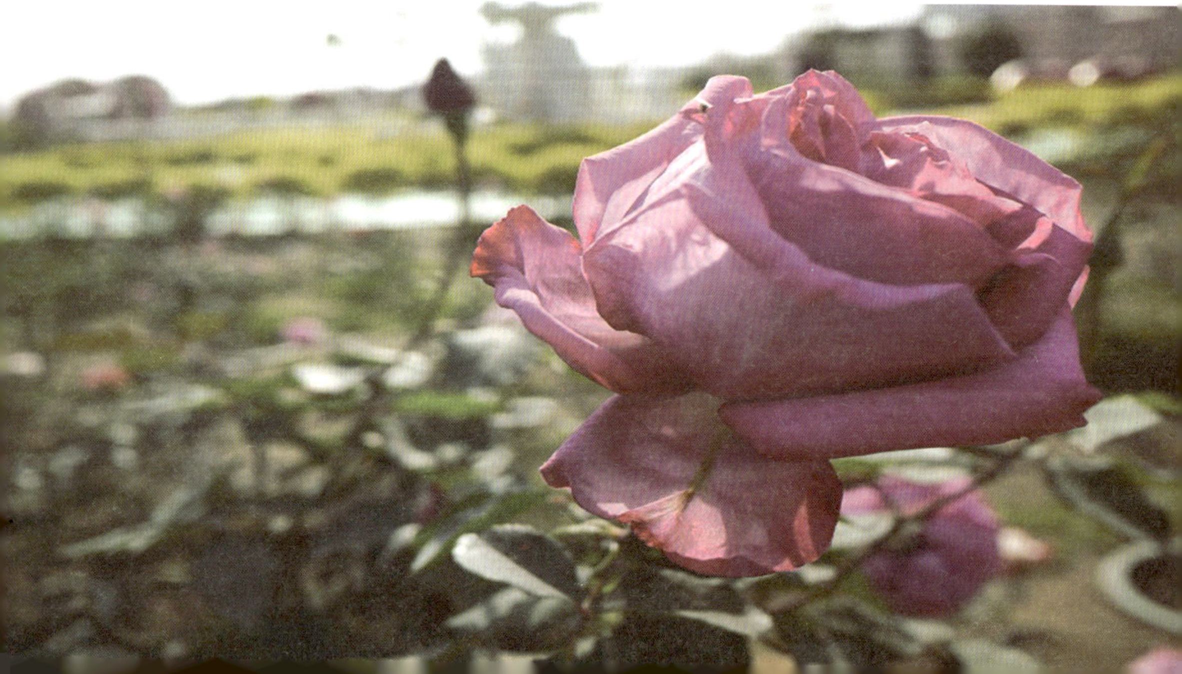

洁也。”谷雨，谷得雨而生也。谷雨是二十四个节气中的第六个节气，也是春季的最后一个节气。谷雨节气后降雨增多，空气中的湿度逐渐加大，此时我们在养生中应遵循自然节气的变化，针对其气候特点进行调养。同时由于天气转温，北方地区的桃花、杏花等开放，杨絮、柳絮四处飞扬。谷雨时节的南方地区，“杨花落尽子规啼”，柳絮飞落，杜鹃夜啼，牡丹吐蕊，樱桃红熟，自然景物告示人们：时至暮春了。

谷雨时节阳气渐长，阴气渐消，因此要早睡早起，不要过度出汗，以调养脏气为主；另外，由于谷雨时节雨水较多，要防湿邪侵入人体，出现肩颈痛、关节疼痛、脘腹胀满、不欲饮食等病症。春季，肝木旺盛，脾相对衰弱，谷雨前后十五天及清明的最后三天中，脾处于旺盛时期，脾的旺盛会使胃强健起来，从而使消化功能处于旺盛的状态；消化功能旺盛有利于营养的吸收，因此这时正是补身的大好时机。此时进补要适当，不宜过，不能像冬天那样，而应适当食用一些具有补血益气功效的食物，这样不仅可以提高体质，还可为安度盛夏打下

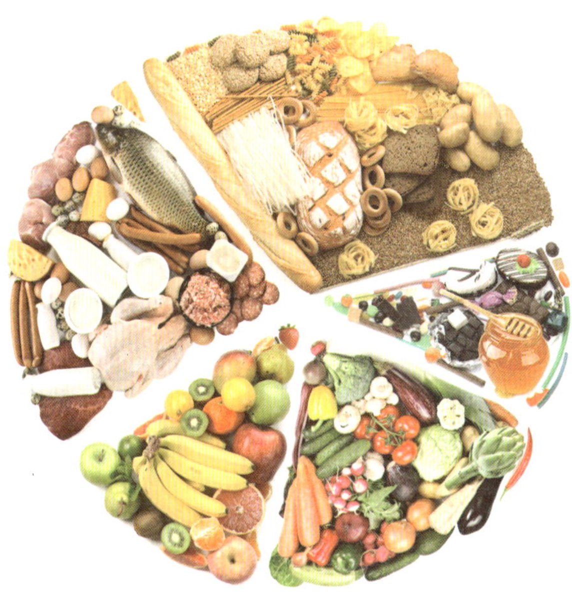

基础。

“一场春风一场暖”，总的来说春季天气逐渐变暖。但是，春天天气冷暖多变，有时还下春雪。王安石曾经用这样一首诗描述了对春天气候的矛盾心情：“春日春风有时好，春日春风有时恶，不得春风花不开，花开又被风吹落。”表示春天天气变化多端。总体来讲我国春季的气候主要有以下几个特点：

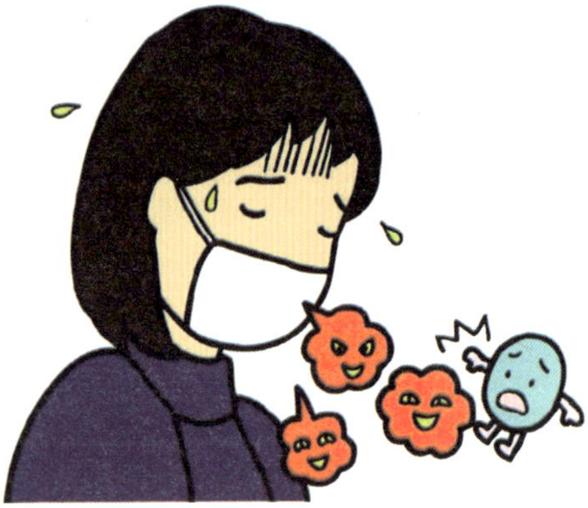

1. 气温变化幅度大

立春以后，白昼长了，太阳暖了，人们身上的衣服少了，但是我们仍需要提高警惕，防止倒春寒的再次袭击。俗话说：“春季孩儿脸，一天变三变。”春天是一年中天气变化幅度最大的时期，是气温乍暖还寒和冷暖骤变的时期，甚至春季一天之中的气温变化也很大。如以北京为例，1966 年 5 月 3 日，最高气温和最低气温相差竟然达到 26.8℃。所以在春季要及时收听天气预报，注意天气变化，适时增加衣物，防止感冒。

2. 空气干燥多大风

我国地处欧亚板块，西高东低，春季，西北内陆地区此时仍非常寒冷，易形成内陆的冷性高气压，而此时东南方天气渐暖，易形成一个热性低气压。高气压区的空气流向低气压区，冷暖相争，此时大气正处于环流调整期，冷暖空气活动频繁，所以经常出现大风天气，特别是我国北方地区，其特点是南北大风交替出现，风力较大而且干燥。一般来说，直到5月份后，西北的高气压渐渐消退，南北大风频繁的现象才逐渐好转。一次大风天气的到来，带来了北方的冷空气，气温下降迅速，同时也降低了空气湿度，容易引起感冒、鼻炎、关节炎、精神病、皮肤病等病症，要多加防范。

3. 北方多沙尘天气

由于特殊的地理环境以及近年来的过度放牧、破坏植被等人为因素的双重作用，在我国北方地区，每年的三、四月份就成了沙尘天气的多发期。我们都知道西北的新疆有我国最大的沙漠区域，同时，在春季北方仍干旱少雨，地面干燥，土质疏松易起尘沙，在春季季风的影响下，当西北的大风来临时，狂风夹带着黄沙，天气污浊不堪，严重时形成沙尘暴，给人们的生活带来极大的不便。气象工作者根据沙尘的严重程度，由轻到重把沙尘天气分为浮尘、扬沙、沙尘暴三个阶段。沙尘天气带来的危害就是导致大气中包含黄沙在内的各种悬浮颗粒急剧增多，特别是对

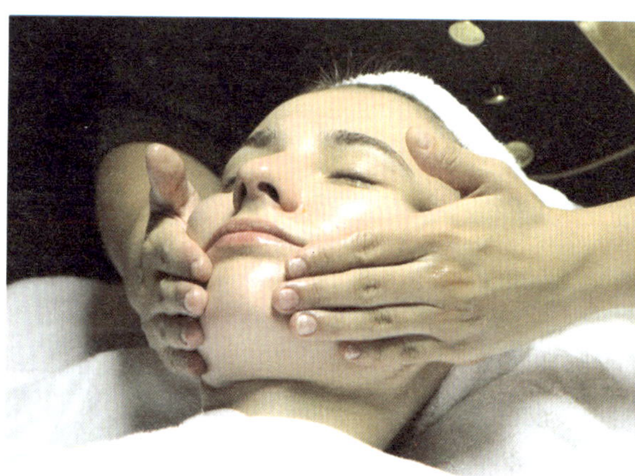

人体有害的可吸入颗粒物浓度也急剧升高，从而导致空气质量下降。这些悬浮颗粒中有很多致敏物质，通过呼吸道进入体内后，它们容易诱发过敏体质的人产生过敏反应，从而引起过敏性皮炎、过敏性鼻炎、哮喘以及荨麻疹等过敏性疾病，因此过敏性体质的人一定要远离这些过敏原，外出时要注意做好个人防范措施。

沙尘天气对皮肤也有严重的损害作用，大风裹着沙尘扑面而来，黄沙和其他悬浮颗粒吸附在皮肤上，容易导致毛孔堵塞，颗粒表面上的有害物质（如细菌、病毒以及有毒、有害的化学物质等）对皮肤也有很大的危害作用，容易导致裸露的皮肤出现干燥、皱纹、过敏、痤疮等问题。因此，在春季沙尘天气中，每次外出回家后，应先做好脸部清洁，及时冲掉附着在脸上的尘土杂质，必要的话一天可洗 2~3 次脸。如果清洁不彻底，滞留在皮肤深层的油脂和污垢得不到彻底清除，很容易产生角质粗厚、粉刺、脂肪粒等问题，不但会影响肌肤美观，损害肌肤，还会形成一个闭合的屏障，影响后续护肤品中养分的渗透和吸收。所以，在春季沙尘天气时，减少外出、及时关窗，必须外出时要注意做好防护，戴上面罩（口罩）、护目镜、手套，穿戴防尘衣物等，减少沙尘对皮肤的损伤。

4. 南方多阴雨天气

南方纬度低，毗邻海洋，随着太阳光直射向北半球逐渐偏移，从西伯利亚带来的北方冷空气逐渐减弱，南方从太平洋带来的暖湿气流逐渐加强，暖湿气流会由南向北推进，与北方的干冷气流在我国南部地区相遇，在冷暖空气的交汇处形成锋面雨，由于这时候冷暖空气实力相当，所以会持续降雨。因此在我国南方地区，春季常阴雨连绵，低温与暖温交替出现，有时甚至出现接连几月的阴雨连绵、阳光鲜照的寒冷天气。阴雨连绵，容易引起风湿性关节炎等疾患，除此之外连月的阴雨天气，有时对人的心理影响也很大，因此春季应特别重视顺应自然，适应气候的变化，预防感冒，舒畅情志。

二、不适表现及原因

春季不仅是万象始生、百花齐放的季节，也是百病易发、百痛易得的时候。春为四季之首，易升易动，世间万物阳气升发，充满生机与活力；同样，潜伏在人体内的病邪经过一个冬天的蛰伏之后也蠢蠢欲动，加之春季特有的病邪侵袭机体，容易引起身体的许多不适表现。下面笔者就从几个春季常见的不适表现入手，就其表现及发生原因做一简单介绍，希望对大家在防治春季不适表现时有所帮助。

1. 春困

俗话说“春困秋乏夏打盹，睡不醒的冬三月”，到每年三、四月间，天气逐渐暖和之时，人就特别容易犯困，每天感觉昏沉沉的，睡觉也睡不醒，工作也没有精神。大多数人总认为是睡眠不足，于是就早睡晚起，结果发现还是每天无精打采、昏昏欲睡，且越睡越困，正如宋朝诗人曾巩在《钱塘上元夜祥符寺陪咨臣郎

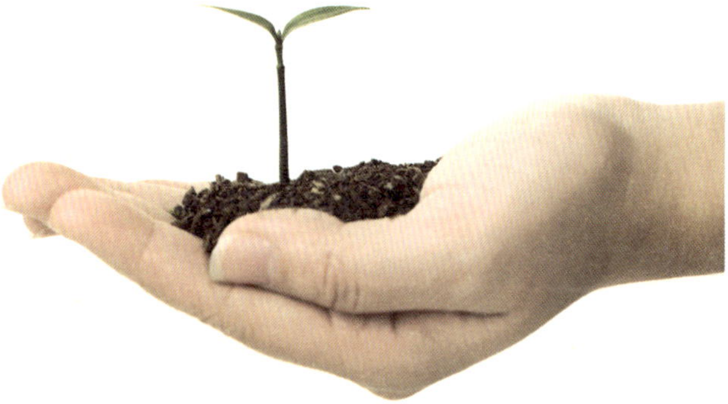

中丈燕席》中所写："金地夜寒消美酒，玉人春困倚东风。"春主生发，天地万物本应该是生机勃勃、精神抖擞，为什么大家却觉得在这个时候感到困呢？

西医认为"春困"不是病，它是人体生理机能随着自然气候季节变化而发生的一种生理现象。因为人体的血液循环有一定的规律，而且每个器官的血液供应量也是相对稳定的，如果血液循环因外界环境的变化而受到了影响，那么人体也就会出现相应的生理反应，比如，大脑的血供应量减少，人就会感到困倦。冬天气温较低，外周皮肤毛细血管受到寒冷刺激，血管收缩，血流量减少，而大脑和内脏器官的血流量却相对地增加，使大脑供氧量充足，所以人们往往在冬天头脑清醒。进入春天，随着天气变暖，气温升高，人体皮肤的毛细血管和毛孔就会舒张，体表的血液循环随之旺盛，血液供应量比冬天要明显增多，从而使流入大脑的血液比冬天少，由此就相对减少了对大脑的氧气供应，导致了脑神经细胞兴奋程度的降低，大脑的中枢神经系统受到抑制，人体一时还适应不了这样的气候变化，于是出现了软绵绵、无精打采、昏沉欲睡等现象。同时，春天人体的新陈代谢增强，机体所需的耗氧量增多，这样更加剧了大脑供氧量的不足，于是人也容易犯困。

中医学认为，春天是肝主气之时，主升发，万物皆主向外、向上的表现，像花儿成苞，开出花朵；树木发芽，长出枝叶。人体在此时也是一样，经过一个冬天的收藏准备，到了春季，气血升发表现在上部、在外肌表，所以在春天，人的气色都会有所改善，看起来容光焕发、气血充足。但是，自身的气血量是一定的，外在的多了，内在脏腑的气血就相对不足了，所以人们在运动工作之中就可能出现易疲劳的现象，这算生理现象。如果个人体质好，气血旺盛，虽然气血趋在肌表，但内在气血依然能够供应机体脏腑功能活动，可能就不会出现"春困"的现象。但对于体质不好的人来讲，内在气血依然不能够满足机体脏腑功能活动，那么自然就会出现“春困”现象。中医常见的春季困乏常见的证型有：

①木旺克土：春季五脏属肝，在这一时间内，肝气就可能比较强盛，所以有肝虚的病人，可能会在此时缓解，但是对于那些平素就肝气旺盛之人来讲，则多会使病情加重。肝在五行中属木，脾在五行中属土，肝木旺则克脾土。脾属中焦，运化水谷、主统血，为气血生化之源，脾脏受损则气血化源不足，不能给机体提供充足的能量，于是就会出现困乏的表现。

②寒湿困脾：春季南方多阴雨天气，空气比较潮湿，气温也相对偏低，空气中含水量较大，当湿邪之气通过人的呼吸系统、皮肤接触等途径进入人体后，蓄积体内，时间长了，就会侵袭脾胃，造成脾胃功能失常，不能正常运作。寒邪凝滞，湿邪重浊，寒湿困脾，不仅导致机体气血化源不足，而且困遏中焦阳气，使其不能升发，以致湿浊之邪上行，扰乱清窍，从而出现疲劳、乏力、头晕、大脑昏昏沉沉等春困的表现。

③脾阳不足：中医有“冬至一阳生”的说法，冬去春来，万物欣欣向荣，也就是所谓“春主发陈”之意，且“天人相应”，此时，人体气血运行加速，新陈代谢旺盛，有些人本来就脾阳不足、中气虚弱、中阳不足，则运化失司，肠胃功能亦相应不足，机体得不到充足的能量供应，脑供血不足，所以就特别容易感到困倦。

中医有“今年冬至进补，明年三春打虎”的养生方法，这也是防止春困的有效办法，即在冬季之时，多进食具有补益阳气和气血作用的食物，最佳选择就是羊肉、牛肉之类的温阳养血之物，到来年春天阳气升发之时，内里有物可发，气血阳气充足，就不会有疲倦的发生了。如果，冬季已过，错过了补益之时，又该如何解决这个问题，尽量让自己脱离春困的状态呢？简单的办法就是补益人体的气血，可以选用药食两用的一些药品，如脾胃功能差可用大枣、山药、当归，脾胃功能旺盛者可用阿胶等，此时不宜再用羊肉之类来补养，防止助长体内火热之邪，出现热毒、疮疡之疾。同时也可进食些助阳醒脾的食物，少吃滋补、味甜、肥腻的食物，以免内生湿痰，造成痰湿阻络、蒙蔽心窍，使人整天昏昏沉沉、浑浑噩噩。

2. 失眠

古诗云："春眠不觉晓。"按理说，春季没有冬天的寒冷，没有夏天的炎热，鸟语花香，正是睡觉的好季节。可有些人就偏偏睡不好、睡不着，晚上总是思前想后，焦虑担忧，怎么也睡不着，就眼巴巴地盼天亮，有的甚至是彻夜难眠。晚上失眠必然会导致第二天工作没精神，困劲十足，满脸愁苦，眼睛干涩，巴不得找个地方躺下来，可躺下来又变得十分清醒。长期这样下去，不仅精神崩溃，而且还会引起多种疾病。

《2010年中国白领失眠调查报告》显示：整体而言，白领的睡眠状况非常之差，男女平均失眠率在50%以上，51.34%有偶尔失眠的经历，经常失眠者占了37.76%，几乎每天都失眠者占了11.25%，从未失眠过的有4.65%。超过一半的白领睡眠时间在6~7

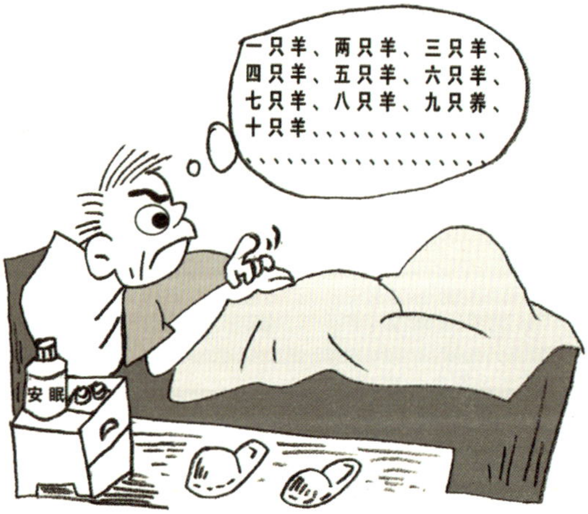

小时之间，32.69% 的睡眠时间是在 8 小时左右的范围内，5 小时以下的占了 11.38%，超过 9 个小时的只有 5.08%。

睡眠不好不仅会引发高血压、中风等多种疾病，甚至还会导致死亡。美国宾夕法尼亚州立大学医学院曾经调查研究发现：与经常享受良好睡眠的人相比，男性失眠症的患者早亡危险更大，与男性死亡率升高存在密切关联。该研究调查了 1000 名女性和 741 名男性的睡眠模式，参试者具体描述了自己的睡眠历史并接受了 1 个夜晚的实验室睡眠监控。结果发现，8% 的女性和 4% 的男性被确诊患有慢性失眠症，这些人每晚睡眠时间均不足 6 小时。但是，在接下来的 14 年跟踪调查中，男性失眠症患者的死亡率是健康睡眠模式的男性的 4.3 倍。

我们先来看看“睡眠”这两个字，睡觉是要闭上眼睛的，因此这两个字都带着“目”字边。睡，左边目，右边垂，也就是说要眼睑下垂，它讲的是把眼睛闭上；眠，一个目字边加一个民，晚上人民大众都闭上眼睛睡觉就是眠，我们中午休息一般都说午睡，不会说午眠，只有晚上睡觉会说眠，眠也就是说睡得很香、很沉的状态。那么失眠就是说晚上睡不好，多梦，辗转反侧，甚至还伴有焦虑烦躁不安的情绪，所以古代人把失眠叫做“不得眠”或者“不得卧”。春季常见的失眠原因有：

第一，肝火旺，肝不藏血。中医认为春季五脏属肝，肝为刚脏，五行里面属于木，木曰曲直，喜条达恶抑郁，肝藏血，血舍魂。古代养生有云：“人卧则血归于肝。”也就是说当大家都睡了以后，多余的血液就在肝脏储藏起来。睡眠质量好的人，则肝

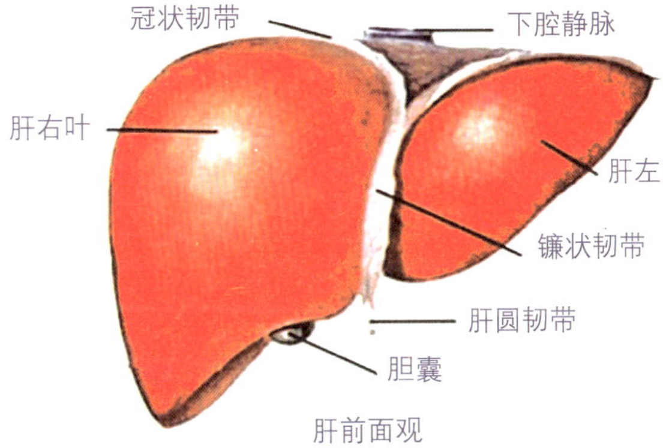

肝前面观

脏的血液储藏充足，在白天就会把晚上肝脏收敛储藏的气血释放出来，为机体各项功能活动提供能量；睡眠质量不好，老喜欢失眠的人，肝脏就像枯槁的树木失去了弹性，血液不能归于肝，白天不释放气血，晚上又收敛不住，昏昏沉沉、魂不守舍。

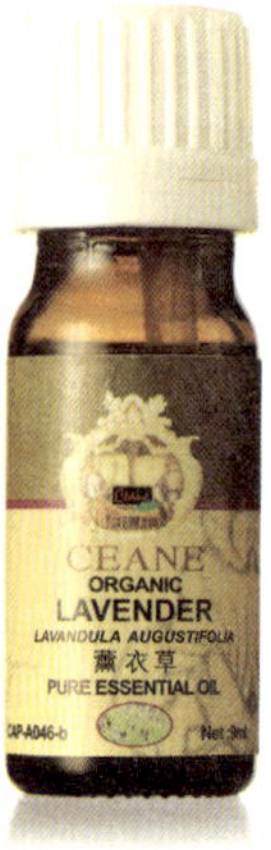

第二，兴奋过度，心火亢盛。春季百花齐放，鸟语花香，大自然一片生机盎然的景象，人们都喜欢这个季节出去踏青，看见美好的景象，难免不心中高兴，心情激动，久久不能平静，晚上睡觉的时候，自己躺在那里浮想联翩，以致整夜都睡不着。这时候就要适当调节自己的情绪，“不以物喜，不以己悲”，必要时可以降降心火。建议遇到这样的情况，在睡觉前可选用具有宁静安神作用的精油（像薰衣草、百合精油等）来按摩涌泉穴，因为五行中能抑制心火的只有肾水，涌泉穴意为泉水不断上涌，为补肾水之要穴，是肾经的第一个穴，使用精油，配合适当的手法，具有很好的泻心火作用（使用精油具体调理方法后面再详细介绍）。

第三，脾胃虚弱，木旺克土。胃主受纳，脾主运化，脾胃虚弱，则机体的消化吸收功能都下降，加之春季肝木之气盛，对脾胃也是一种抑制作用。中医认为“脾主意、肝主魂”，我们都知道，当在睡眠的时候，大脑的某些区域是休息的，也就是中医讲的魂休息了，但是不是意也休息了，就不一定了。中医讲“胃不和，则卧不安”，晚上休息后，我们的胃肠还在蠕动，还在消化、吸收营养物质，如果脾胃虚弱，不能很好地运化水谷精微，则意不能聚精会神，不能达到深睡的阶段。

俗话说：“日有所思，夜有所梦。”现代人们工作压力大，生活也没有规律，饮食也不节制，所以也容易出现失眠的表现。古代时就有使用香袋、香枕来调理失眠，因此我们在放松心情、调节生活的同时，也可学习古人的芳香疗法，闻香安睡。

3. 过敏

春季可以说是过敏的高发季节，因为伴随着花粉、大风和扬尘天气，呼吸系统和皮肤都很容易发生过敏反应。常见的过敏表现有：

①过敏性哮喘：有些人一到春天就容易出现喷嚏、流鼻水、鼻痒、咳嗽等先兆症状，继而有刺激性咳嗽及白色泡沫痰，出现严重的呼吸困难，伴喘鸣音，尤以夜间为重；并可见出汗、青紫、面色苍白，甚至神志不清；或者有的人在春天突然表现为阵发

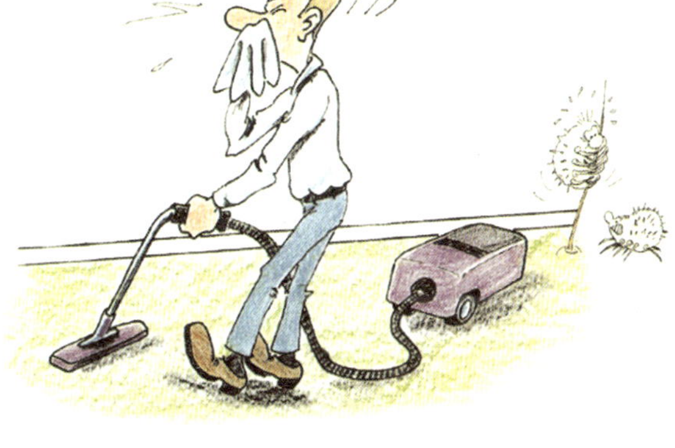

性咳嗽、呼吸困难、有白色泡沫样黏液、突发性哮喘发作并渐渐加重，好后与正常人无区别，但是在其他季节，这种现象就比较少见。

②过敏性鼻炎：有些人在春天就出现连续、反复地打喷嚏、流鼻涕、鼻子堵塞、呼吸不畅、鼻痒等表现，鼻子里痒得恨不得用刀割开挠几下，就算使用了些抗过敏的药，效果也不太明显。一般过敏性鼻炎都好发于春秋两季，其他季节发作较少。

③过敏性皮炎：过敏性皮炎是春天常见的一种疾病，是春季好发的接触性皮炎、脂溢性皮炎及皮肤过敏等一类皮肤病的总称，主要症状是脸上出现一片片发白或淡红色的圆形或卵圆形斑片，表面有细小鳞屑附着，有时会出现瘙痒，严重时可出现红斑、烧灼、刺痛、肿胀，甚至水疱等症状。

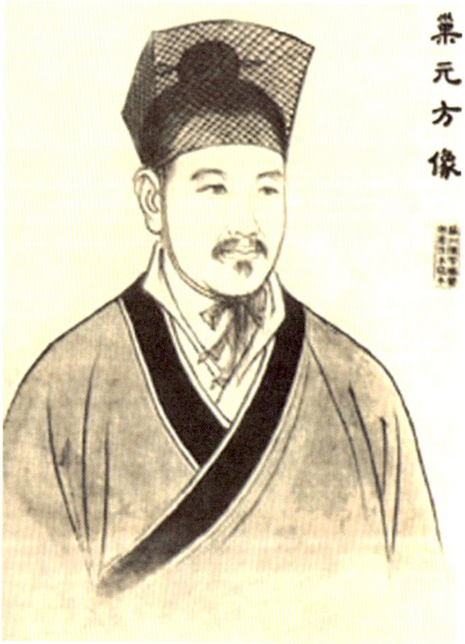

④花粉过敏性结膜炎：小儿较为常见，表现为小儿的眼睛发痒、眼睑肿胀，并常伴有水样或脓性黏液分泌物出现。

《黄帝内经》中载：“正气存内，邪不可干；邪之所凑，其气必虚。”中医认为任何疾病发生的主要原因就是机体正气不足，不能抵御外邪的入侵，病邪入里而发病。春季大风频繁，寒潮时有来袭，当这些风邪、寒邪侵袭人体，机体不能抵御这些邪气时，势必会引起像流鼻涕、打喷嚏、鼻子痒、咳嗽、呼吸困难、皮肤瘙痒、眼睛肿胀等不适表现。

过敏的表现，我国古代医家早就仔细研究过。比如过敏性哮喘，中医认为其属于特禀质，是一种特殊表现的疾病，多由寒邪所引发。当春天寒潮来袭，机体受寒邪入侵，寒为阴邪，寒性凝滞，寒性收引，侵入人体后易使气血凝结阻滞、经络筋脉收缩而抽搐。当寒邪停滞咽喉时，则使咽喉部筋脉抽搐，发为哮喘。过敏性鼻炎，中医又叫鼻风、鼻鼽、鼽鼻、鼽水等，对于其发病的原因，中医早有记载，隋代著名医家巢元方所著《诸病源候论》中有“肺气通与鼻，其脏有冷，冷气入乘于鼻，故使津液不能自收”的记载，指出肺脏虚冷是发病的重要原因。肺为娇脏，易受外邪入侵，春季时天气多风，北方沙尘暴，还常出现“倒春寒”，外邪入侵、一热一冷，容易伤及肺脏，肺开窍于鼻，则出现过敏性鼻炎的症状。过敏性皮炎，中医认为其属于“斑丘疹”范畴，《素问·痿论》曰：“肺主身之皮毛。”肺外合皮毛，是机体的防御器官，过敏性皮炎大多是由于邪内郁于肺，营卫受邪所致。

西医认为过敏是一种机体的变态反应，是人对异常物质（过敏原）的一种不正常的反应，当过敏原接触到过敏体质的人群时才会发生过敏。过敏原有花粉、粉尘、异体蛋白、化学物质、紫外线等几百种，在过敏反应的发生过程中，过敏介质起着直接的作用。过敏原是过敏病证发生的外因，而机体免疫能力低下、大量自由基对肥大细胞和嗜碱性粒细胞的氧化破坏是过敏发生的内因。一般来讲，当“过敏原”第一次进入机体时，肥大细胞或者是嗜碱性粒细胞与其结合，产生白三烯、前列腺素等过敏因子，但并不会立即产生过敏，此特性有些将维持2~3天，有的数月。当机体第二次接受这种“过敏原”时，肥大细胞才会变性，产生过敏因子，也就产生了一系列的过敏现象。

春天，百花齐放，空气中花粉含量增高，在自然界，花粉是一种主

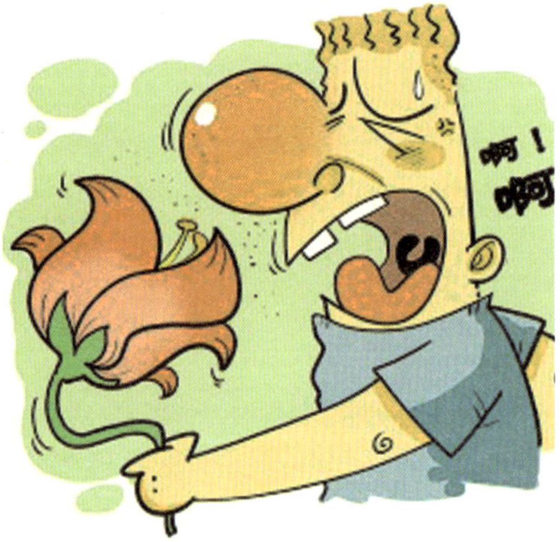

要的致敏原，一些人吸入含有较多花粉的空气后产生抗原性刺激，从而在体内引起特异性免疫反应，如过敏性鼻炎、荨麻疹或哮喘等。因此对于春季花粉过敏的人，尽量不去观花赏花，避免花粉的刺激。同时北方多沙尘天气，沙尘暴使得大气中各种悬浮颗粒急剧增多，特别是对人体有害的可吸入颗粒物浓度也急剧升高，从而导致空气质量下降。这些悬浮颗粒中有很多致敏物质，它们容易诱发过敏体质的人产生过敏反应，从而引起过敏性皮炎、过敏性鼻炎、哮喘等过敏性疾病。

也有人认为春季皮肤过敏大多属于敏感，而非真正意义的过敏。由于冬季寒冷，厚重的衣服把皮肤遮盖得严严实实，人们外出活动减少，皮肤受刺激的能力逐步下降。春季气候变暖，人们户外活动也增多，衣服也减少不少；同时由于春季多大风，气候干燥，气温回升，皮肤水分的蒸发、散失的速度比任何季节都快，很容易导致皮肤弹性降低，皮肤最外的角质皲裂、翘起，尤其是暴露在外的面部皮肤损伤最严重，再一遇到风吹日晒就产生红斑、肿胀的炎症反应就不足为奇了。

4. 春瘟

民谚云："一冬不雪，慎防春瘟，珍意养生，切勿轻心。"春天我们很容易出现如：高热、嗓子疼、咳嗽、头痛、浑身痛等症状，而且有的症状很容易传染，尤其是在小孩中传染极快。

"春瘟"是中医的一种讲法，春即春天，瘟即温疫，属温病范畴，是一类除有温病的共性外，还具有强烈流行性、病情危重、病死率高、播散迅速等特点的传染性疾病。西医主要是指春天的多种传染病和非传染性疾病，如流行性感冒、大叶性肺炎、流行性腮腺炎等，多认为是病原微生物侵袭机体而引起。中医认为春瘟的发生，是由正气虚损与邪气侵袭两个方面所决定的。由于一些人不注意冬季的调养，致使肾气不充，机体抗病能力下降，至春日稍感风寒，瞬即就会化燥伤阴，或冬季遭受寒邪侵袭，虽未发病，但内伏之寒邪随着春日升发之阳气化生而成郁热，使人罹患瘟病。临床常见春瘟中医证型有以下几种：

①热在气分：证见身热心烦，口干苦，尿短黄赤，舌红苔黄，脉弦数，治宜清热育阴。

②热结肠腑：证见潮热便秘，腹满疼痛，口干舌燥，苔厚脉沉，治宜滋阴攻下。

③热在营分：证见身热夜甚，心烦躁扰，斑疹隐隐，舌红无苔，脉细数，治宜清营泄热。

④热盛动血：证见身热烦躁，斑疹透露，或神昏谵语，吐血衄血、舌质红绛，治宜清热解毒凉血。

⑤气血两燔：证见壮热口渴，或神昏，吐血衄血，斑疹显露，舌红苔黄，脉滑数。治宜气血两清。热盛动风及热闭心包，为热邪炽盛所致，分别治以凉肝息风和清心开窍，后期耗伤肝肾之阴，当滋养肝肾之阴。

因此我们在春天要加强体育锻炼，提高机体素质，增强抗病能力。

虽说春天天气一天天变暖，但也要注意防寒保暖，按时加添衣服，防止寒邪来袭。精神上要顺应春天万物生发的趋势，使心胸开阔，情绪乐观，儿童在医生指导下按时接种疫苗，防止春瘟蔓延；体质虚弱者可用精油进行适当调理，以提高机体的免疫功能。

5. 烦躁

春天大家都会有这样的感受，情绪容易激动，稍有不顺心的事情就烦躁不安，干什么都不安心，看谁都不顺眼，坐立不安，总想找点事干，又不知从何做起，静不下来，让他 / 她躺下来呢，又辗转反侧睡不着，还有的人表现为虚火，手心脚心滚烫，睡觉后，手脚不知道该放哪儿，总想找个凉快的地方降降温。这种烦躁的状态时间长了就会使人脾气急躁，胸闷，容易发怒，严重的甚至发展成为抑郁症、精神病等疾病。春天为什么容易出现这样的表现呢？烦躁的原因是什么呢？究竟是生理原因还是心理原因呢？

胸中热而不安叫“烦”，手足扰动不宁叫“躁”。烦就是现代大家常说的“郁闷”的意思，躁这个字带个足字边，意思就是手足无措，手忙脚乱，不得片刻安静。心主神明，脑为元神之府，火气上扰心脑，必定使人情绪、情感、精神等方面受影响，长期这样下去，不烦躁才怪。当然我们还得把生理性的烦躁和病理性的烦躁区别来对待，像抑郁症、精神病、发热、头痛、慢性病、神经系统病变等疾病也会使人烦躁不安。

中医认为春季烦躁易发，其原因不外乎内外两种。先说内因：《黄帝内经》有云：“阴平阳秘，精神乃治。”也就是说人要精神平和，不烦不躁，不卑不亢，就得阴阳平衡。那么阴阳到底是什么？何为阴？何为阳？阴阳与精油到底有什么关系？

《素问·阴阳应象大论》说：“阴阳者，天地之道也，万物之纲纪，变化之父母，生杀之本始。”也就是说世间万事万物都有阴阳之分，存在于宇宙的任何地方，每一个角落中。阴阳的宇宙说是：太极生两仪，两仪生四象，四象生八卦，两仪就是指阴阳。例如，种子这种极小的生命，也有它的阴阳，也需要阴阳，它发芽后向下扎根是阴、向上生长是阳，开花结果花是阴、果是阳，果实成熟是阴、落地成土是阳，宇宙生命不息、循环演变。有句诗说："化作春泥更护花。"最能说明这个道理。

①何谓"阴"

凡是内守的、下降的、寒冷的、晦暗的、相对静止的都属阴。

属于阴性植物精油的有：天竺葵、玫瑰、洋甘菊、伊兰、橙花等。

②何谓"阳"

凡是外向的、上升的、温热的、剧烈运动着的、明亮的都属阳。

属于阳性植物精油的有：佛手柑、葡萄柚、柠檬、橘子、红柑、柠檬、马鞭草、黑胡椒、檀香、乳香、茉莉、肉桂、没药、茶树、尤加利等。

阳的含义是指雄性、热、光、干、刺激、主宰；阴就是雌性、冷、暗、湿、镇定、辅助。以人体来看，男人是阳，女人是阴；器官中，肝、心、肾、胃是阴；膀胱、肠、胆是阳。所谓阴阳协调，百病不生。对植物而言，也因生长天南地北的不同而分阴阳，植物精油更因萃取部位的不同分阴阳，例如，黑胡椒、檀香、乳香因气味的关系，归为阳性；玫瑰、洋甘菊、伊兰等花瓣精油，则属于阴性精油。了解精油以及人体器官的阴阳属性，在运用精油时，可以有效调和不同的精油。例如，受风寒发冷，可以用阳性精油，加用黑胡椒或姜，如民间常以"红糖姜汤"驱风寒。

春季五脏属肝，五脏之中，肝为阳脏，主筋，易升易动，主神明之心也属阳脏，肝阳内动引发心阳失衡，心阳乱，则神明散，从而心中郁闷、烦闷不安。《素问》云："四肢者，诸阳之奔也。"也就是说人的阳气奔涌，流向四肢，当躯干或者头颅的火太旺的时候，多余的能量就流向了四肢，导致出现躁扰不宁的现象。所以说春季出现烦躁的表现，主要是阳气太过，阴不涵阳，阴阳失衡，如果有人在冬天没有顺应"冬藏”的规律，到了春天，肾阴不能滋养肝阴，则母病及子，肝阴也不足，则会导致肝阳上亢，上实下虚，气机不畅。人与天地相应，天气下降为雨，地气上升为云，周而往复，循环不止。人也一样，心火下降以温肾水，肾水蒸腾以济心火，这就是《易经》中所说的水火既济，天地交泰。肝喜条达而恶抑郁，若此时不顺应春天之特性舒发肝气，肝气就会郁滞于内，郁而生内火，火气不降反升，熏灼头脑，在中医里面，这种造成了火上头的原因，这就是烦躁的内因。

烦躁的外因：当今的社会是个浮躁的社会，为了工作和生活的压力，不断地追求和攀比，处理事情也繁杂纷乱，心火和欲望被煽动起来了，每天想的就是赚多少钱、住多大的房子、

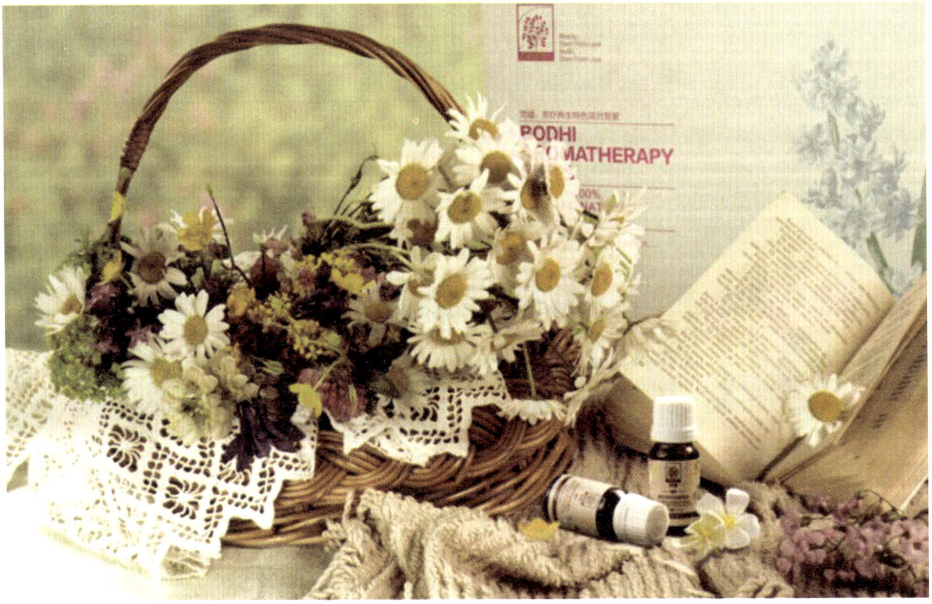

怎么才能升迁，每天为这样的事情所困扰，打乱了心神，突破了人们的心理承受极限，导致人们心中焦躁、烦闷。因此，我们应该端正个人的价值观、人生观，虽说不要求达到“不以物喜、不以己悲”的高尚境界，但我们收收心、宁宁神，学会聚精会神地去完成当下所做的每一件事情，不为以前所做的事情懊恼，不要为将来还没发生的事情激动、兴奋，顺其自然，把事情看平淡些。春季外面景色这么好，我们就可以出去踏踏青，感受大自然的美景，陶冶自己的情操，把一切烦恼都抛向脑后。

芳香疗法所使用的精油，不仅可以调节人体阴阳，使机体阴阳从不平衡的状态从新回到阴阳平衡的状态，消除烦躁发生的内因，而且这些植物精油的活性成分有类似人体激素的作用，当它们渗入人的肌肤或挥发入空气中被人体吸入后，就会对人的情绪或身体的其他功能产生作用，从而调节人的机能，舒缓紧张的情绪，达到促进身体健康和愉悦心情的目的，消除烦躁发生的内因。

6. 疼痛

王维的《红豆》中有这么一句：“红豆生南国，春来发几枝。”说明春天是个充满生命力的季节，同样阳气的升动也可引发许多旧伤疾病的发作，出现疼痛的表现。有些人一到春天在旧伤部位就开始出现疼痛感，有的关节部位还出现僵硬、肿胀，不管用什么办法都不见好转，像女性常见的痛经、颈椎病、肩周炎、膝关节病等疾病引起的疼痛，那就更不用说了。为什么春季会出现这样的情况呢？

按照五行学说，春天属木，木曰曲直，也就是说树木的本性是能屈能伸的。按照五脏学说，春天属肝，肝主筋，藏血，主疏泄，我们身体气血运行、经络通畅与否都有赖于肝脏的调节。《黄帝内经》在论述人体的生理功能的时候说，女子过了 28 岁，男子过了 32 岁以后，肝气肝血功能就逐渐衰退，那么其主筋的功效就会出现变化，这样的话就容易导致各种关节退行性病变，引起疼痛，像我们平时常见的什么腰腿疼痛、颈椎病、四肢关节疼痛等一系列问题。

中医认为“通则不痛，痛则不通，荣则不痛，不荣则痛”。冬藏春发，如果在冬季不注意保暖防寒，使寒邪入侵，凝滞体内，经络运行不畅，当时还伏而未发，气血运行也比较慢，疼痛发作也没那么明显，待到来年春季，天气渐渐变暖，阳气升发，气血运行较冬季加快，当运行不畅时则出现疼痛的表现，不通则痛。而且春季看似渐渐变暖，但其气候本来变化也较快，多寒湿，寒邪凝滞，湿邪重浊，“寒则血凝，湿则闭门留邪”，尤其是在旧伤处，血凝导致经脉失养，不荣则痛，使疼痛进一步加剧。

西医认为在手术、骨折或其他较重的外伤部位，皮肤和皮下组织会形成瘢痕，瘢痕内有小的神经纤维，这些神经纤维通常比较敏感，稍受挤压、牵拉或其他刺激等都会使人产生痛感。在春天，气候多变，冷热变化无常，使得瘢痕组织也随着气候改变而收缩和松弛。这样，就对神经纤维产生了牵拉或挤压刺激，同时，寒热本身的变化也会刺激瘢痕里的神经纤维，这就使人产生了痛感。

对于像这些疼痛的治疗，西医除了用些营养神经、改善微循环、打止痛针外，没有很好的办法。而中医却对治疗疼痛有很多种办法，一般从内治法上来讲，如果是由于经络不通所引起的疼痛，可以用一些活血化瘀、通经活络作用的精油，像鸡血藤、黄芪、络石藤、桃仁、红花、首乌藤等，较严重的瘀血阻滞不通，我们还可以选用一些血肉有情之品，其活血化瘀功效强劲，像地龙、穿山甲、水蛭、土鳖虫等。如果是由于不荣则痛，则可用些人参、当归、熟地、阿胶、白芍等补益气血的中药。

治疗疼痛中医用得最多的就是外治法了。清代著名医家——吴师机在总结前人研究成果的基础上，不断挖掘创新，其编写的《理瀹骈文》中除记载膏药外，还有敷、熨、罨、涂、熏、浸、洗、擦、搭、抹、嚏、吹、吸、捏、咂、坐、塞、踏、卧、刷、摊、点、滴、烧、照、缚、扎、

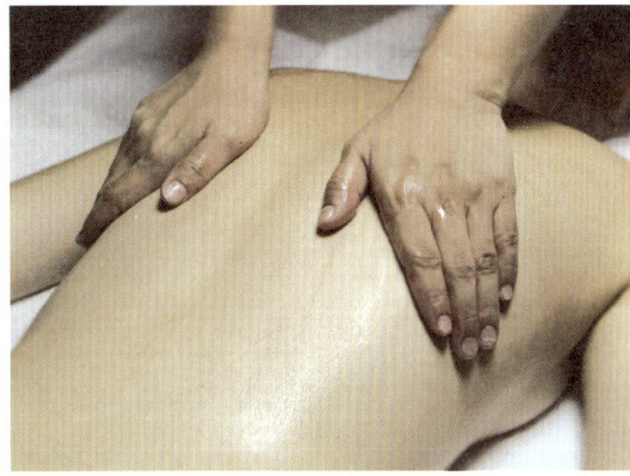

刮痧、火、罐、按摩、推拿等数十种外治方法。比方说头痛的时候不妨按一下太阳穴（这个穴位比较好找，就在前额两侧，外眼角延长线的上方，按压的时候有凹进去的感觉），顺时针按揉 50 ~ 100 次，需要注意的是，手法一定要轻柔。也可以按揉眉毛内侧边缘凹陷处的攒竹穴，双手同时捏住两眉头攒竹穴的皮肤，向上捏拿 100 次。

芳香疗法也属于外治法，早在公元前三千多年，埃及人就已经使用香油香膏来治疗疼痛不适。在我国，古代人们发现当身体有某种不适后，外用这些含有芳香气味的草药外敷、擦浴或膏贴后，这种不适感就会消失或缓解，如《神农本草经》所记载的肉桂、红花、丁香、当归、薄荷、藿香、橘皮等芳香药，都可以用来治疗疼痛。现在人们更是把许多具有芳香止痛作用的中药制作成药物精油，不仅气味芳香，可以陶冶大家的心灵，缓解疼痛，而且其药效还可通过皮肤渗透到机体内，像口服的中药一样发挥治疗功效，像治疗跌打损伤常用的红花油、黄道益等各种络活油。

“芳香疗法”这一概念的提出，也与疼痛有关。1928 年，法国化学家雷内・摩利斯・盖特佛塞（ReneeMauriceGattefosse）将“芳香”（Aroma）

以及“疗法”（Therapy）这两个单字合而为一，创造了今日的“芳香疗法”。据说他有一次在家族的香水公司研发新产品时，由于操作不当，实验室不慎发生化学爆炸，灼伤及手部，情急之下，他迅速把手伸进旁边的一碗液体中，不可思议的是，灼伤的手竟然不那么痛了，水疱和伤口也减轻许多，而这碗液体正是欧薄荷提炼的精油，于是他每天用欧薄荷油涂抹患处，赫然发现不仅疼痛减轻了许多，而且伤势迅速复原并且没有留下瘢痕。他认为这是因为欧薄荷油的奇特效果，此后他便对各种植物精油产生兴趣，于是开始深入研究精油疗效。并于 1937 年出版了《芳香疗法》这本书，初步阐述了植物精油的疗效，奠定了芳香疗法在植物辅助疗法中的名称与地位。

在第二次世界大战期间，许多受伤士兵，就使用这些植物精油来缓解疼痛。前苏联，就有一家“香花医院”，医院种植许多有益于人体健康的花卉植物，在相关芳香疗法师的科学指导下，经过医生们的精心栽培，这些植物的花香能保持特有的性质，可以起到治疗疾病、缓解患者病痛的作用。日本医学专家通过研究发现，鲜花的芳香作用对缓解疼痛具有良好的疗效。

三、春季芳疗的应用

俗话说“一日之计在于晨，一年之计在于春”，春天不仅是大家为这一年工作学习打下良好基础的开始，也是我们来调节保养身体的最佳时机。比如春天我们可以适当晚睡、早起、外出散步，以

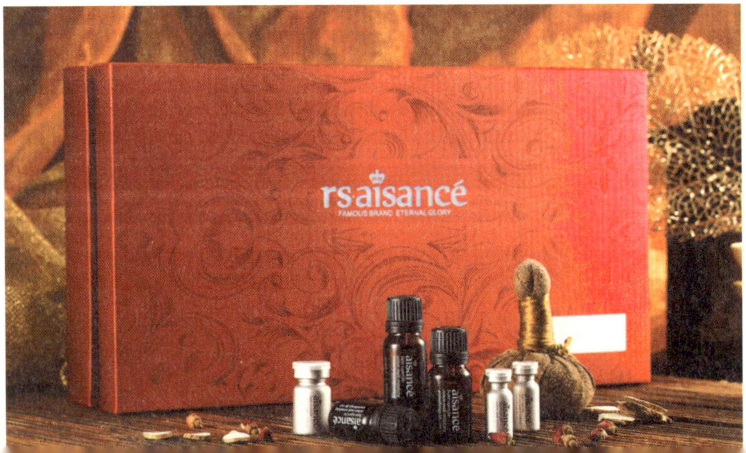

适应春季勃勃的生机，汲取大自然的活力，使人保持旺盛的精力；也可邀请几个亲朋好友，一起出去踏青，呼吸新鲜空气，舒畅情志，使人保持愉悦的心情；也可在饮食上多吃些清淡食物，以蔬菜瓜果为主，像春笋、菠菜等，忌油腻、生冷、黏硬的食物，使机体利于升发。

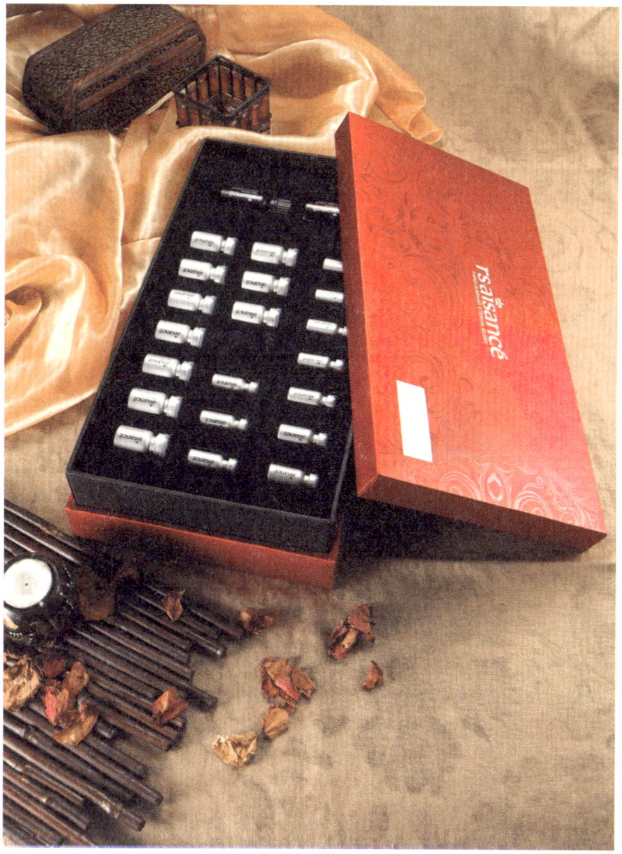

当然，除此之外，芳香疗法作为一种独具特色的疗法，现已经成为当代人们调节机体的常用方法。芳疗常以植物精油为媒介进行推拿治疗或保健。除了推拿的作用外，还可选用不同精油，取其不同的疗效，来调理人体亚健康及疾病状态，从而使人们阴阳平衡，身心状态和谐，以期使机体达到最佳状态。春季中医五行属木，“木曰曲直”，具有生长、升发、条达舒畅的特性。春季芳疗就是根据中医对春季的认识，选用具有升发、条达作用的单一精油或者调配复方精油，通过辨证使用精油，来缓解、消除或治愈亚健康患者在春季的常见不适表现，使其恢复健康状态的一种保健方法。因此，春季芳疗是一种让人易于接受，感觉自然、亲切的调理人体的方法，它不仅能调理人的生理状态，而且能调节人的心理状态。

《素问·四气调神大论》曰："夫四时阴阳者，万物之根本也，所以圣人春夏养阳，秋冬养阴，以从其根，故与万物浮沉于生长之门……故阴阳四时者，万物之终始也，死生之本也，逆之则灾害生，从之则苛疾不起。"因此，春季芳疗应顺春天阳气自然升发、舒畅的特点，以养肝疏肝为要务。人作为自然界中的生物，随着气候节气等环境状况改变，人体的五脏六腑的运行状态也会随之改变。因此，人的饮食起居也要做出相应的调整，这就是所谓的"天人合一"。在春天，肝气旺盛而升发，人的精神焕发，可是如果肝气升发太过或是肝气郁结，都易损伤肝脏，到夏季就会发生寒性病变。因此，顺应天时变化，巧用精油，对自己的日常饮食起居及精神摄养进行相应调整。

2012 年的一份白领亚健康自测调查发现，白领中的亚健康现象已经极其普遍，约 98.8% 的白领处于不同程度的亚健康状态，其中 26~30 岁人群更是成为重度亚健康的主力军，比例高达 64.2%，并且呈现出年轻化、职业化、女性化的特点。所以前面介绍的春困、失眠、过敏等等不适表现在现代社会中经常发生，尤其是白领阶层。

那么针对春季的这些不适表现，在使用芳香疗法时，我们具体又该怎么做呢？

1. 春日融融，精油防困

春困是春天里的一种常见不适表现，相信很多人都有过这样的经历。对于春困，笔者深有体会。记得以前读书的时候，每年四月份左右，春风暖暖，春日融融，上午上课时，尤其是到了十点钟以后，同学们就开始迷迷糊糊，昏昏沉沉，注意力不集中，正如诗句"暖风熏得游人醉，直把杭州作汴州”所说的一样，回答问题也是答非所问。那么怎么办呢？有的同学就买些梅子或者辣椒，上课时犯困了就含颗梅子或者辣椒，来提提神，虽说效果也还可以，但这样别的同学看到了就馋，没心思读书了。于是笔者就去药店买一种叫万金油（用薄荷脑、樟脑、桂皮油、丁香油、桉叶油等加石蜡制成的膏状药物，其气味清香扑鼻）的外用药物涂擦在太阳穴、额头周围，效果还真不错，每次用后都感觉人又精神多了，春困立马就没了。

笔者使用的万金油，就是一种中药油，也属于现代精油的一种类型。随着科技的发展、工艺水平的提高，精油的功效不断被挖掘出来，其品种也越来越多，除了万金油外，像什么杜松精油、葡萄柚精油、佛手柑精油、欧薄荷精油等等，都具有防止春困的功效，而且还有不同的香味，可供不同的人群选择。下面我简要介绍几种防春困的精油及使用方法：

①闻香去困

闻香是精油使用中最方便、最常见的方法。精油作为一种从大自然中各种芳香植物（比如玫瑰的花朵、桉树的叶子、佛手柑的果实等）的根、茎、花、叶、种子、果实、果皮中通过萃取、蒸馏或压榨等方法提炼出来的高度浓缩的芳香提取物。精油是由一些散布在花瓣、叶子或树干上很小的具有芬香气味的小分子组成，非常容易溶入酒精、乳化剂和脂肪等有机溶剂中，因此具有易渗透性、高流动性和高挥发性的特点，很容易通过皮肤或呼吸道渗透到血液、细胞、组织中去，迅速起效。同时这些植物精油的活性成分有类似人体激素的作用，当它们渗入人的肌肤或挥发入空气中被人体吸入后，就会对人的情绪或身体的其他功能产生作用，从而调节人的机能，达到促进身体健康和愉悦心情的目的。

A. 提神之香：薰衣草精油 4 滴 + 红橘精油 2 滴调配。

对于大多数上班族来说，将 3 ～ 4 滴所调配的精油滴在手帕或面巾纸上，做 3 次深呼吸，吸入精油，接着将面巾或手帕塞在衬衫领口、

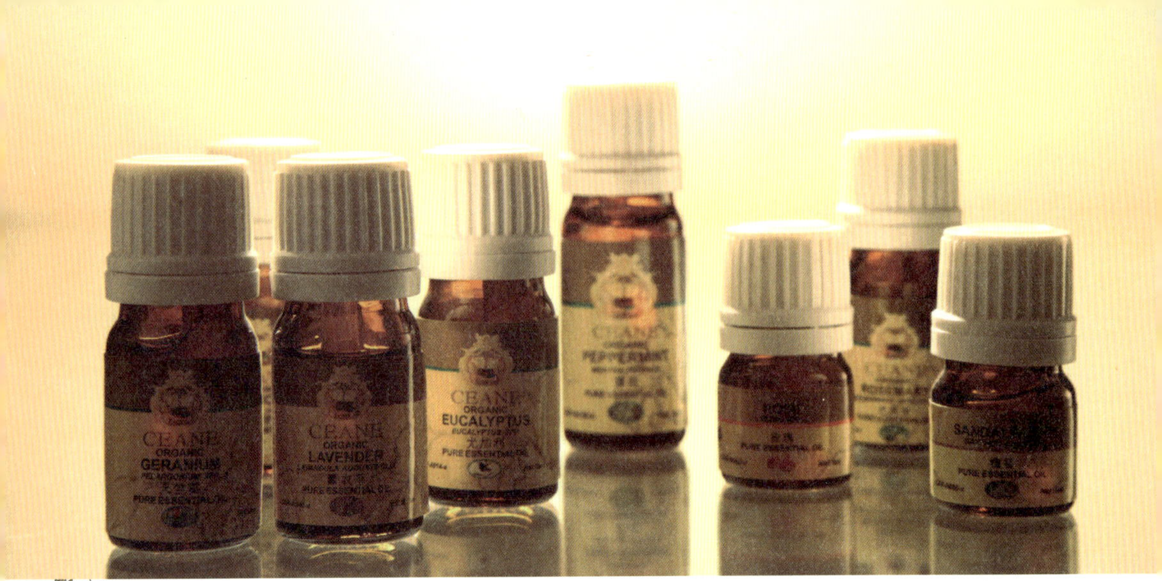

胸罩或衣袖里，这样可以借着身体的热度让精油持续挥发，继续提供效力。另外，周围的朋友们也会因为你身上发出的芳香气味而跟着莫名其妙地精神起来，你很有可能突然就成为众人心目中的精神领袖哦。

B. 振奋之香：柠檬精油 4 滴 + 葡萄柚精油或冬柠檬精油 2 滴调配。

柠檬精油清新的味道可以提振精神，葡萄柚精油或冬柠檬精油属于平衡的精油，与柠檬精油搭配可以发挥兴奋的作用，让人感觉清新的花果香气，对于春季困乏、精神不振者效果尤佳，这种搭配能够为疲惫的身体和精神注入超强的活力。

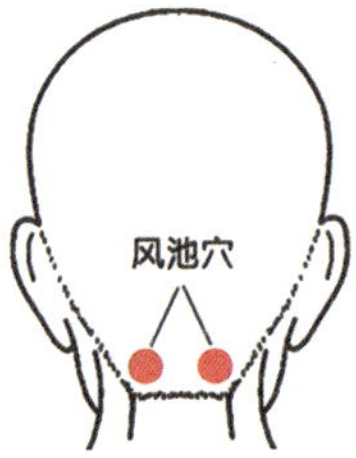

②按摩消疲

按摩是芳疗最常见的一种使用方法，把 2 ~ 3 种，总数为 3 ~ 5 滴的单方精油稀释于 3 ~ 4ml 的植物按摩油中，均匀搅动混匀后，置于专业芳疗师的双手掌中，然后从被按者背部做起，两手放在臀部上方的脊椎骨两侧，手

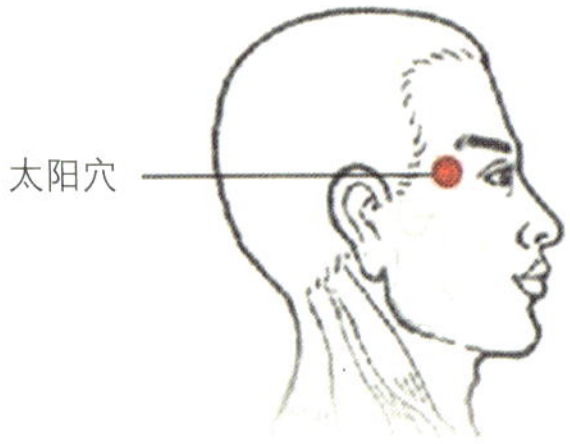

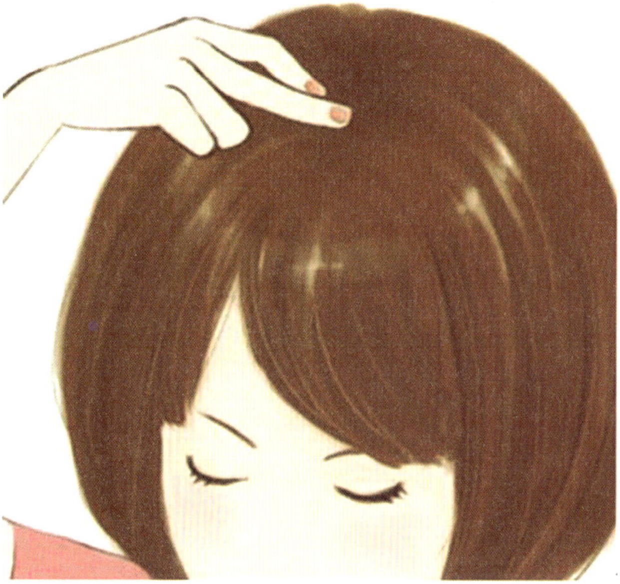

掌朝下，沿椎骨两侧向肩膀移动，到颈部时，双手向外，一面按摩两肋，一面按摩腰背肩膀，再回到起点，按摩时必须一气呵成，中途切勿停止，还可做脸部、头部、颈肩部或身体其他部位按摩。按摩法可加强血液循环，排出体内毒素，不同的精油具有各自不同的疗效。纯精油使用在面部的时候一定要按不超过 2% 的比例调和基础油，可每 10ml 基础油中加入 3 滴精油。

A. 消疲之油：罗马甘菊精油 2 滴 + 丝柏精油 2 滴 + 迷迭香精油 3 滴 + 薰衣草精油 3 滴调配。

用 20ml 的基础油加上这一配方，能缓解肌肉酸痛，舒筋活血，消除春季疲劳感，振奋精神，同时还能起到促进睡眠、平衡内分泌的作用。

B. 提神之穴：

风池穴：沿着耳垂一直向后推，会摸到一个凹陷的地方，那里就是风池穴，但自己本人可能不方便反手按摩，如果能由伴侣或朋友帮你按按再好不过。配合使用精油按摩提神，消除春困效果更佳明显。

太阳穴：在两眉梢后凹陷处。除用手指按摩外，还可以用将手掌贴在头上，以拇指指腹分别按在两边的太阳穴上，稍用力使太阳穴微感疼痛。

百会穴：头顶正中心，可以通过两耳角直上连线的中间点来简易取此穴。按摩时不管站着还是坐着，一定要身体端正，脊背挺直挺胸收腹，将手掌搓热，稍稍用力，顺时针转揉 10 ~ 20 次，逆时针再转相同的次数。

2. 芳香疗法助睡眠

在中国传统文化中，古人将睡眠称为“眠食”。曾国藩有“养生之道，莫大于眠食”的名言；英国大剧作家莎士比亚将睡眠誉为“生命筵席”上的“滋补品”；世界卫生组织确定“睡得香”为健康的重要客观标志之一。研究表明，睡眠是人类自身对脑和整个神经系统的有效调节，在高质量睡眠状态下，体内会出现一系列有利于生理、生化、免疫的变化，起到祛病延年作用。

《黄帝内经》中记载：“人卧血归于肝。”在春季应“夜卧早起”，补养肝脏。现代医学研究证实，睡眠时进入肝脏的血流量是站立时的 7 倍，流经肝脏血流量的增加，有利于增强肝细胞的功能，提高解毒能力，并加快蛋白质、氨基酸、糖、脂肪、维生素等营养物质的代谢，从而维持机体内环境的稳定，抵御春季多种疾病的侵袭。

苏轼诗云：“三杯软饱后，一枕黑甜余。”我们经常在床上辗转反侧，却驱不散脑海中繁杂种种，好容易恍惚入睡，又是浅梦连连。待到被闹钟吵醒，便头脑昏沉，浑身疲乏。如此日复一日，我们似乎已经忘却了一场好睡的滋味。究其根源，无疑是我们的生活过于嘈杂烦乱，求一丝宁静而不能，于是便如李渔所言：“忙者假寐，止能睡眼，不能睡心。”同样，现代人阴阳颠倒的生活习惯对于肝脏的损害甚为严重。现在很多人的肝病其实是“熬”出来的，一般熬了夜的人大多双目赤红，这就是肝火上升的症状，长期如此，必然伤肝。

所以若用精油来调节睡眠，常从以下几步着手：

第一步：安心神

心神不宁，则睡眠不佳，正如俗话说的：“日有所思，夜有所梦”。檀香自古便是佛家用以宁神安思，辅佐修行之香料。因此可睡前用 1 ~ 2 滴高品质的东印度檀香精油在卧室熏香，可以守得内心安静。心定则神宁，不再被琐事烦扰，酣然入睡就不再是件难事了。

第二步：慢放松

待心神俱宁的时候，我们就放松心情，慢慢进入梦乡。薰衣草精油具有安抚神经、消除沮丧、缓解神经衰弱、提高睡眠状态等作用，这时我们就将 1 ~ 2 滴薰衣草精油滴在枕芯内，淡淡的香气可以让人的神经与肌肉充分放松，不再时时紧绷。需要注意的是，滴的时候一定要留神不要过量，否则过浓的薰衣草精油香气反而会令人精神振奋。

同时，我们在按时就寝、使用精油的同时，每一个人都要注重科学睡眠：

一是：必须保证适当的睡眠。一般说来，青少年和中年人每天需睡 8 小时左右；60 岁以上老年人 7 小时左右；80 岁以上老年人应睡 8 ~ 9 小时；体弱多病者可适当增加睡眠时间。

二是：要注意卧床宜软硬适宜。过硬，全身肌肉不能松弛得以休息；过软，脊柱周围韧带和椎间关节负荷过重，会引起腰痛。

三是：枕头一般离床面 5 ~ 9cm 为宜，过低，可使头部血管过分充血，醒后出现头面浮肿；过高，可使脑部血流不畅，易造成脑血栓而引起缺血性中风。

四是：要有正确的睡眠姿势。一般都主张向右侧卧，微曲双腿，全身自然放松，一手屈肘平放，一手自然放在大腿上。这样，心脏位置较高，有利于心脏排血，并减轻负担；同时，由于肝脏位于右侧较低，右侧卧可使肝脏获得较多供血，有利于促进新陈代谢。在长寿者调查中，许多长寿老人都自述以右侧弓形卧位最多。古谚也说："站如松、坐如钟、卧如弓。""屈股侧卧益人气力。"

五是：要养成良好的饮食习惯，晚饭莫过饱，也不宜吃刺激性和兴奋性食物，中医认为"胃不和则卧不安"，睡前宜梳头，宜用热水浴足。

药枕

药枕也算是一种芳香疗法，对治疗失眠有较好效果。药枕就是装有一些中药的枕头，可以防治各种疾病。药枕内所用的药物，大多气味辛香升散，具有升清降浊、化湿消暑、醒脾开胃、散风明目、健脑调神及避秽杀菌等功效，而且这些药物的有效成分多为挥发油类物质，在常温下可以不断地散发到空气当中。当人们使用以这些中药制成的药枕后，就可在卧睡休息时，不断地将其有效成分通过头部皮肤的直接吸收、鼻孔吸入药物挥发的香气或者是药物直接刺激头部的经脉穴位等方式进入身体体内，缓慢持久地作用于机体，达到"安神益智、清脑明目、闻香祛病"的效果。因其疗效显著，简便易行，经济实惠，副作用少，应用广泛，故备受民众欢迎。

我国的药枕疗法历史久远，早在晋代葛洪《肘后备急方》中就有以蒸大豆制成药枕治疗失眠的记载。在《医部全录》卷三三一的《保生要录》中就有许多有关药枕治疗失眠的记载，像茶叶药枕、祛火降压枕、菊花枕、祛风通窍枕、养心安神枕等都可以用来治疗失眠。比如养心安神枕，适用症：神经衰弱导致的失眠、心烦心悸等症；药物：夜交藤 200 克，合欢花 60 克，枣仁、柏子仁、五味子各 30 克；用法：上为细末，相拌令匀，以生绢囊盛之，欲其气全，次用碧罗袋盛之如枕样，纳药直令紧实，置于盒子中，其盒形亦如此，纳药囊，令出盒子唇一寸半，晚来欲枕时，揭去盒盖，不枕即盖之，使药气不散。枕之日久，渐低，更入药以实之，或添黑豆，令如初，3~5 月后，药气散则换之。

在《红楼梦》第六十三回（寿怡红群芳开夜宴死金丹独艳理亲丧）中提到宝玉“靠着一个各色玫瑰芍药花瓣装的玉色夹纱新枕”，这个枕头中的玫瑰芍药花瓣就具有养心安神的作用。长期使用，不仅可以治疗失眠，而且还可以发挥玫瑰花的行气解郁、理气活血，芍药的醒脾开胃、补血养肝的功用，对人们的身体大有裨益。

通过中医的望、闻、问、切，对春季失眠者辨证论治，这样就可以根据患者不同的证型，配置不同功效的药枕。

①肝火扰心型失眠

此型失眠患者可表现为失眠多梦，甚至彻夜失眠、急躁易怒、头晕头胀、目赤耳鸣、口干口苦、食欲不振、大便干、小便黄、舌红苔黄。

治疗该型失眠应坚持疏肝泄热、镇心安神的原则，可选用藤明麻叶枕。

此枕的做法为：取钩藤 500 克，罗布麻叶 1200 克，决明子 1000 克。将上述药物一起晒干，然后将钩藤和罗布麻叶研成粗末，与决明子混合均匀，用纱布包裹封好，装入枕芯中，制成药枕，每隔 15 天更换 1 次药物。

②痰热扰心型失眠

此型失眠患者可表现为心烦失眠、胸闷胃满、恶心嗳气、口苦、头重、目眩、舌偏红、苔黄腻。

治疗该型失眠应坚持化痰清热、和中安神的原则，可选用化痰定眩枕。

此枕的做法是：取白芥子 1000 克，皂角 100 克，郁金、石菖蒲各 200 克，陈皮 500 克，大茴香 50 克，冰片 20 克。将上述药物晒干或烘干，一起研成粗末，装入枕芯中，制成药枕，每隔 15 天更换 1 次药物。

③心脾两虚型失眠

此型失眠患者可表现为不易入睡、多梦易醒、心慌健忘、疲倦食少、头晕目眩、四肢无力、腹胀便溏、面无光泽、舌淡苔薄。

治疗该型失眠应坚持补益心脾、养血安神的原则，可选用补心安神枕。

此枕的做法为：取当归 350 克，黄芪 250 克，甘松、白术、陈皮、茯苓、熟地、葛根各 200 克，酸枣仁 150 克，木香 50 克。将上述药物晒干或烘干，一起研成粗末，装入枕芯中，制成药枕，每隔 15 天更换 1 次药物。

④心胆气虚型失眠

此型失眠患者可表现为心烦失眠、遇事易惊、心慌胆怯、紧张不安、自汗气短、倦怠乏力、舌淡苔白。

治疗该型失眠应坚持益气镇惊、安神定志的原则，可选用琥珀安神枕。

此枕的做法为：取琥珀 50 克，夜交藤 300 克，酸枣仁、枸杞子、蚕沙各 200 克。将酸枣仁、夜交藤、枸杞子晒干，与琥珀一起研成粗末。将此药末与蚕沙混合均匀，装入枕芯中，制成药枕，每隔 15 天换药一次。

⑤胃气不和型失眠

此型失眠患者可表现为失眠多梦、胃腹胀满或胀痛、恶心呕吐、泛酸烧心、大便异臭或便秘、舌苔黄腻或黄燥。

治疗该型失眠应坚持疏肝和胃的原则，可选用麻蒲双叶枕。

此枕的做法为：取天麻 80 克，竹茹、石菖蒲各 100 克，桑叶、荷叶各 200 克。将竹茹捣成绒状，与其他药物一起晒干，研成粉末。将此药末用纱布包裹缝好，装入枕芯中，制成药枕。每隔 15 天换药一次。

中医认为睡眠养肝，而西医则认为睡眠是由大脑中枢所控制，是神

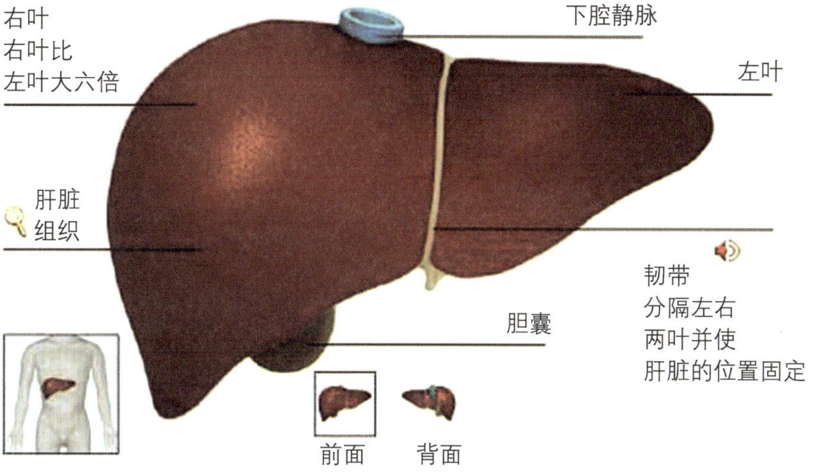

经系统范畴。由于中西医这两套理论体系的不同，因此其治疗疾病的观点也不相同，但其最终的目的是一样的，都是为人们的健康服务。中医认为春季属肝，西医则无此认识，因此笔者认为我们有必要来认识下中西医对肝脏的认识：

中医的肝不等同西医的肝

西医的肝概念十分具体，它是一个解剖学概念，解剖学中明确指出肝脏是人体中最大的消化腺，呈红褐色，质软而脆，成人肝重约 1.5 千克左右。肝大部分位于右季肋部和上腹部，小部分在左季肋部。肝可分上、下两面和前、后两缘。肝的上面隆起贴于膈。中医学所说的肝是一较抽象的概念，比西医所说的概念更广更复杂一些，它不仅是指解剖学上的肝脏，更重要的是一个以肝脏为中心，与胆腑相表里，通过经脉与目窍相连，与皮毛筋骨、四肢百髓相通，具有独特的生理功能、病理表现，同时又与其他脏腑互相影响的一个功能性活动系统。综合历代中医对肝脏的认识，可以归纳为肝为五脏之一，居于右胁肋部，是人体重要而且最大的脏器，其阴阳属性是阴中之阳，又称厥阴。肝脏具有升发、喜条达、恶抑郁、体阴而用阳的特性。其功能主疏泄、主藏血、主筋华爪、开窍于目，与胆相表里。此外，肝有主藏魄、司生殖的作用。这种认识基本上包括了肝脏的生理及一系列代谢功能和一部分中枢神经系统、内分泌系统、血液系统、消化系统等某些功能。

芳香疗法让你轻松做个睡美人

睡美人，睡美人，睡得不好，哪来美人呢？现代研究表明皮肤的新陈代谢在睡眠状态下最为旺盛，因为当你睡着时，肌肉、内脏器官等的消耗都减少，其血管处于相对放松状态，而皮肤血管则完全开放，血液可充分到达皮肤，为其提供营养，进行自身修复和细胞更新，起到延缓皮肤衰老的作用。如果错过了“睡眠”这个孕育美丽的最佳时机，皮肤容易变得干涩、粗糙、晦暗、多皱，尤其是眼睛附近容易出现黑眼圈，久而久之肌肤就提前衰老了。因此使用精油助睡眠，不仅使我们睡得更安稳、香甜，也能更加保养我们的肌肤。

我们先来把睡眠障碍分分类：第一类属于入睡困难；第二类属于睡不踏实，睡了易醒；第三类属于睡觉后喜欢做梦，睡得不香。我们大家都有这样一个认识误区：在使用精油助睡眠时，大多都会选择薰衣草精油，认为薰衣草精油能够助眠。但事实上薰衣草精油并不是能够解决所有睡眠障碍的万能油。我们应该睡眠障碍类型来辨识使用：

第一类：机体只有在放松的时候才最容易入睡，因此可以使用具有安抚情绪、减轻压力功效的精油。像薰衣草、紫苏、马乔莲、檀香等，所需量不多，滴 1 ～ 2 滴在棉球上，放在床头。

第二类：睡而易醒的情况很多，比较复杂，心理因素、生理因素均有可能让你醒来。因此需要具体原因具体分析，比如是由于心中有事，焦虑不安，那么就可以选用些具有安神定志、减压作用的精油，像薰衣草、檀香、迷迭香等；如果是由于身体疾病引起的，像哮喘、心悸、便秘等疾病，那么在积极治疗疾病本身的同时，也可以使用增强机体免疫功能的精油，像迷迭香、罗马洋甘菊等。

第三类：正所谓“日有所思，夜有所梦”，梦是人体潜意识的投射，用脑过度。中医认为，做梦多为心神不宁，形与神离合。那么我们就可以选用些具有养心安神等作用的精油，像苦橙花、广藿香、岩兰草、檀香等。

3. 芳香疗法防治过敏

黄某某，女性，28岁，既往有过敏史，春季外出后，容易出现喷嚏、流鼻水、鼻痒、咳嗽等过敏症状，请问这位顾客适合做哪些疗程，配方是什么，怎么用？

分析：首先我们可以用香蜂草精油和尤加利精油，以减轻机体过敏的难受感觉。香蜂草是蜜蜂最喜欢的植物，这也是它名称的由来。香蜂草精油对于突然到来的痛苦情绪有很好的舒缓作用，对于呼吸道和皮肤的过敏症状皆有很好地疗效，因此，用它来解决春季过敏的问题是最好不过的选择。配以尤加利精油，它具有强力的杀菌、抗病毒和提升免疫系统的功效，对于呼吸道不适及喉咙痛等都能完美地解决掉。

用法：我们先准备好一小盆热水（温度约40℃左右），在热水中滴入2滴香蜂草精油+2滴尤加利精油，通过呼吸它们的蒸气即可。从而改善春季由于各种烦杂的过敏原而引起的呼吸道不适、咳嗽、鼻子不畅通、鼻水流不停等过敏症状。此外，笔者对过敏体质者建议如下：

①出门戴口罩、眼镜，回家后及时对面部及其他暴露部位进行清洗，也要对衣服及时进行换洗。

②出外活动时应选择适当时间，白天尽可能少待在室外，尤其是每天花粉指数高的时间，例如晴天时的傍晚。要做户外活动及各种运动项目时，尽可能选在花粉指数最低的时候，像是清晨、深夜，或是一场阵雨之后。

③合理通风，白天要关上门窗，以防止花粉及沙尘飞入，尽可能在屋内晾干衣服（用干衣机更好），不要在室外晾衣服，否则衣服、被单、

床单等容易沾染花粉及沙尘。

④密切注意身体的感受与反应，若有过敏反应，及时就医，以便早点干预，早日康复。

辛夷花

我们都知道，在某个地方被蛇咬了以后，其附近肯定有解蛇毒的植物药，这就是大自然相生相克的道理，一物降一物。同样，对于上述春季过敏的表现，自然界也有缓解这些症状的药物，像辛夷花就是一种很好的治疗鼻痒、鼻子流涕等春季过敏表现的药物。

辛夷花又叫木笔花或者玉兰花，它一般在阳历 3 月的中下旬开放，在北京春季最早开放的花就应该是辛夷花。辛夷花的花色有白色和紫色两种，花朵硕大，花瓣肥厚，花形也很漂亮。辛夷就是花骨朵，在秋冬季节形成，表面有一层密密的灰褐色的绒毛，是保护花蕾过冬的一个外衣。

辛夷味辛，性温热，归肺、胃经，具有祛风寒，通鼻窍之功效，主要用于风寒头痛、鼻塞、鼻渊、鼻流浊涕等表现。《本草纲目》中记载："鼻渊、鼻鼽、鼻室、鼻疮及痘后鼻疮，并用研末，入麝香少许，葱白蘸入数次。"辛夷花，能治鼻炎、鼻塞、鼻窦炎等鼻疾。说起辛夷花的名字还有一个十分有趣的故事呢！

相传，古代有一姓秦举人得了一种怪病，经常头昏头痛，鼻子流脓流涕，腥臭难闻，四处求医，均无效果，十分苦恼。

有一天，朋友来看他，见状便劝道："老兄，天下这么大，本地医生治不好，何不到外地求医？"他听后觉得有道理，反正待在家里得了这种病，死也死不了，还不如出去逛逛名山大川，散散心也好。于是，次日便携家人出门了。

这个举人走了很多地方都没有治好鼻病。后来在一个夷人居住的地方，遇见一白发老人告诉他："你这病不难治，我给你介绍个验方，只要你坚持治疗，少则十天半月，多则一个月，就能治好。”他听了很高兴，急忙向老人求教。只见老人走到房前，在一株落叶灌木上采了几朵紫红色的花苞，说：“就是这种药，你每天早晚采几朵煮鸡蛋吃，用不了一个月准能治好你的病。”他遵医嘱，连服半月，果然多年的鼻疾霍然告愈。举人便向老人要了些草药种子带回家种在房前屋后，遇有鼻疾的人，他就用这种药给人治病，都收到了显著疗效。后来，他也成了当地有名的医生。人们问：“这种药很奇怪，先开花后长叶，叫什么名字？”他忘了问老人了。想了想，这是辛庆年从夷人那里引来的，便急中生智道：“这药，就叫辛夷花。”

现代研究表明辛夷花有收缩鼻黏膜血管，有通窍、消炎之效，是治鼻渊之专药，也有降血压及收缩子宫的作用。

我们在使用辛夷时，中医师都会注明打碎包煎，因为辛夷首先必须打碎，这样它的香味才会发散出来，才会把芳香走窜、治疗鼻渊的功效发挥得淋漓尽致。因为它的身上有些茸毛，如果不用布把它包起来的话，这些茸毛就会浮在药液中，喝的时候就会呛嗓子，这就是我们使用辛夷时应该注意的问题。所以古代人多医家都喜欢研末使用。

4. 闻香祛病，防治春瘟

中医认为，气味无孔不入，香气通过口、鼻、皮毛等孔窍进入体内，可以影响五脏的功能，平衡气血，调和脏腑，祛病强身。这个理论也得到了西医研究的证实，气味分子可以促进人体免疫球蛋白的产生，提高身体抵抗力，同时能调节全身新陈代谢，平衡自主神经功能。此外，香药熏治在防治瘟疫方面有特殊作用，香药多有芳香辟秽、健脾化湿之功，在2003年“非典”与近期的甲型H1N1流感的防治方面起到了良好作用。

《神农本草经》记载：“香者，气之正，正气盛则除邪辟秽也。”这说明利用香料的清气可以鼓舞人体的正气，达到保健疗病之目的。香料有内服和外用之分：内服主要是指将芳香药制成各种剂型服用、将鲜

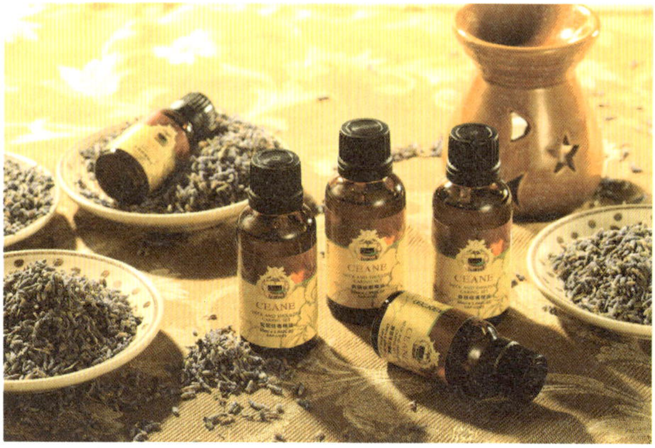

花用开水疱开或往茶中加入芳香的中药饮用等方法；而外用的方法就更多了，有焚烧香料、佩戴香囊、熏衣染被或者将芳香的中药或花卉加入水中沐浴等。这些方法都是通过口鼻或皮肤等吸收香气，发挥其调和人体气血、畅通经络、开窍醒神的作用。而且，通过香气摄取中药精华的方法一般都较安全，没有太大的副作用。

《本草纲目》记载："苏合香气窜，能通诸窍脏腑，故其功能辟一切不正之气。"指出了香气有通窍辟秽的作用。现代研究表明，从檀香和薰衣草等植物中提炼出来的挥发油有杀菌和抑菌的功效。而《红楼梦》中也用大量的笔墨描写了香料、香疗用具（香囊和念珠等）以及使用香料的情形，比如书中第四十一回（栊翠庵茶品梅花雪怡红院劫遇母蝗虫）中写道，刘姥姥醉酒后误入宝二爷卧室，睡在床上。袭人进门后闻得臭气满屋，忙将鼎内贮了三四把百合香，并让刘姥姥说是在山子石上打个盹儿，方才瞒过众人。若没有这三四把百合香的作用，以宝玉对香气的嗜好来说是绝对瞒不过的，所以香气在这里体现了辟秽净室的功能。

春瘟的发生，正是由于机体的抵抗力下降，

正气不能抵御邪气而发作，因此我们在加强身体锻炼，增强抵抗力的同时，也可使用些芳香辟秽之精油、植物药，以防止春瘟的发生。

香囊

香囊又名香袋、花囊，也叫荷包。它是用彩色丝线在彩绸上绣制出各种古老神奇、博大精深的图案纹饰，缝制成形状各异、大小不等的小绣囊，内装多种浓烈芳香气味的中草药研制的细末。

屈原《离骚》中有“扈江篱与辟芷兮，纫秋兰以为佩”。江离、辟芷、秋兰均为香草；纫，乃连缀之意；佩即佩帏，在这里既指香囊，也含佩带之意。全句的意思是把装满香草的佩帏带在身上，可见我国早在两千多年前就有使用香囊来防病祛邪的习俗了。香囊一般系于腰间或肘后之下的腰带上，也有的系于床帐或车辇上。三国魏朝繁钦在《定情》中诗云：“何以致叩叩，香囊系肘后。”唐朝同昌公主的步辇缀五色香囊，每出游芬香满路。由于奇特香料多来自外国的贡品，朝廷还把香囊作为赏赐之物。佩带香囊之俗，也在民间盛行，“榴花角黎斗时新，今日谁家酒不樽。堪笑江湖阻风客，却随蒿叶上珠门”，这首古诗是描述当时人们欢度端午佳节的种种习俗，端午节前后，人们除了吃粽子、插艾叶以外，还要给孩子们带上香囊，现在许多城市、乡村，仍有给孩子带香囊的习俗。

佩带香囊，虽说是一种民俗，但也是一种预防瘟疫的方法。在春季传染病开始抬头的时候，古人为了确保孩子们的健康，用中药制成香囊拴在孩子们的衣襟和肩衣上。香囊常用的是具有芳香开窍的中草药，如芳香化浊驱瘟的苍术、山奈、白芷、菖蒲、麝香、苏合香、冰片、牛黄、川芎、香附、辛夷等药，含有较强的挥发性物质。香囊有长方形、正方形，也有三角形、棱角形、鸡心形、菱形等，上绣有花、草、虫、鸟及罗汉钱等，款式极为精美，给节日增添了无限的情趣，也有清香、驱虫、避瘟、防病的功能，因此民间有“带个香草袋，不怕五虫害”之说。

近几年来，我国医学界对传统香囊的配方进行研究，做了许多药理试验，表明这种芳香物质通过呼吸道进入人体，可兴奋神经系统，不断刺激机体免疫系统，促进抗体的生成，对多种致病菌有抑制生长的作用，可提高身体的抗病能力。同时，药物气味分子被人体吸收以后，还可以促进消化腺活力，增加分泌液，从而提高了消化酶的活性，增强食欲。

下面介绍几种常用的防春瘟的香囊配方：

①预防甲型 H1N1 流感的中药香囊配方

香囊原料：大料、藿香、甘草、艾叶、肉桂、苍术等

香囊做法：在香囊中大料用量最多，为 120 克左右，其他几味药材的用量可以在 5~20 克之间。把所有药物研碎后放入缝好的布袋中，如果是挂在家里，可以做一个大些的；如果随身携带，就把研碎的药材混合好，分成小份装入布袋中，布袋中药末每 10 天更换一次，以保持药效。制成后可以挂在脖子上或放进上衣口袋中，它所起到的作用就是直接在头部周围形成一个立体的气体空间，充满了香囊散发出的复合型香气，防止病邪侵袭。

②预防儿童感冒的香囊配方（任选一种）

香囊原料：丁香、冰片各 3 克，高良姜 2 克，桂枝、佩兰各 5 克或者选用山奈、丁香、雄黄各 3 克，冰片、薄荷脑各 2.5 克，砂仁、蔻仁各 5 克。

香囊做法：将所选药物研细末并过筛，装入小布袋，每袋 10 ~ 15 克，给孩子佩挂在脖子上，或用别针固定于衣襟，香囊距离鼻孔越近则效果越佳，布袋中药末每 10 天更换一次，以保持药效。

③早春散

香囊原料：苍术 10 克，甘松 10 克，菖蒲 10 克，桂皮 5 克，高良姜 15 克，雄黄 5 克，冰片 0.5 克，樟脑 1 克。

香囊做法：将所有药物碾成粉末装入香袋即可。做个“早春散”挂

在脖子上，香囊里的药物正好处在天突穴的位置，药味散发出来后不但留香，还可以祛散口鼻周围的不良空气，防止空气中的病菌通过呼吸系统侵入，可以有效预防感冒和上呼吸道疾病，这个香囊还透出一股香味，有点甜，带点微苦，很清新。

使用香囊时要注意防水、防潮，孕妇慎用，若直接接触皮肤而出现红疹、瘙痒等现象，请取下香囊，将香囊挂于室内空气流通处，局部皮肤外搽皮炎平或肤轻松软膏即可。

常见预防春瘟的精油小偏方

预防流感的精油配方一：茶树精油 1 滴 + 尤加利精油 1 滴 + 百里香精油 1 滴，可以在室内香薰，也可以滴在纸巾上直接嗅闻。可以提神，增强自身免疫力，预防流感。预防流感的精油配方二：百里香精油 5 滴 + 迷迭香精油 5 滴，配玫瑰浴盐滴入浴缸中洗浴，水温最好偏高些，尽可能地吸入产生的水蒸气。如果没有浴缸的话，再加一点尤加利精油泡脚也可以达到同样效果。这样可以缓解感冒带来的鼻塞和头痛。

预防甲型 H1N1 流感——茶树尤加利净化喷雾

20ml 纯净水滴入 3 滴茶树精油 +5 滴甜橙精油，放在小喷雾瓶中，每次使用前摇匀，喷洒在周围的空气中。在任何场所都适应，此配方不仅可以净化空气，还可以提神醒脑，保持心情的愉悦，消除紧张气氛。

5. 芳疗用得好，烦恼脑后抛

许多中药都能散发出独特的香气，属于香料中的佼佼者。植物药中有没药、乳香、苏叶、麻黄、藿香、佩兰等；动物药中有麝香、龙涎香等。这些药物可以通过被制成精油、药枕或香囊之类，持久地散发其香气，达到镇静安抚、愉悦情志的养生功效。

案例一：何小姐，35 岁，已婚，销售经理

烦恼原因：何小姐是一家公司的销售经理，在职业上算是成功女性，而在她的内心却有很多委屈和抱怨。因为一门心思放在工作上，把自己的个人问题耽误了，导致后面就草草地找个人嫁了。可结婚以后，先生的工作总是不稳定，家里的老人和孩子一家开销全靠她一个人支撑。她很后悔自己年轻时做出的决定，这些情绪让她很难平衡而变得抱怨，而销售工作又是一个竞争性很强的职业，她觉得工作和生活压力都很大，每天都过得非常郁闷。

现在她经常失眠，晚上很容易惊醒，每天早上起来全身酸痛，头痛头晕，脾气也变得非常暴躁。她以为只是太累了，也去做了很多的按摩和SPA，但是总是觉得收效甚微。

上个星期，她发现自己的症状越来越严重，已经发展到越来越不想上班，情绪非常低落，不想见人，甚至连自己的孩子也不想见，很多次都想自杀。经朋友介绍来尝试芳香疗法，希望借助于芳香疗法能够缓解自己的身体和情绪症状。

症状体征：四肢肌肉紧张，背部拱起，肩部颈椎肌肉非常酸痛僵硬，腰部刺痛，头痛头晕，经量稀少，面部皮肤干燥，灰暗，很深的黑眼圈。呼吸凌乱短促、眼神游离、情绪低落、很难入睡，早上醒得很早，醒来特别情绪烦闷不安。

精油治疗

第一阶段治疗

精油配方：乳香精油2滴+安息香精油2滴+快乐鼠尾草精油1滴+8ml葡萄籽油+2ml圣约翰油

精油使用：全身按摩，每星期3次。

家用配方

A.精油配方：没药精油、天竺葵精油、佛手柑精油各2滴，调成喷雾香水。

用法：当低落和抱怨时马上喷在自己的脖子和周围空气中。

B.精油配方：薰衣草精油2滴、乳香精油2滴、没药精油1滴、安息香精油 2 滴、天竺葵精油 3 滴、15ml 葡萄籽油加 5ml 圣约翰油。

用法：每天晚上睡觉前抹在太阳神经丛和脖子四周。

第一个阶段结束后，客人的睡眠质量得到很大改善，僵硬的肌肉也柔软了很多。心情指数也能保持在平和状态。

第二阶段治疗

精油配方：乳香精油 2 滴 + 没药精油 1 滴 + 杜松精油 1 滴 + 依兰精油 1 滴 + 柠檬精油 1 滴 + 向日葵油 8ml+2ml 琉璃油。

精油使用：做全身按摩，4 星期。

家庭配方

精油配方：天竺葵精油 1 滴 + 杉木精油 1 滴 + 佛手柑精油 2 滴 + 茉莉精油 1 滴 +3ml 葡萄籽油。

精油使用：做成精油挂坠。每天嗅吸。

在变换配方治疗 2 个月以后，患者的的症状几乎完全消失，为她以后的生活增添了信心，有了更好的生活状态。而芳香疗法是一个让个体心灵成长的过程，精油也帮助她更好地梳理自己的人生，更好地认清自己和接纳自己。

案例二：李小姐，30 岁，白领

烦恼原因：李小姐因为在生小孩时出现了大出血的情况，因此近两年来感觉体质明显下降了许多，一受点风寒，就容易感冒，皮肤也变差了很多，面部皮肤暗黄，有细纹，还时有痛经现象，经常腰酸背疼，春天很容易发火，因为家里条件也一般，所以平时又得带孩子，又得上班工作，生活工作压力都很大。

最近一段时间以来，不小心受了点风寒，想请假休息几天，可公司里面最近的事情也比较多，有些事情还非她做不可，老板不批准她的假。因此很是烦躁，见谁都想骂，和谁都想吵架，听朋友说芳香疗法不仅可以调节体质，改善肌肤，还可以舒畅心情，心想就抱着试试看的心态来调节下。

症状及精油应用分析：

春季是万物生长苏复的季节，也是细菌、病毒繁殖滋生的旺季。春季五脏属肝，肝脏具有解毒、排毒的功能，由于春季机体肝气易升发，常会引起一些皮肤病的复发和加重，像女性常见的黄褐斑、皮肤暗黄、痤疮等，相当于中医的“肝斑”“黧黑斑”。其表现大多是由于肝气不舒、木旺克土导致脾失健运所致。“见肝之病，知肝传脾，当先实脾”，所以治疗应疏肝健脾、理气养血、养颜祛斑，从而使脾胃升降适度，血液生化有源，面部红润光泽。肝喜条达，恶抑郁，肝气抑郁，则烦躁不安，肝气疏达，则心情平和，因此对该患者，除了饮食调养外，在精油的选择上，重在调肝。

皮肤暗黄——可以做面部美白，用美白、活血、提亮肤色的精油，如柠檬精油、天竺葵精油、甜橙精油等。

用法：甜杏仁油 10ml+ 柠檬精油 2 滴 + 天竺葵精油 2 滴 + 依兰精油 1 滴，美容院 5 ~ 7 天 / 次，平时在家居时，晚间涂抹面部。

细纹——做面部补水保湿，用保湿、促进细胞再生的精油，如乳香精油、檀香精油、玫瑰精油、茉莉精油等。

用法：甜杏仁油 9ml+1ml 小麦胚芽油 + 乳香精油 2 滴 + 玫瑰精油 2 滴 + 甜橙精油 1 滴，美容院 5 ~ 7 天 / 次，平时在家居时，日间涂抹面部。

痛经，腰酸背痛——做卵巢保养、肾保养、背部按摩或刮痧，用活血通络、消炎、调节卵巢分泌的精油，像快乐鼠尾草精油、薰衣草精油、迷迭香精油、罗勒精油等。

用法：葡萄籽油 9ml+1ml 月见草油 + 快乐鼠尾草精油 2 滴 + 玫瑰精油 2 滴 + 洋甘菊精油 1 滴，美容院 3 ~ 4 天 /1 次，平时在家居时，每日涂抹腰腹部。

增强体质——做背部刮痧或全身淋巴排毒，药草类的精油，可以调节免疫系统，如迷迭香精油、薄荷精油、桉叶精油等。

用法：甜杏仁油 10ml+ 迷迭香精油 2 滴 + 薄荷精油 2 滴 + 丝柏精油 1 滴，美容院 5 ~ 7 天 / 次，家居可以选以上任一种精油 4 ~ 6 滴泡澡，或直接选用以上精油任一种，一次 3 ~ 4 滴泡脚。

驱烦恼，畅心情——可通过香薰沐浴法或香薰吸入法来调节心情，可选用些气味芬香、具有宁心安神作用的精油，像薰衣草精油、迷迭香精油、玫瑰精油等。

用法：薰衣草精油 4 滴 + 玫瑰精油 3 滴，加在香薰灯中，通过香薰灯的热力蒸腾，把精油小分子布散到空气中。

还没进行一个疗程，李小姐的症状就好了很多，不仅使她的体质增强了，而且也缓解了她郁闷的心情。

这些成功的案例证实了芳香疗法的疗效，可见芳香疗法是众多的自然疗法中最适合女性的一种疗法，因为

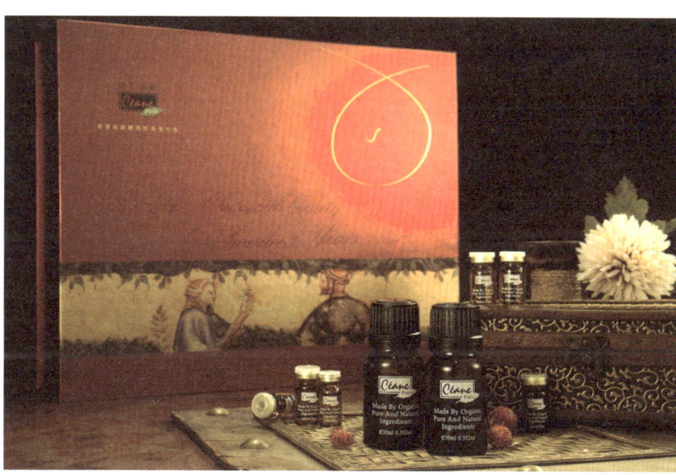

这些香香美美的味道和温柔的按摩更能安抚女性的身心灵。植物精油是大自然给予人类最珍贵的馈赠，所以在使用精油时，只要用虔诚的态度去感受，那些香气分子就能帮助我们释放压力，平衡身心，用更好、更平和的心态去生活。

6. 常见缓解疼痛的精油

对于缓解疼痛，中医一直以来就有很多种办法，最常见的当数针灸、按摩、拔罐、膏药、药油这几种了，比如我们跌打损伤后用的络活油就是一种具有芳香辛窜气味的药油，其实这也就是一种芳香疗法。现在随着科技的发展，制作工艺的提升，人们研制了许多种不同功效、不同气味的精油，因为疼痛部位大多经络运行不畅，升发不及，气血瘀滞，不通则痛。因此为了防止和减轻疼痛，患者要防寒保暖、注意保温，可适当按摩患部或中药调理，当然，外用精油的效果也很好。常见缓解疼痛的精油有：

①黑胡椒精油：黑胡椒精油具有温暖的特质，不仅可以刺激血液循环，还具有祛除风寒、强化神经系统的功效，因此对于血液瘀滞，风寒凝滞所致的经络不通出现的疼痛效果明显，外用时具有火辣的感觉。

②德国洋甘菊精油：洋甘菊在国外是家喻户晓的传统药草，被誉为“植物的医生”。洋甘菊精油具有镇定、舒缓、镇痛、抗炎的功效，其芳香的气味同时还可以帮助我们放松身心，缓解焦虑的情绪。

③迷迭香精油：迷迭香精油具有消炎、止痛、抗痉挛的功效，通常用于改善头痛、关节疼痛的症状，还能消除抑郁，提神醒脑。芳香疗法除了使用精油来缓解疼痛外，还可使用药油，将几种气味辛香走窜，具有活血祛瘀功效的中药，像红花、桃仁、麝香等制成药油涂搽在患处。

缓解疼痛的方法：

A. 精油按摩

选择黑胡椒精油 3 滴或者德国洋甘菊精油 3 滴，滴在疼痛处，然后用手在疼痛处来回摩擦，以局部温度感觉有一些热度为佳，每天这样按摩 5 ~ 10 次，相信不出一周疼痛就会减轻不少。

B. 香浴

选择上述精油 6 ~ 8 滴，单方或者几种配合在一起，滴入温水的浴缸中，泡浴 10 ~ 15 分钟即可，推荐配方：洋甘菊精油 2 滴 + 黑胡椒精油 2 滴 + 薰衣草精油 2 滴。

7. 春季辨证使用精油

《素问·四气调神大论》曰："夫四时阴阳者，万物之根本也，所以圣人春夏养阳，秋冬养阴，以从其根，故与万物浮沉于生长之门……故阴阳四时者，万物之终始也，死生之本也，逆之则灾害生，从之则苛疾不起。"因此，春季芳疗应顺春天阳气自然升发、舒畅的特点，以养肝疏肝为要务。人作为自然界中的生物，随着气候节气等环境状况改变，人体的五脏六腑的运行状态也会随之改变。因此，顺应天时变化，巧用精油，对自己的日常饮食起居及精神摄养进行相应调整。

中医最精髓的思想就是"辨证论治"，讲究"虚者补之""实者泻之"以求阴阳平和，那么春季芳疗时也应辨证论治，春季常见肝脏辨证如下：

①肝阳上亢

王某某，女，35 岁，职员，患者近一周来

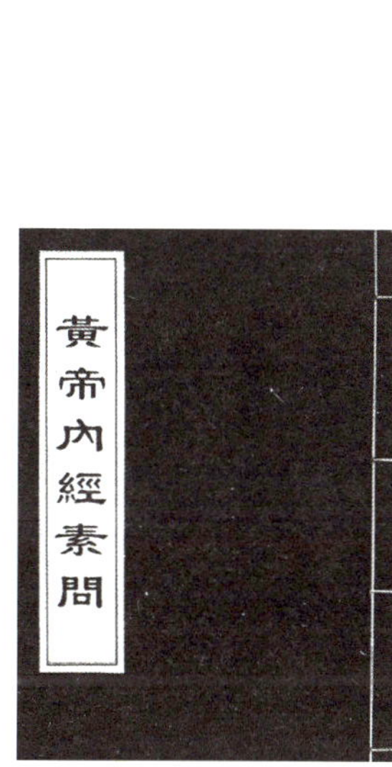

工作繁忙，和老公因春游问题而吵架，近两天无明显原因感觉感眩晕耳鸣，头胀且痛，头痛头晕、眼睛发红、闷、心烦、口苦咽干，牙痛或牙龈红肿，舌红，苔黄，脉弦。自测血压 140/90mmHg，但无高血压病史。那么对这位病人怎么使用精油呢？

分析：患者无高血压病史，最近是因为和老公吵架后而出现眩晕耳鸣，头胀且痛，头痛头晕、眼睛发红、闷、心烦、口苦咽干，牙痛或牙龈红肿等症状，查体可见舌红，苔黄，脉弦。

初步诊断：肝阳上亢

诊断依据：肝属木，木曰曲直，喜条达，恶抑郁，因情志不畅引发胸闷、心烦、头痛头晕、牙痛或牙龈红肿、口干口苦等症状，由于肝的疏泄功能失常，导致气机不畅，气郁化火，肝为刚脏，则易升发，即中医常说的"肝阳上亢"，就好像在体内有一把火一样，向上乱窜。

精油治疗：这样的人在选择精油上多以平肝潜阳、气味芬芳清淡为宜，可单用，也可自己调配，剂量不宜过大，浓度应较低，以 1% ~ 2% 为佳，像薰衣草精油、侧柏精油、茶树精油、尤加利精油、洋甘菊精油等，以舒畅情志，解肝郁、清肝火。

改善肝阳上亢症状的精油方：

选材：薰衣草精油、侧柏精油、茶树精油、尤加利精油等。

使用方法：

A. 精油冷敷：选取茶树精油 2 滴 + 尤加利精油 2 滴调匀，把 3 ~ 6 滴精油加入冷水中，均匀搅动混匀后，浸入一块毛巾，再把毛巾拧干，置于额头上，并用双手轻轻按压盖在面部的毛巾，使带有精油的水分能尽量渗入皮肤内，重复以上步骤 5 ~ 10 次，也可加冰块或冰袋，约 15 分钟即可。

B. 精油按摩穴位：可选用薰衣草精油 2 滴 + 侧柏精油 2 滴 + 菊养

基础油 10ml 调匀，然后滴 2 ～ 3ml 在左右行间穴（在大脚趾和二脚趾缝上，它是一个火穴，肝属木，木生火，如果您肝火太旺，就泻其心火），而“行间穴”就是一个泄心火的穴位。精油按摩行间穴，就可以把心火从这里散出去了。同时也可配合按摩太冲穴，太冲穴在大脚趾缝往脚背上 4 厘米处，堪称人体第一大要穴。有人把“太冲穴”比作人体的出气筒，因为它是肝经的原穴和输穴，是肝经的火穴，能够把肝气肝火消散掉。

②肝阴虚

李某某，女，28 岁，白领，春季易出现手脚心热、潮热盗汗、口干咽燥、面烘热、胁肋（胸壁两侧）灼热、头晕耳鸣等症状，舌红少津，脉细数，自测血压正常，无高血压病史。那么对这位病人怎么使用精油呢？

分析：患者有手脚心热、潮热盗汗、口干咽燥、面烘热、胁肋（胸壁两侧）灼热、头晕耳鸣等症状，查体可见舌红少津，脉细数，血压正常。

初步诊断：肝阴虚

诊断依据：中医认为人体追求的最佳状态就是阴阳平衡，阴阳如果失去平衡，则就会导致疾病的发生。不管是人身体这个人机体，还是五脏六腑都有阴阳，肝脏也不例外。肝脏虽属刚脏，也有阴阳之属，如果把阴比喻成水，阳比喻成火，那么一旦水不足，则不能制约火，则出现火的症状。春季五脏属肝，肝体阴而用阳，患者有手脚心热、潮热盗汗、口干咽燥、面烘热、胁肋（胸壁两侧）灼热、头晕耳鸣等阴虚内热之像，又可见舌红少津，脉细数等体征，这些都是肝阴虚的外在表现，故诊断为肝阴虚。

精油治疗：因此我们在选择精油上应多选具有养阴作用的精油，像蓝甘菊精油、檀香精油、茉莉精油、杜松精油、薰衣草精油等，以滋补肝阴，清虚火。在使用精油时切勿饮酒，忌食辛辣、羊肉等助火之品。同时也可常内服像杞菊地黄丸、六味地黄丸等中成药以助其功效。

改善肝阴虚症状的精油方法：

选材：蓝甘菊精油、檀香精油、茉莉精油、杜松精油、薰衣草精油等。

使用方法：

A. 精油足浴：人的足底，存在着几乎所有体内脏器官的反射区。足底连接着人体的 12 条经络中，最为重要的其中 6 条：即肝经、胆经、脾经、胃经、膀胱经、肾经，是调节内脏功能的最佳外在器官。故当有潮热盗汗、手脚心热等症状时，就可选用檀香精油 2 滴 + 茉莉精油 2 滴 + 杜松精油 3 滴进行足浴。由于精油属于浓缩物质，所使用的足浴浴盆，最好是不锈钢材质，若是塑胶材质的则比较不理想。足浴时是进行足部病理反射按摩最好的时候，只要轻柔地按摩或者加入弹珠轻踩就可以了。

B. 精油按摩穴位：选用蓝甘菊精油 2 滴 + 檀香精油 2 滴调和均匀，然后滴 2 滴左右在三阴交穴位上（三阴交位于小腿内侧，在内踝尖上方四指的骨后缘处），是足厥阴肝经、足太阴脾经、足少阴肾经三脉交汇处。通过刺激三阴交从而达到疏通三经脉气血、补益肝阴的作用。按摩时不要用太大力气，因为这个穴位感觉很强，刺激太强反而欲速则不达。也不要时间太长，以 3 ～ 5 分钟为宜。

③肝血虚

柳某某，女，32 岁，职员，自立春以来，面目萎黄，指甲色浅淡，视力减退，双目干涩，视物昏花，甚或夜盲，面白无华，爪甲不荣，夜寐多梦，妇女月经量少色淡等症状，舌淡苔白，脉虚弱。那么她又该怎样使用精油呢？

分析：患者有面目萎黄，指甲色浅淡，视力减退，双目干涩，视物昏花，甚或夜盲，面白无华，爪甲不荣，夜寐多梦，妇女月经量少色淡等血虚之象，查体可见舌淡苔白，脉虚弱。

初步诊断：肝血虚

诊断依据：血为人体之精华物质，是机体精气神表现的基础。肝，阴中之阳脏，魂之处，血之藏，筋之主，其为风木之脏，主疏泄而藏血，指肝具贮藏血液，调节血量的生理功能，即“肝主血海”。也就是说肝脏就像一个血站，当机体血量充足的时候，把多余的血量保存起来，以备需要时取用；当机体血量不足时，则把贮藏的血释放出来，以满足机体的需求。肝血虚则表现在肝所主的目、筋、指甲的功能上。患者有双目干涩，视物昏花，甚或夜盲，面白无华，爪甲不荣，夜寐多梦，妇女月经量少色淡等正是肝血虚症状。

精油治疗：那么在精油的选择上就应选择具有补益肝脏、养血作用的精油，像佛手柑精油、洋甘菊精油、乳香精油、天竺葵精油、葡萄柚精油、月桂精油、柠檬精油、没药精油、甜橙精油、广藿香精油、欧薄荷精油、岩蓝草精油、醒目薰衣草精油、迷迭香精油等。每日在三餐前一小时使用。同时在饮食上就要避免过于油腻，以免累积伤害肠胃之气，影响精油效果，故少量多餐。可多进食桂圆、红枣、猪肝、羊肝、排骨汤、乌骨鸡、菠菜等食物。

改善肝血虚症状的精油：

选材：佛手柑精油、薄荷精油、甜橙精油、橙花精油、德国洋甘菊精油等。

使用方法：

A.香薰：任选上述精油2 ~ 3种进行香薰，或制作成小喷雾剂，例如：20ml 的纯净水，加入 2 滴橙花精油、3 滴佛手柑精油、2 滴薄荷精油，摇匀喷洒在空气中。

B. 按摩：荷芭芭油 20ml+5ml 玫瑰果油 +4 滴佛手柑精油 +3 滴橙花精油 +3 滴德国洋甘菊精油，混合调匀后按摩面部、腹部。

C. 泡澡：200ml 纯牛奶中滴入 3 滴佛手柑精油 +2 滴橙花精油 +3 滴德国洋柑橘精油，调匀倒入浴缸泡浴 10 ~ 15 分钟即可。

④肝气郁结

王某某，女，45 岁，教师，立春以来出现胁肋痛、胸闷、脘腹胀满、嗳气、烦躁易怒、难以控制的“无名火”、郁闷消沉、焦虑、月经不调、经前乳房肿块和情绪失调等症状，舌红苔薄，脉弦。那么我们又该怎么选择精油呢?

分析：患者自立春以来出现胁肋痛、胸闷、脘腹胀满、嗳气、烦躁易怒、焦虑不安，月经不调、经前乳房肿块和情绪失调等症，又可见舌红苔薄，脉弦表现。

初步诊断：肝气郁结

诊断依据：肝主疏泄，具有调节情志的功能，肝气郁结证，一般情志抑郁，肝经所过部位发生胀闷疼痛，胸胁窜痛，月经不调、经前乳房肿块和情绪失调等。患者正是这样的表现，查体可见舌红苔薄，脉弦，这些都是肝气郁结的表现。

精油治疗：那么在精油的选择上就应选用一些疏肝解郁、理气顺气作用的精油，像郁金精油、香蜂草精油、蓝甘菊精油、葡萄柚精油、玫瑰精油、橙花精油、天竺葵精油、甜橙精油、欧薄荷精油、马郁兰精油、橙花精油、玫瑰草精油、茶树精油、依蓝精油、迷迭香精油等。同时也要保持心情舒畅，在饮食上要留意平淡饮食，适宜吃一些疏肝、补气、补血、性平的食品。

用于治疗肝气郁结症状的精油方：

选材：香蜂草精油、橙花精油、郁金精油、葡萄柚精油、薰衣草精油、玫瑰精油等。

使用方法：

A. 精油按摩穴位：可选用香蜂草精油 2 滴 + 郁金精油 2 滴 + 橘样基础油 10ml 调匀，然后滴 2ml 在左右大敦穴（肝经的第一个穴位，它在大脚趾内侧的趾甲缝旁边）上，采用按摩法，按摩 10 ～ 15 分钟左右即可，可以达到疏肝理气的作用。

B. 口服精油：虽然精油尽量不要口服，以外用为佳。但是有文献记载，当女性因肝气郁结出现月经不调、经前乳房肿块和情绪失调等症状时，可选用 2 ~ 3 滴薰衣草精油口服，效果不错。

C. 香薰：选上述精油 2 ~ 3 种进行香薰，或制作成小喷雾剂，例如：20ml 的纯净水，加入 2 滴郁金精油、3 滴薰衣草精油、2 滴橙花精油，摇匀喷洒在空气中，以其发挥疏肝解郁之功效。

⑤木旺克土

李某某，男，37 岁，职员，平时喜好烟酒，脾气急躁易怒，上周感受春雨后，一直感觉身体困重，头昏脑胀，胃脘胀满不适，不思饮食，嗳气，吞酸，舌滑苔黄，脉象弦长，沉取无力。对这位病人应该怎样使用精油呢？

分析：患者感受春雨后，一直感觉身体困重，头昏脑胀，胃脘胀满不适，不思饮食，嗳气，吞酸等症状，查体有舌滑苔黄，脉象弦长，沉取无力的表现。

初步诊断：木旺克土

诊断依据：肝旺于春，木旺则乘脾，患者平时喜好烟酒，脾气急躁易怒，说明平时肝阳旺盛，加上感受春雨湿邪，湿易困脾胃，则肝旺脾虚，克脾则胃脘胀满不适，不思饮食，嗳气，吞酸。

精油治疗：这样的症状在选择精油时既要选用泄肝火、除湿邪的精油，又要选用补脾胃的精油，像薰衣草精油、侧柏精油、茶树精油、檀香精油、茉莉花精油、生姜精油、罗勒精油、迷迭香精油等。

改善木旺克土的症状的精油方：

选材：薰衣草精油、侧柏精油、茶树精油、檀香精油、茉莉花精油、生姜精油、罗勒精油、迷迭香精油等

使用方法：

精油按摩穴位：可选用薰衣草 2 滴 + 檀香 2 滴 + 茉莉花基础油 10ml 调匀，然后滴 2 ~ 3ml 在左右脾俞穴（第 11 胸椎棘突下，脊中（督脉）旁开 1.5 寸处），配合精油按摩脾俞穴，就可以把肝火从这里散出去了，同时达到补益脾胃的功效。

也可按顺序来按摩穴位，先抑木，后扶土，达到疏肝健脾的功效。

抑木法：薰衣草精油 2 滴 + 侧柏精油 2 滴混合调匀后滴在左右肝俞（在背部，当第 9 胸椎棘突下，旁开 1.5 寸），采用泄的手法，配合精油按摩，每次 10 分钟，3 次 / 天，就可达到抑木的效果。

扶土法：檀香精油 2 滴 + 茉莉花精油 2 滴混合调匀后滴在左右足三里（位于外膝眼下四横指、胫骨边缘）。采用补的手法，配合精油按摩，每次 15 分钟，3 次 / 天，就可达到扶土的效果。

夏季芳疗

夏天枝繁叶茂，郁郁葱葱，大自然万物生长茂盛。《黄帝内经·素问·四气调神大论》说：“夏三月，此谓蕃秀，天地气交，万物华实，夜卧早起，无厌于日，使志无怒，使华英成秀，使气得泄，若所爱在外，此夏气之应、养生之道也，逆之则伤心，秋为痎疟，奉收者少，冬至重病。”可见夏季不仅大自然生机勃勃，而且也是人体新陈代谢最活跃的时期，机体阳气外发，伏阴在内，气血运行亦相应地旺盛起来，活跃于机体表面。同时也指出夏季的养生之道在于顺应季节特性，不可违背夏季自然气候规律，平衡机体阴阳，调节脏腑功能，调摄精神，保持心情愉快等。夏季芳香疗法作为当代的一种养生方法，其根本目的也是为了调节人们夏季常见的不适表现，为人们健康服务。

夏季天气炎热，人们衣着较少，因此作为当前较为流行的一种调节机体亚健康的方法——芳疗，在此季节能更好发挥效果。下面我将从以下几个方面谈谈夏季芳疗：

一、夏季时令特点

一说到夏季，大家首先想到的只怕就是热了，夏天是一年之中天气最为炎热的时候。在日常生活中，人们通常把立夏节气的到来作为夏季的开始，立夏是从天文学角度来划定的。

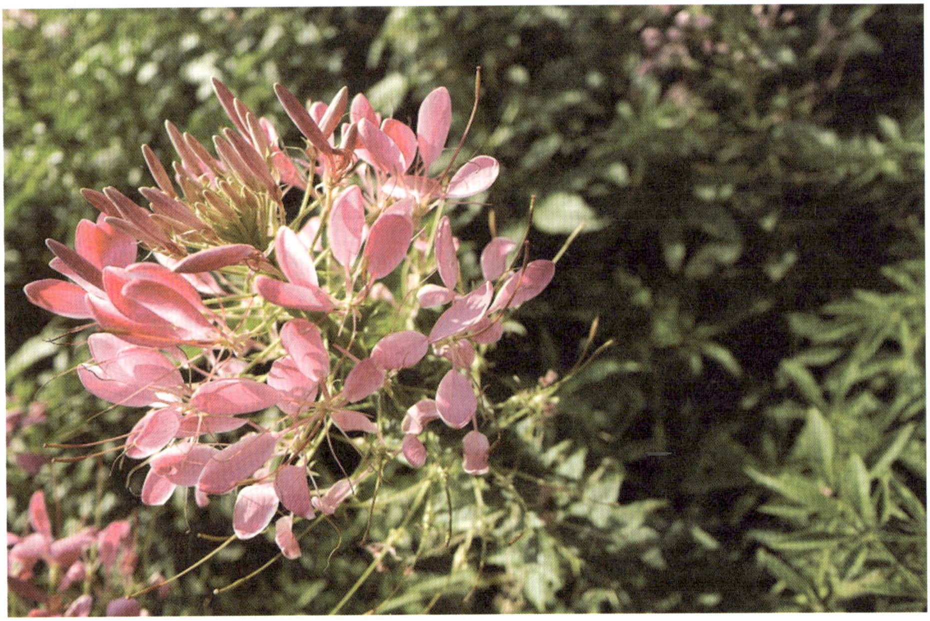

我国民间习惯把阴历四、五、六月划分为夏季，也有人习惯把公历 6、7、8 月划分为夏季，但这样的划分方法都有个弊端，就是我国南方在 6 月之前早就烈日炎炎，而在东北到 7 月份才能感觉到夏日的气息。

气象工作者常把春季过后五天平均气温稳定通过 22℃时，认为是开始进入夏季。但在日常生活中，老百姓还是沿用古代农历的分法“夏满芒夏暑相连”，夏季包括：立夏、小满、芒种、夏至、小暑、大暑六个节气，现在我就按照古代农历的分法，依次谈下这六个节气的特点：

立夏

“斗指东南，维为立夏，万物至此皆长大，故名立夏也”。此时，太阳黄经为 45°，在天文学上，立夏表示即将告别春天，是夏天的开始。人们习惯上把立夏当作是温度明显升高，炎暑将临，雷雨增多，农作物进入旺季生长的一个重要节气。心在五行中属火，通于夏季，古人说“心者，精神之所舍也，君主之官，上通于舌，下通关元，居于肺下肝上”。说明心具有主宰人精神、情志，调节机体上下脏腑的特殊职能，所以立夏节气养生就应当舒展心情，保持安闲的心态，以免大喜、大怒伤及心阳，着重关注对心脏的养护。

时值初夏，快速升高的气温让人感觉到了夏天的炙热，街上处处可见穿着清凉的年轻人，冷饮、冰激淋等也开始热销。对此，我建议，从保健养生的角度考虑，虽然天气渐热，但人们切忌把初夏当盛夏过，尤其是老人和孩子，不可骤减衣服，贪图冷饮凉食，以防感冒和肠胃损伤。

小满

夏季的第二个节气，其含义是夏熟作物的籽粒开始灌浆饱满，但还未成熟，只是小满，还未大满，古有“大落大满，小落小满”的谚语，“落”是下雨的意思，雨水愈丰沛，将来愈是大丰收。小满节气正值五月下旬，“小满”之际气温明显增高，雨量增多，但早晚仍较凉，昼夜温差较大，尤其是降雨后气温下降更明显，若此时贪凉卧睡必将引发风湿病、湿性皮肤病等疾病。又因人体在夏天津液消耗较多，应注意清热生津止渴。而且这一时期暑湿并重，所以应在起居方面注意适时添加衣服，尤其是晚上睡觉时，要注意避免着凉受风而患感冒，夏天一旦受寒于身，到了秋天就易犯咳嗽。同时也应当顺应夏季日长夜短的规律，在保证睡眠时间的同时，晚睡早起，以保持机体精力充沛。同时随着气温的升高，人们往往喜爱用冷饮消暑降温，但冷饮过量会导致腹痛、腹泻等病。由于小儿消化系统发育尚未健全，老人脏腑机能逐渐衰退，此时进食生冷饮食易引起胃肠不适，故小孩及老人应尽量少食生冷，身体虚寒者以及身患重病者犹应注意。因此在这个节气的养生中，要提倡“未病先防”的观点，做好各种预防工作，防止疾病的发生。

芒种

《月令七十二候集解》：“五月节，谓有芒之种谷可稼种矣。”意指大麦、小麦等农作物种子已经成熟，抢收十分急迫；水稻、黍、稷等夏季农作物也正是播种最忙的季节，故又称“芒种”。 芒种时节，雨量增多，气温升高，南方进入连绵阴雨的梅雨季节，空气十分潮湿，天气异常湿热。在我国的江西省有谚语：“芒种夏至天，走路要人牵，牵的要人拉，拉的要人推。”其原因是夏季气温升高，湿热之气弥漫在空气中，加之空气中的温度增加，体内的汗液无法很好地发散出来，即热蒸湿动，因此人会变得懒散。“暑令湿胜，必多兼感”，使人感到四肢困倦，萎靡不振。因此，芒种的养生重点要根据这一季节的气候特点而定：起居方面，要晚睡早起，适当地接受阳光照射（避开太阳直射，注意防暑）。在精神调养上，应该保持轻松、愉快的状态，不要恼怒忧郁，这样机体得以宣畅，振奋精神，通泄得以自如。常洗澡，这样可使皮肤疏松，“阳热”易于发泄，但须注意的一点，在出汗时不要立即洗澡，中国有句老话“汗出不见湿，若汗出见湿，乃生痔疮”。芒种过后，午时天热，人易汗出，衣衫要勤洗勤换。夏日昼长夜短，中午小憩可助恢复疲劳，有利于健康。

夏至

古时又称“夏节”“夏至节”。夏至这天，太阳直射地面的位置到达一年的最北端，几乎直射北回归线，北半球的白昼最长，且越往北越长，是北半球一年中白昼最长的一天，南方各地从日出到日落大多为十四小时左右。《易经》载“夏至一阴生”，我国古代将夏至分为三候：“一候鹿角解；二候蝉始鸣；三候半夏生”。麋与鹿虽属同科，但古人认为，二者一属阴一属阳，鹿的角朝前生，所以属阳，麋的角朝后生，所属为阴。夏至日阴气生而阳气始衰，所以阳性的鹿角便开始脱落，半夏也是一种喜阴的药草，因在仲夏的沼泽地或水田中出生而得名。由此可见，在炎热的仲夏，一些喜阴的生物开始出现，而阳性的生物却开始衰退了。从中医理论讲，夏至是阳气最旺的时节，因此夏季养生就要顺应夏季阳盛于外的特点，注意保护阳气。夏季炎热，大家容易烦躁，因此要注意保持神清气和，快乐欢畅，心胸宽阔，精神饱满，对外界事物要有浓厚的兴趣，如万物生长需要阳光那样；要培养乐观外向的性格，以利于气机的通泄。与此相反，举凡懈怠厌倦，恼怒忧郁，皆非所宜。此时养生重在着眼于一个“长”字。

小暑

《月令七十二候集解》：“六月节暑，热也，就热之中分为大小，月初为小，月中为大，今则热气犹小也。”暑，表示炎热的意思，小暑为小热，还不十分热，意指天气开始炎热，但还没到最热。我国古代将小暑分为三候：“一候温风至；二候蟋蟀居宇；三候鹰始鸷。”小暑时节大地上便不再有一丝凉风，而是所有的风中都带着热浪；《诗经·七月》中描述蟋蟀的字句有“七月在野，八月在宇，九月在户，十月蟋蟀入我床下”。文中所说的八月即是夏历的六月，即小暑节气的时候，由于炎热，蟋蟀离开了田野，到庭院的墙角下以避暑热；在这一节气中，老鹰因地面气温太高而在清凉的高空中活动。民谚说："热在三伏，冷在三九。"这个时候，天气已经十分炎热，在忙碌的时候一定要注意劳逸结合，多饮水，缓解疲劳，注意防暑降温。"小暑一声雷，倒转做黄梅"，此时我国大部降雨较多，天气炎热，蒸腾为湿，湿邪重浊，湿热之邪伤人，头昏脑胀，周身困重。因此，此时季节养生防暑祛湿是重点。

大暑

这时正值"中伏"前后，是一年中最热的时期，气温最高，农作物生长也最快，同时这个节气雨水多，大部分地区易出现洪涝灾害。谚语说："小暑大暑，淹死老鼠。"《通纬·孝经援神契》："小暑后十五日斗指未为大暑，六月中，小大者，就极热之中，分为大小，初后为小，望后为大也。"大暑时分气候炎热，酷暑多雨，所以暑湿之气比较容易乘虚而入，而且因为暑气很盛，心气比较容易亏耗，特别是老人、儿童、体虚气弱者往往难以抵挡酷热暑湿，从而导致疰夏、中暑等病。对于疰夏，常要采取芳香醒脾，辟秽化湿的方法，同时要适当减少食量，清淡饮食，少吃油腻食物，以使脾健胃和。因此，此时节气也重在防暑。

我国地处北半球，夏季太阳光直射北半球，因此我国基本上都处在较为炎热之中，宋代诗人王令《暑旱苦热》中"清风无力屠得热，落日着翘飞上山，人困已惧江海竭，天岂不惜河汉干"也许就是对夏天气候的真实写照。我国地域辽阔，受夏季季风的影响，又有湿热和干热之分：

1. 东南沿海多湿热难耐

相信住在南方的人们在夏季都会有潮湿闷热的感觉，不仅热，而且湿气也很重。我国东南为太平洋，受夏季季风影响较大，在太平洋海域易形成高压暖湿气流，吹向我国东南陆地，在每年夏天我们经常遇到的台风、热带风暴就是一个很好的说明。因此在我国东南地区，夏季降雨多，雨水蒸腾向上化为湿气，湿气重浊黏滞，氤氲热气，使热不得散，两者相互作用于人体，则湿热难耐。因此像广东沿海等地方，都有喜欢喝凉茶的习惯，其实这就是一种降暑祛湿的好办法。在使用芳香疗法时，可选用些具有清凉降火、解暑生津作用的精油，来缓解夏季湿热难耐的感受。

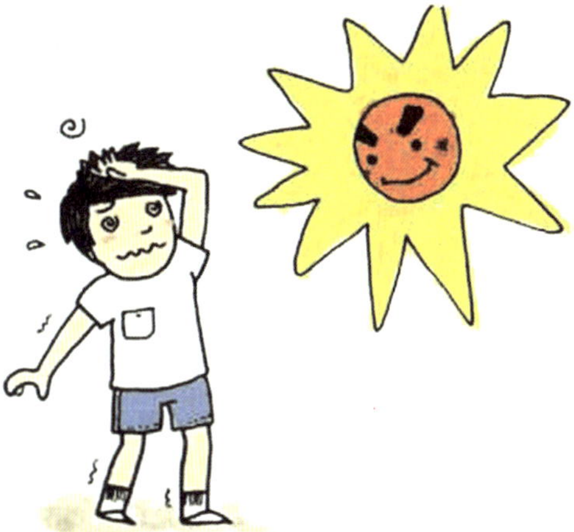

2. 西北内陆多干燥酷热

用“日轮当午凝不去，万国如在洪炉中”这一句诗句来描写夏季西北内陆的天气是最恰当不过了。西北内陆深处内地，地势高，东南方向的暖湿气流很难达到，因此降雨少，受温带大陆性气候影响，白天酷热干燥，但夜晚一般较为凉爽，昼夜温差较大。像新疆的吐鲁番，夏季平均气温 30℃以上，午后气温超过 40℃以上的高温屡见不鲜，最高记载温度达 49℃，这么热的天，防暑才是第一要务。

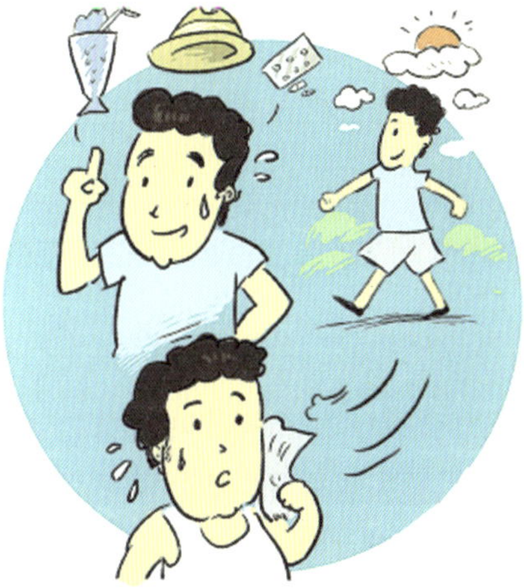

通过以上的学习，我们对夏季的气候特点有了初步的认识，那么在这么炎热的夏季，我们常见的不适表现有哪些，其原因又是什么呢?

二、不适表现及原因

我国夏季基本上是处在炎热之中，中医的六淫致病就有火热之邪伤人的认识，加之有些不适表现又有其特有的季节性，因此笔者就夏季常见不适表现，简要介绍如下。

1. 中暑

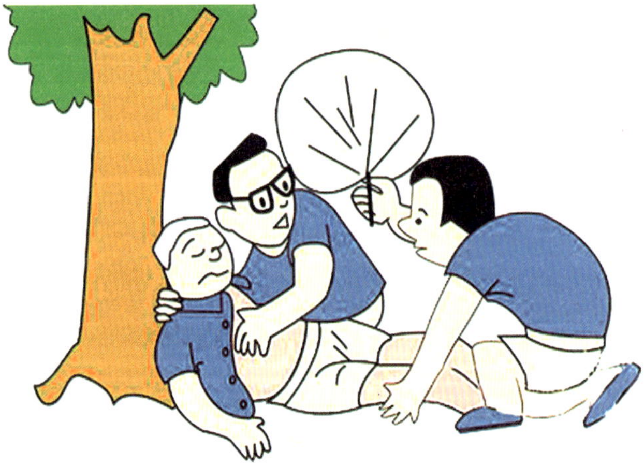

中暑是夏季最常见的事情了，是指在高温和热辐射的长时间作用下，导致机体体温调节障碍，水、电解质代谢紊乱以及神经系统功能损害的症状的总称，颅脑疾患的病人、小孩、老人及产妇的耐热能力差者，尤易发生中暑。2010 年 7 月，“中暑”被列入了国家法定职业病目录。中暑按病情轻重可分为：

①先兆中暑

在高温环境下中，中暑者出现头晕、眼花、耳鸣、恶心、胸闷、心悸、无力、口渴、大汗、注意力不集中、四肢发麻，此时体温正常或稍高，一般不超过 37.5℃。此为中暑的先兆表现，若及时采取相关措施，如迅速离开高温现场、给予降暑药物等，多能阻止中暑的发展。

②轻度中暑

除有先兆中暑表现外，还有面色潮红或苍白、恶心、呕吐、气短、大汗、皮肤发热或湿冷、脉搏细弱、心率增快、血压下降等呼吸、循环衰竭的早期表现，此时体温超过 38℃，应积极给予相关处理，防止进一步发展。

③重度中暑

中暑高热：即体内大量热蓄积，中暑者可出现嗜睡、昏迷、面色潮红、皮肤干热、无汗、呼吸急促、心率增快、血压下降、高热，体温可超过 40℃。

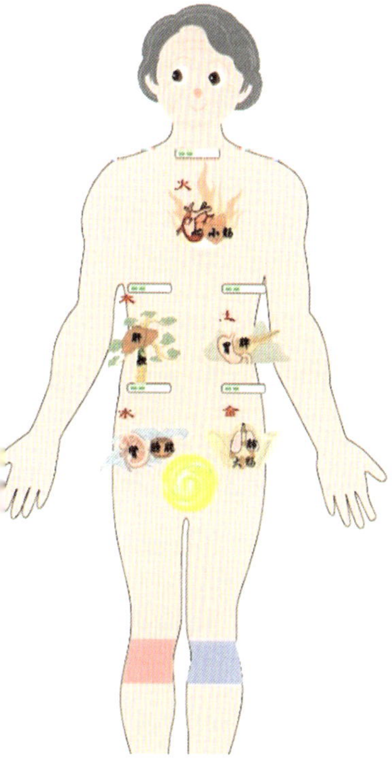

中暑衰竭：体内没有大量积热，但机体有衰竭表现，中暑者可出现面色苍白、皮肤湿冷、脉搏细弱、呼吸浅而快、晕厥、昏迷、血压下降等严重表现。

中暑痉挛：与高温无直接关系，大多发生在剧烈劳动与运动后，由于大量出汗后只饮水而未及时补充无机盐，导致血钠、氯化物降低，血钾亦可降低，而引起阵发性疼痛性肌肉痉挛（俗称抽筋），口渴，尿少，一般体温正常。

热射病：因为过强的太阳光直接照射在头部，大量紫外线进入颅内，引起颅内温度升高

（可达 41 ~ 42℃），出现大脑及脑膜水肿、充血。故发生剧烈的头痛、头晕、恶心、呕吐、耳鸣、眼花以及烦躁不安，意识障碍等表现，严重者可发生抽搐昏迷，体温也可轻度升高，上述情况有时可合并出现。

夏季五行属火，五脏为心，易受火热之邪；长夏五行属土，五脏为脾，易受湿热之邪。夏季天气炎热，暑气迫人，暑为阳邪，其性升散，人体阳热偏盛，腠理开泄，汗出过多，易耗气伤津，易为暑邪所伤而致中暑。

暑邪

中医有六淫致病之说，六淫，即风、寒、暑、湿、燥、火。六淫中，又数暑邪最奇。暑，夏令之主气。暑为阳邪，易伤气阴；暑多夹湿，因夏月淫雨，天暑下逆，地湿上蒸，湿热之邪易于相间为患；夏暑炎热，每多喜纳凉饮冷，故又易寒热错杂。《医门法律·风湿论》说："体中多湿之人，最易中暑。"如《红楼梦中》载林黛玉脾胃虚弱，运化失司，体内多聚痰生湿，第二十九回（享福人福深还祷福，痴情女情重愈斟情）描述道：林黛玉昨日回家又中了暑。又如第三十四回（情中情因情感妹妹，错里错以错劝哥哥）宝玉对黛玉道："虽说太阳落下去，那地上的余热还未散，走两趟又要受了暑。"一个"又"字，说明黛玉比较常中暑，这与其脾虚湿困有关。暑性炎热，暑为夏季火热之气所化，为阳邪，伤人多出现阳热亢盛的症状，如高热、面赤、心烦、汗出、脉洪大等，并且暑性升散，最易耗气伤津。虽然在原文中未提及黛玉中暑后的证候，但根据暑邪的特点，可以推测黛玉中暑之后必有阳热伤津耗气的证候。同时，暑邪可以预防，如《红楼梦》第二十九回（享福人福深还祷福，痴情女情重愈斟情）宝玉吃了香薷饮解暑汤，以预防暑邪伤人。在现实生活中，夏日我们可以预防性选用藿香正气水或藿香正气丸等成药，常服绿豆汤、薏米汤等以清暑利尿，健脾渗湿，及时驱除暑邪。

中医谓中暑为"伤暑"，有阴、阳之分。

阳暑

“动而得之者为阳暑”，阳暑是由在烈日下劳作或在高温、通风不良、湿度较高的环境下长时间劳作所引发。《素问·至真要大论》说：“诸热瞀瘛，皆属于火。”若热邪侵犯人体，轻则灼伤阴液，出现口干、口渴、发汗等表现，严重时可耗伤阴血，导致筋脉失养，可呈“热极生风”之象，如高热、四肢抽搐、颈项强直、角弓反张、两目上视等症。

阴暑

由过于避热贪凉所引起。清代雷丰在《时病论》中云：“暑热逼人者，畏而可避，可避则犯之者少；阴寒袭人者，快而莫知，莫知则犯之者多。”可见阴暑比阳暑更让人防不胜防。夏季，暑热湿盛，人体毛孔开张，腠理疏松，当人们睡眠、午休和纳凉之时，若过于避热趋凉，如夜间露宿室外，或运动劳作后立即用冷水浇头冲身，或立即快速饮进大量冷开水或冰冻饮料，或睡眠时被电扇强风对吹，均可导致风、寒、湿邪侵袭机体而引发“阴暑”。

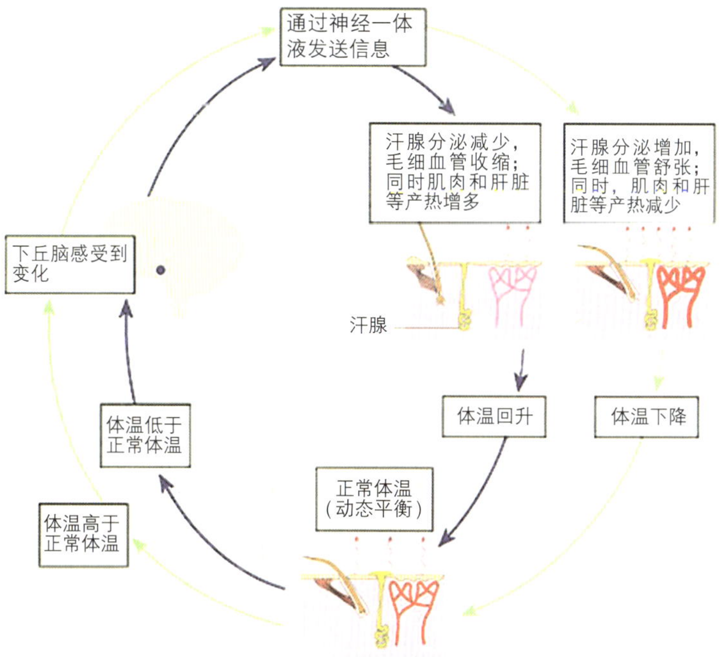

现代医学认为正常人体体温由下丘脑体温调节中枢控制，产热和散热处于动态平衡状态，通常体温维持在37℃左右。当人体在高温（一般指室温超过35℃）环境中或在夏天烈日曝晒下从事一定时间的劳动，且无足够的防暑降温的措施时，机体的产热就会大于散热，热量就会堆积在体内。初起，可通过下丘脑体温调节中枢，加快心脏的输出量和呼吸频率，使皮肤毛细血管扩张，毛孔开大出汗等反应提高机体的散热效应。如果继续在烈日下曝晒，那么就会进而导致机体体温调节中枢失控，心功能减退，心输出量减少，中心静脉压升高，汗腺功能衰竭，使体内热量进一步蓄积，体温骤增。体温达42℃以上时可使蛋白质变性，超过50℃数分钟，细胞即死亡，引起组织、器官的损害，发为重度中暑。

2. 厌食

有些人，一进入夏季，就感觉口淡无味，不思饮食，甚至有的人见到饭菜就想吐，尤其在小孩表现较多，愁苦了爸妈。

夏季天气炎热，细菌微生物繁殖快速，食物容易变坏，加之人们好喜冷饮，易损伤脾胃。中医认为脾胃为后天之本，气血生化之源，若贪凉饮冷，容易损伤脾阳。古人还认为长夏属土，其气湿，通于脾，湿邪当令，易困遏脾阳，出现不欲食、腹泻等脾胃病证。

现代研究认为食物的消化吸收主要是通过各种“酶”来完成的，如分解蛋白的蛋白酶、分解脂肪的脂肪酶、分解淀粉的淀粉酶等。但是这些“酶”非常敏感，其中最明显的就是“温度敏感性”。夏天气温比较高，在阳光的照射下，机体的体温也会有所上升，而体内溶解食物的酶的活性则随着温度的升高而降低，虽说这种体温上升是微小的，但是酶的活性则下降却是非常快的，于是食物消化吸收的能力也降低，所以人的食欲也就会有所下降，出现厌食的表现。

3. 腹泻

腹泻俗称“拉肚子”，是日常生活中的一种常见症状，是指排便次数明显超过平日习惯的频率，粪质稀薄，水分增加，每日排便量超过200克，或含未消化的食物，或有脓血、黏液，腹泻常伴有排便急迫感、肛门不适、失禁等症状。夏季腹泻，当然就是指夏天拉肚子。夏季天气炎热，人们好喜冷饮，冷饮易伤脾胃，尤其是小孩和老年体弱者，吃冰棍后就容易出现大便次数明显增多，粪便变稀，形态、颜色、气味改变，有时含有脓血、黏液、不消化食物、脂肪，或黄色稀水，绿色稀糊，气味酸臭等表现，重者大便时伴有腹痛、肛门下坠、里急后重、肛门灼痛等症状。

夏季常见的腹泻原因有：

①因凉腹泻：夏季炎热，人们喜欢呆在空调房内或开着空调睡觉，或运动劳作后立即用冷水洗澡，或立即快速饮进大量冷开水或冰冻饮料，腹部很容易受凉，致使肠蠕动增加而导致腹泻。

②饮食不洁：夏季天气炎热，细菌病毒容易生长繁殖，食物容易腐败变质，如吃了腐败变质，或含有细菌、病毒污染过的食物，都容易引起腹泻。

③感染性腹泻：主要是大肠杆菌和痢疾杆菌，夏季天气炎热，非常适合细菌生长繁殖，加上蚊蝇传播，很容易导致感染而致腹泻。

④过敏性腹泻：吃了容易引起过敏的食物而致腹泻。

中医认为腹泻的病因有：

①感受外邪：在外邪致泻中，以湿邪致泻多见，风、寒、暑热之邪亦多夹湿邪而为病，如寒湿内侵，困遏脾运，清浊不分而致泻。夏季暑湿当令，湿热伤中，脾胃受邪，邪热下迫大肠，可致泄泻。《杂病源流犀烛·泄泻源流》说：“湿盛则飧泄，乃独由于湿耳？不知风寒热虚，虽皆能为病，苟脾强无湿，四者均不得而干之，何自成泄？是泄虽有风寒热虚之不同，而未有不源于湿者也。”

②饮食所伤：饮食过量、宿食内停、过食肥甘、呆胃滞脾、多食生冷、

误食不洁之物或饮酒过度，致脾胃失运、水谷不化、水反为湿、谷反为滞、精华之气不能输化，升降失调而为泄泻。

③情志失调：脾胃素虚，又因忧郁思虑、情绪激动，以致肝气郁逆，乘脾犯胃，脾胃运化受制而发生泄泻，是肝脾二脏之病，为肝木克土、脾气受伤之故。

④脾胃虚弱：脾虚则运化不及，胃虚则少纳不化，水谷不能受纳，精微不能运化，水谷停滞，清浊不分，混杂而下，遂成泄泻。

⑤脾肾阳虚：年老体衰，阳气不足，素体阳虚，失于温煦，泄泻日久，脾阳不振，日久脾病及肾，命门火衰，肾阳虚不能助脾胃运化水湿，腐熟水谷，清浊不分而为泄泻。

4. 皮肤不适

夏季太阳光照射在北半球，我国此时为太阳辐射强度最强的时候。此时天气酷热，阳光毒辣，又由于大家穿的也少，皮肤外露较多，太阳中的紫外线强烈，因此很容易灼伤皮肤，易发各种皮炎，以光敏性皮炎、日晒性皮炎多见。同时夏天天气炎热，人体散热、排泄的主要渠道之一是通过出汗，在高温天，人体汗液可达到每小时 3 ~ 4L，而汗液中水分占 99%，剩余的 1% 中，一半是以钠、钾为代表的无机盐，一半是尿素、乳酸、氨基酸等代谢的有机物。这些无机盐、有机物都不是正常存在于皮肤表面的物质，当水分蒸发以后，这些物质就会滞留在皮肤上，量一多，时间一长，就会对皮肤形成刺激，导致皮肤发生炎症。

①光敏性皮炎：光敏性皮炎是由于患者对紫外线过敏所致，仅见于少数人，患者通常在日晒后 1 ~ 2 天后发病，皮疹多发于面部、颈部的“V”形区、手背及上肢伸侧，表现为小丘疹、小水疱、自觉瘙痒，如不积极治疗，可形成慢性光敏性皮肤病。

②日晒性皮炎：是由于皮肤暴露部位因较强烈的阳光过度照射后，在暴露部位引起的皮肤急性光毒反应。表现为面、颈、前臂伸侧，手背

等露出部位出现红斑、丘疹、风团样或水疱样皮疹，以小丘疹及丘疱疹最为多见，少数患者表现为红斑水肿或斑块，皮疹常易反复发作，日久可发生苔藓样改变，色素增加。病变与阳光照射密切相关，每于照射后，皮损明显加重，痒感加剧，皮损部位有烧灼感、痒感或刺痛，轻者 1 ~ 2 天皮疹可逐渐消退，有脱屑或遗留有不同程度的色素沉着，重者可伴有类似感冒的症状，如发热、乏力、全身不适等，约一周左右即可恢复，适当避免夏季阳光照射后则有好转。一般到秋季以后逐渐减轻，来年夏季复发，可持续多年。

5. 痘痘

夏季，有的青年人的面部及乳房、背、肩等部位，易发圆锥形的小红疙瘩，有的有黑头，甚至淤积成痈，发生溃烂，俗称“粉刺”。

夏天太阳光猛烈，加上当前环境污染严重、空气比较潮湿，皮肤处于这样的环境，很容易出问题，这时脸部的皮肤也都比任何时候都差，容易长粉刺和面疱。而且夏季的皮肤由于皮脂分泌比其他季节旺盛，如果你本身就是油性皮肤，又加之清洁保养不当，那么毛孔就很容易被阻塞而形成粉刺，长出痘痘来，严重的甚至发为溃疡、暗疮。因为热，容易长痘，因为湿，痘痘不容易好，而且反反复复，尤其是湿热体质的人，如果不及时加以调理，就不仅是生疮长痘了，身体还会向病理方向转化，容易患皮肤、泌尿生殖、肝胆系统一类的疾病。

《诸病源候论》卷五十云：“热气乘之，热胜于寒，则血肉腐败，化为脓，脓溃之后，其疮不瘥，故曰痈疮。”夏季酷热当道，湿热之邪郁积于内，邪热壅聚，经络壅遏不通，气血凝滞，阻逆于皮肉之间，热胜肉腐，发为疮痈肿毒。现代医学认为，痈的致病菌主要是金黄色葡萄球菌，感染往往从一个毛囊底部开始，由于皮肤较厚，感染只能沿阻力较小的皮下脂肪柱蔓延至皮下组织，还可沿深筋膜向四周扩散，侵及附近的多个脂肪柱，再向上传入毛囊群，而形成具有多个脓头的痈。比如糖尿病患者因机体抵抗力低下，最易患痈疱，并且不易愈合。

中医认为夏季长痘痘的常见证型有：

①肺经蕴热型：主要表现为粉刺初起，红肿疼痛，面部瘙痒，可有口干、小便黄、大便干燥、舌红苔黄、脉象浮数等症状。

②脾胃湿热型：主要表现为粉刺此起彼伏，连绵不断，可以挤出黄白色碎米粒样脂栓，或有脓液，颜面出油光亮，伴口臭口苦，食欲时好时坏，大便黏滞不爽，舌红苔黄腻，脉弦数。

③血淤痰凝型：主要表现为痤疮日久，质地坚硬难消，触压有疼痛感，或者颜面凹凸如橘子皮，女性可有月经量少、痛经、经期痤疮加重等症状，舌暗苔薄，脉涩，多见于长期的慢性痤疮患者。

观痘辨识

①额头长痘

发生原因：压力大，脾气差，多为心火旺、血液循环的问题。

如何改善：早睡早起，多喝水，使用些缓解压力、降心火的精油。

②双眉间长痘

发生原因：胸闷，心律不整，心悸。

如何改善：不要做太过激烈的运动，避免烟、酒、辛辣食物。

③鼻头长痘

发生原因：胃火过盛，消化系统异常。

如何改善：少吃冰冷食物，使用些降胃火、调节消化道的精油。

④鼻翼长痘

发生原因：与卵巢机能或生殖系统有关。

如何改善：不要过度纵欲或禁欲，禁烟酒，多到户外呼吸新鲜空气，使用些调节内分泌、改善生殖机能的精油。

⑤右边脸颊长痘

发生原因：肺功能失常。

如何改善：注意保养呼吸道通畅，尽量避免芒果、芋头、海鲜等易过敏的食物，适当进行体育锻炼，调节肺功能。

⑥左边脸颊长痘

发生原因：肝功能不顺畅，有热毒。

如何改善：作息正常，保持心情愉快，该吹冷空气就吹，不要让身体处在闷热的环境中，可使用些清解热毒、疏肝理气功效的精油。

⑦唇周边长痘

发生原因：胃肠积热，便秘导致体内毒素累积，或是使用过量的牙膏。

如何改善：清淡饮食，多吃高纤维的蔬菜水果，可使用些清泻胃火、促进排便作用的精油。

⑧下巴长痘

发生原因：大多为内分泌失调所致。

如何改善：清淡饮食，禁烟酒，适当锻炼身体，保持心情舒畅，保证睡眠质量，可使用些具有调节睡眠，平衡内分泌作用的精油。

⑨太阳穴周围

发生原因：太阳穴附近出现小粉刺，表明你的饮食中包含了过多的垃圾食品，造成湿热瘀积，需要赶紧进行体内大扫除。

如何改善：饮食要保持规律，忌辛辣刺激食品。

6. 湿疹

夏季还有一种常见的皮肤病，就是湿疹。湿疹发病一般较迅速，皮损呈多形性，红斑、丘疹、丘疱疹或水疱密集成片，易渗出，边缘不清，周围散在小丘疹、丘疱疹，常伴糜烂、结疤，如继发感染，可出现脓包或脓痂。自觉瘙痒，其程度依病情轻重、病变部位及患者的耐受性而不同，但多剧痒，常因搔抓、肥皂热水烫洗，使病情加重。如继发感染，可伴局部淋巴结肿大，发热及全身不适。急性湿疹如经适当、及时处理，皮疹可逐渐好转消退，但易受内外因素刺激后再复发，表现为急性发作，或转为亚急性或慢性湿疹。

西医认为湿疹的发病机理主要是由内外因素引起的一种迟发变态反应，是一种免疫性疾病。

湿疹，在中医中相当于“湿疮”“湿疡”，也属于“浸淫疮”“血风疮”“粟疮”等病的范畴。又据其发病部位不一而名称各异，如生于小腿者曰“臁疮”，生于肘窝或腘窝部则称“四弯风”，生于阴囊即为“绣球风”，其名不下十余种。中医认为本病大体有三个发病原因：一是禀赋不耐，风、湿、热客于肌肤所致；二是因为饮食不节，过食辛辣、鱼腥动风之品，或嗜酒伤及脾胃，脾失健运，湿热内生，复感风湿热邪，内外合邪，两相搏结，浸淫肌肤而发；三是素体虚弱，脾为湿困，肌肤失养，或湿热蕴久，耗伤阴血，血虚风燥，肌肤失养所致。

夏季天气湿热，湿邪、热邪随时存在，正是因为天气炎热湿闷，人们都有吃夜宵喝啤酒的习惯，进食辛辣刺激与油炸食品。外有湿热之邪侵袭肌表，内有伤及脾胃，正气受损，因此机体容易发为湿疹。

可见湿疹易发患者应避免烟酒、辛辣刺激与油炸的食品，饮食应清淡，多吃水果蔬菜，可多吃绿豆、冬瓜、莲子、苦瓜、西瓜等清热利湿的食物。

7. 蚊虫叮咬

夏季天气湿热，非常适合蚊虫的生长繁殖，因此夏季被蚊虫叮咬是很常见的事情。在头面部，四肢暴露处，被蚊子叮咬后，我们会马上去抓，可是抓挠后，皮肤里的组织液、淋巴液等渗出，肿成一个包，就会越抓越痒，而且还不易消退，长满红包。蚊子还能传播多种传染性疾病，像疟疾、流行性乙型脑炎等，一旦感染，如果不及时治疗，后果也很严重。更让人烦躁的是，蚊子会不停地骚扰你，尤其是晚上，当你打算睡觉的时候，蚊子嗡嗡地在你耳边叫来叫去，你得随时防止它来侵袭你，本来白天工作就累，好不容易想休息下都不得安宁。

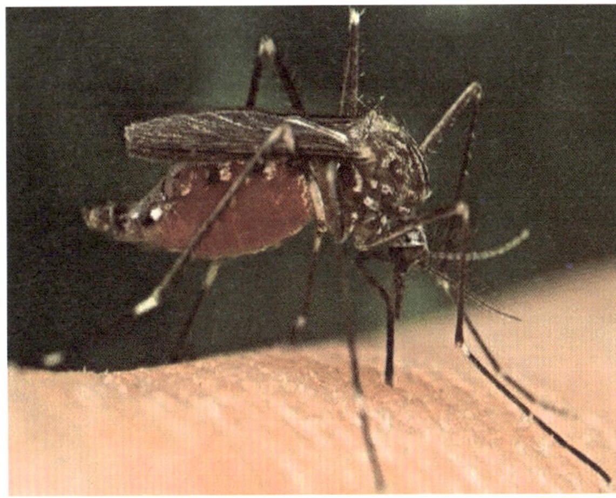

一般来说，下面几种人蚊子会对其“情有独钟”：

一是汗腺发达、体温较高的人。喜欢流汗的人，血液中的酸性增强，所排出的汗液使得体表乳酸值较高，对蚊子产生吸引力。此外，蚊子的触角里有一个受热体，它对温度十分敏感，只要有一点温差变化，便能立即察觉得到，流汗的人肌体散热快，也会对蚊子产生吸引力。

二是劳累或呼吸频率较快的人。人在从事运动或体力劳动后呼吸会加快，有些人肺活量较大，或呼吸节奏本身较快，这样呼出的二氧化碳相对较多，二氧化碳气体会在头上约 1 米左右的地方形成一股潮湿温暖的气流，蚊子对此比较敏感，会闻味而至。

三是喜欢穿深色衣服的人。蚊子之所以昼伏夜出，主要是因其具有趋暗的习性，如果穿着深色衣服，在夜间便会呈现一团黑影，蚊子会向着更暗的地方追逐而去。衣服颜色如黑色是蚊子进攻的首选对象，其次是蓝、红、绿等，蚊子不爱叮白色。同理，蚊子爱叮肤色较黑或肤色发红的人。

四是化过妆的人。为了验证气味对蚊子的诱惑力，美国科学家们利用嗅觉仪器对3900多种物质进行了测试和分析。结果发现，许多种类的发胶、护手霜、洗面奶等化妆品对蚊子的诱惑力都非同寻常。大多数化妆品都含有硬脂酸（脂肪酸的一种），所以化妆的人比不化妆的更受蚊子“青睐”。当然，也有一些气味是蚊子所讨厌的，月桂叶、柠檬草油、香茅、大蒜和香叶醇的气味会使蚊子退避三舍。

三、夏季芳疗应用

盛夏季节，高温使皮下细胞活力旺盛，皮下脂溶性物质分泌增多，毛孔处于张开状态的时间也较长，因而皮肤可以更快速地吸收精油，并发挥其功效。所以，在夏季适当选择和使用精油，会有相当好的效果。

《灵枢·决气》中如是记载：“春生夏长，秋收冬藏，是气之常也，人亦应之。”可见人们想健康长寿就应该遵循自然规律。夏季五脏属心，长夏属脾，那么夏季芳疗的应用也要重在“心、脾”了。

为此我们先来了解下中医的心、脾和西医心、脾的认识差异：

中医的心不等于西医的心

西医只注重形，不注重神。因为西医是通

过解剖尸体了解到各个器官的形态及功能的。西医讲心脏，只讲解剖结构，心脏位于胸腔内，膈肌的上方，两肺之间，约三分之二在中线左侧。心脏如一倒置的、前后略扁的圆锥体，像一个桃子，如本人拳头大小。主要由心肌细胞构成，有左心房、左心室、右心房、右心室四个腔，其功能就是不断地收缩，收纳回心的静脉血液，并将新鲜的动脉血液通过动脉输送到全身各处，完成人体的血液循环。

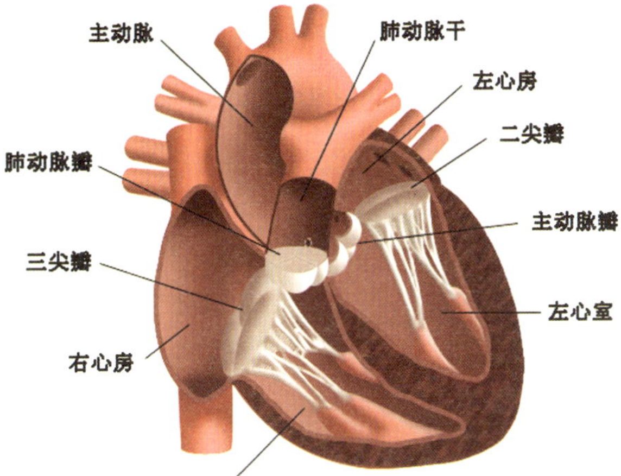

心脏瓣膜

而中医意义上的心不是一个简单生理意义上的心脏，其意义很广，古有云：“心为五脏六腑之人主也。”看得出中医的心除了一个独立的实际的器官之外，还包括感觉、精神以及人整体上的各种反应。故《素问·灵兰秘典论》称之为“君主之官”。心的生理功能主要有两方面：一是主血脉，二是主神志，并与舌、面等有联系，心主血脉包括主血和主脉两个方面。全身的血液都在脉中运行，依赖于心脏的搏动而输送到全身，发挥其濡养的作用。心主神志，在中医学理论中，神有广义和狭义之分。广义之神，是指整个人体生命活动的外在表现；狭义之神，即是指心所主的神志，即人的精神、意识、思维活动。在中医学的藏象学说中，将人的精神、意识、思维活动不仅归属于五脏，而且主要归属于心的生理功能。《素问·灵兰秘典论》说："心者，君主之官，神明出焉。"《素问·邪客》说："心者，五脏六腑之大主也，精神之所舍也。"心主神明的生理功能正常，则神志清晰，思维敏捷，精神充沛；如心有病变，影响到神志活动，则可出现精神意识思维方面的异常表现，可见失眠、多梦、神志不宁，甚则谵狂；或见反应迟钝、健忘、精神萎靡，甚则昏迷等临床表现。可见中医的心实际概括了心、脑、神经和循环系统等功能。

中医的脾不等于西医的脾脏

西医在解剖上认为脾脏位于左上腹部，胃的后方，横膈膜的下方，深居于肋弓之后，与胃脾韧带、脾肾韧带、膈脾韧带和脾结肠韧带相邻。在一般成年人体中，脾脏大小约为125毫米×75毫米×50毫米，平均重量约为150克。脾脏是机体最大的免疫器官，占全身淋巴组织总量的25%，含有大量的淋巴细胞和巨嗜细胞，是机体细胞免疫和体液免疫的中心，其实质由红髓和白髓构成，具有造血和血液过滤功能，也是淋巴细胞迁移和接受抗原刺激后发生免疫应答、产生免疫效应分子的重要场所。

中医的脾不单指一个脏器，而是多种脏器功能的集合，它包括消化功能的一大部分，内分泌功能的一部分，泌尿系统功能的一部分，所以说脾主运化、脾主散精、脾主通调水道等。《难经》中对脾的形状描述为："脾重二斤三两，扁广三寸，长五寸，有散膏半斤。"所以中医的脾应该包括西医的脾和胰腺，当然这也只是解剖的局限认识。中医认为脾为后天之本，主运化、统血，主升清，输布水谷精微，为气血生化之源，人体脏腑百骸皆赖脾以濡养，与胃、肉、唇、口等构成脾系统。脾主运化是指脾具有运化水谷和运化水液的作用。运化水谷是指脾能把水谷（饮食物）化为精微，并将精微物质运输至全身；运化水液是指脾能对被吸收的水谷精微中多余的水分，及时地转输至肺和肾，通过肺、肾的气化功能化为汗和尿排出体外；脾主统血，即脾有统摄血液在经脉之中流行，防止逸出脉外的功能；脾主升清，是指脾把水谷精微等营养物质吸收，并上输于心、肺、头目，通过心肺作用化生气血，以营养全身，故有“脾以升为健”之说。古代医家认为“百病皆由脾胃衰而生也”，所以，在日常生活中，要注意保护脾胃，注意饮食营养，患病治病时，用药及忌口均要顾及脾胃。

1. 精油防暑有妙招，三伏谨防寒来袭

高小姐家里一个习俗，一到夏天，她奶奶就会给家里每个人都发一盒风油精，叮嘱大家一定要带在身上，尤其是出门在外的时候，一旦感觉头昏脑胀，就抹一点在太阳穴上，说一抹就好。开始高小姐还半信半疑，后来在夏天试过几次后，发现果然有效果，从此她也形成了夏季出门都带一盒风油精的习惯。

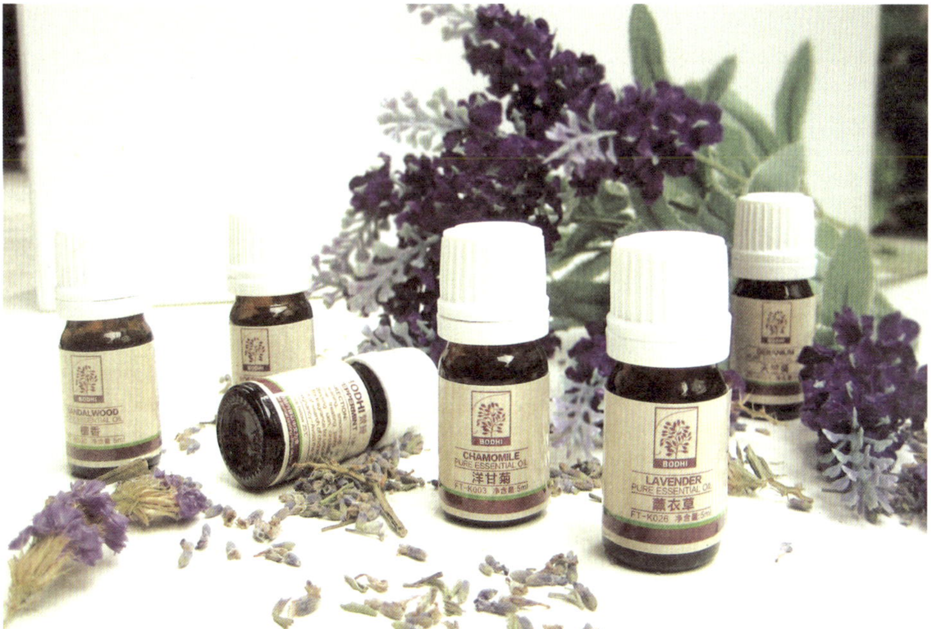

其实高小姐夏季使用风油精就是防中暑的一种芳疗方法，很值得大家学习，当然，除此之外，还有其他类似的芳香植物精油，像尤加利精油、薰衣草精油、天竺葵精油等；并且传统中医防治中暑的良方中其主要成分都含有芳香精油，像丁香罗勒精油、香茅精油、薄荷素精油、八角茴香精油、樟脑精油等，因此芳香精油无疑是成为防暑的良药。

防中暑的常见使用方法有：

A. 香瓶：选用芳香药物，像檀香精油、丁香精油、薄荷精油、荔枝壳精油、苏合香精油、麝香精油、白芷精油等，研末密贮在瓶内，使用时开瓶嗅闻，有清暑解闷除烦、香气爽神，并可防止晕车晕船，治疗胸腹满闷、暑热烦困等功效，防治中暑疗效显著。

B. 香浴：对于中暑患者，水中先加入尤加利精油和薰衣草精油各一滴，把身体泡在水中，同时不断地把水淋到身上，并在太阳穴和颈背上擦上尤加利精油，在腋下、手腕和颈子上放冰块也能缓解病情。中暑病人脱水严重，并丢失大量的无机盐，因此香浴的同时，我们也应该给病人补充水分和无机盐，一般每升的水中要加上半茶匙的盐。

“上工治未病”，中暑重在预防，下面我就以《红楼梦》中关于防暑的记载为例，简要概述下中暑的预防调护。

首先，注意避暑。《红楼梦》第三十二回（诉肺腑心迷活宝玉，含耻辱情烈死金钏），宝钗见宝玉大热的天还出外会客，不由得说道：“这么热天，不在家里凉快，跑些什么？”可见，在暑热炎炎、暑邪弥漫的夏日，应以防为主，首先要注意避暑。

其次，注意休息。盛夏之际，日长易神倦，凤姐素日的习惯，每到热天午间要歇一个时辰。《素问·四气调神大论》中指出“春夏养阳，秋冬养阴”。以阴阳虚盛论，春夏阳盛于外而虚于内，宜养其内虚之阳；秋冬阴盛于外而虚于内，宜养其内虚之阴。善养生者，春夏培养内虚之阳，秋冬培养内虚之阴。凤姐知其道理，故闭门小睡养阳，勿令暑邪侵扰。

再者，重视驱邪外出，令邪有出路，方能邪去正安。暑性升散，侵犯人体，可致腠理开泄而多汗。此时应顺自然之道，令汗出无阻，邪随汗出。《红楼梦》第三十一回（撕扇子作千金一笑，因麒麟伏白首双星），日午间，史湘云到贾府，贾母一见面便说：“天热，把外头的衣服脱了吧。”可见贾母深知防病的关键还在于脱衣散热保证邪有去路。

其四，病后养慎。第三十四回（情中情因情感妹妹，错里错以错劝哥哥），宝玉见黛玉中暑刚好，怕又得病，便心疼她道：“太阳刚落，那地上还是怪热的，倘或又受了暑那怎么好呢？”疾病初愈后，正气本不足，而邪气依旧弥漫，应注意病后保养，谨防复感。

夏季防寒

防暑当然是重头戏，但防寒也不敢小觑，夏季有句谚语叫“夏不敞胸，热不晾背”，它劝说人们不要因为夏季暑热难耐而打赤膊，把自己的胸腹、背部暴露于外。

中医学理论认为，督脉行于背部正中，其脉多次与手、足三阳经及阳维脉相交会，又与各阳经都有联系，

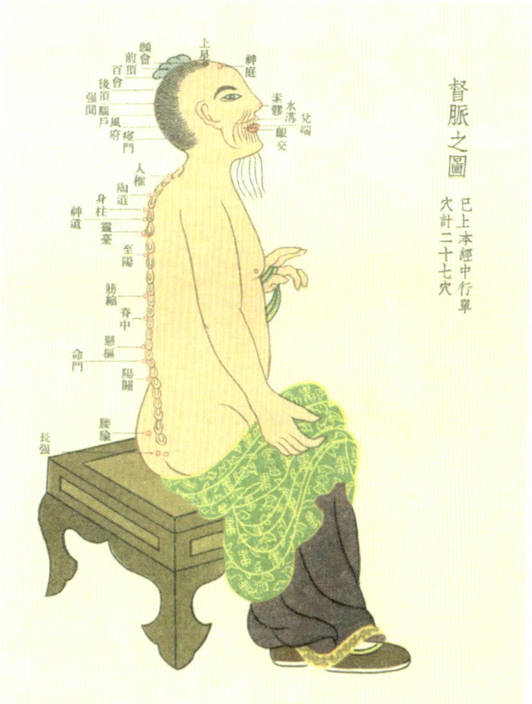

圖六十八——仿明版古圖(十四)

被称为“阳脉之海”，其对全身阳经气血起调节作用；督脉且行脊里，入络于脑，与肾、脑、髓的功能有密切联系。任脉循行于腹面正中线，其脉多次与手、足三阴经及阴维脉交会，能总任阴脉之间的相互联系，调节阴经气血，统任一身阴经之脉气，故称“阴脉之海”。任，有担任、妊养之意。任脉起于胞中，与女子月经来潮及妊养、生殖功能有关，故又有“任主胞胎”之说。足太阳膀胱经亦循行于背部。太阳主一身之表，外邪侵袭，首犯太阳。另外，十二脏腑俞募穴均位于胸腹、背腰部。俞穴是脏腑之气输注之处，募穴是脏腑之气汇聚之处，与五脏六腑功能息息相关。所以胸腹、背腰尤其需要特别保护。如果不注意好好保养，不仅易致外邪袭表，肺卫受邪，还会使外邪入里，损伤脏腑，导致五脏六腑功能失调，发生内、外、妇、儿科病证。

夏季的阳气最盛，人体也正处于新陈代谢旺盛的时期，为适应炎热的气候，皮肤毛孔开泄而出汗，从而调节体温。但正是由于汗液外泄，毛孔开放，更易受风寒湿邪侵袭。因此，夏天宜穿轻薄、透气性好、吸湿和散湿性能强的衣服，例如透气性好的丝绸、麻纱和吸湿性好的纯棉、富纤织物等，及时使汗液排出。在《红楼梦》中，第二十八回（蒋玉菡情赠茜香罗，薛宝钗羞笼红麝串）提到蒋玉菡赠与宝玉大红汗巾子，“夏天系着，肌肤生香，不生汗渍”，其吸汗的能力非常神奇。另外纱衫在书中也多处被提及，如第三十回（宝钗借扇机带双敲，龄官划蔷痴及局外）中宝玉穿的藕荷纱衫，第六十三回（寿怡红群芳开夜宴，死金丹独艳理亲丧）宝玉穿的大红棉纱小袄子等。

盛夏炎热，人体气血活跃于体表，导致五脏六腑的气血相对不足。脏腑气血不足，其功能随之减弱。人体脏腑功能减弱，而外界暑邪弥漫，此犹如内无强兵，外有劲敌。另外，暑多夹湿，夏天睡觉除了要穿上单衣保护胸腹外，还要注意不在星月之下、檐下过道等潮湿之地露宿。《红楼梦》中就有“湘云醉卧芍药裀”的描写，众人笑推他，说道：“快醒醒儿吃饭去，这潮凳子还睡出病来呢。”夏日里，若过于贪凉而敞胸赤膊，兼露卧于星月之下、檐下过道等，好比城门洞开，又身处险境，怎能免受暑邪侵袭呢？《养老寿亲书》有云：“夏月天暑地热，若檐下过道，穿隙破窗，皆不可剩凉，以防贼风中人。”《摄生消息论》亦指出：“不得于星月下露卧，兼使睡着，使人扇风取凉。”

“夏暑发自阳明”是叶天士提出的著名论点。暑为火热之气，传变迅速，故其侵犯人体，多直入气分而无卫分过程，所以初起即见高热烦渴、汗多等热盛阳明气分证候。阳明，内合脾胃，若阳明受邪，则脾胃功能也相应受损，所以夏日更应注意顾护脾胃。《红楼梦》第六十四回（幽淑女悲题五美吟，浪荡子情遗九龙珮）中提到宝玉“虽暑月不敢用冰，只以新汲井水将茶壶浸在盆内，不时更换，取其凉意而已”。单单喝茶就如此费劲，可见古人对于夏季养脾胃的重视。这说明了暑天虽热，却不可过度贪凉饮冷，中医学认为“脾胃为后天之本”，需要我们后天细心呵护。

其实打赤膊也未必凉快。在温度较低且通风的情况下，赤膊的确能感到些许凉快。但在高温又通风不良的环境下，赤膊反而会更闷热，甚至会导致皮肤被灼伤。所以，在夏日暑热的情况下，保持房间的通风，穿一件薄薄的宽松的单衣，让身体微微出汗，才是明智的选择。

曹雪芹先生在《红楼梦》第三十六回（绣鸳鸯梦兆绛芸轩，识分定情悟梨香院）中向我们介绍了一件暑日衣物——兜肚。袭人正在做针线，宝钗进来，“瞧她手里的针线，原来是个白绫红里的兜肚，上面扎着鸳鸯戏莲的花样，红莲绿叶，五色鸳鸯”。宝钗笑道：“这么大了，还带这个？”袭人笑道：“他原是不肯带，所以特地做得好了，叫他看见由不得不带，如今天气热，睡觉都不留神，哄他带上了，就是夜里纵盖不严些儿，也就罢了。”

兜肚

兜肚，即一块贴身的、紧贴胸部和腹部的、套在脖子上的布，左右两角由带子系在背后。《清稗类钞·服饰类》曰：“抹肚，以方尺之布为之，紧束前胸，以防风之内侵者，俗谓之兜肚。”《养生随笔·卷一》记载：“腹为五脏之总，故腹本喜暖，老人下元虚弱，更宜加意暖之。办兜肚，将蕲艾捶软铺匀，蒙以丝绵，细针密行，勿令散乱成块，夜卧必需，居常亦不可轻脱。又有以姜桂及麝诸药装入，可治腹作冷痛。”可见，兜肚其实是老少皆宜、作用不小的内衣，可使胸腹免受寒气。若适当加以辨证用药，还能用于治疗疾病，一物多用。

与其他衣物相比，兜肚的特点是更注重保护肚脐。肚脐是人体的一个重要部位，《难经》上说：“从脐眼到气海之间，是五脏六腑之本，十二经之根，呼吸之门。”而肚脐眼为任脉的“神厥穴”，与许多经络、脏腑有密切联系。另外，肚脐附近的皮肤薄嫩，是较为柔弱的部位，对于风寒刺激的反应更为灵敏，所以应该重点保护。

盛夏之夜，气温很高，常常热得无法入睡。这时，皮肤和肌肉血管处于弛缓舒张状态，尤其是入睡后，神经系统的兴奋性减弱，机体抵抗力更为虚弱，基本上处于“不设防”状态。因此，夏日夜间睡觉时，更应注意防寒，切勿敞胸露背，以免暑湿风邪等直入肌肤，甚者深达脏腑为患。

古时中暑是常见的疾病之一，但当今社会随着空调的广泛使用，夏日着凉却远较中暑要多得多。所以，我们更应该充分警惕，切忌为贪一时之快而受凉，一旦得病，则是得不偿失的。

2. 芳香疗法调养脾胃

脾胃处于中焦，为气血生化之源，胃主受纳，腐熟水谷，主通降，以降为和，也就是说我们平时吃进肚子里面的五谷杂粮、水果蔬菜等等食物，都首先储藏在胃里面，经胃的腐熟后，必须下行入小肠，小肠将

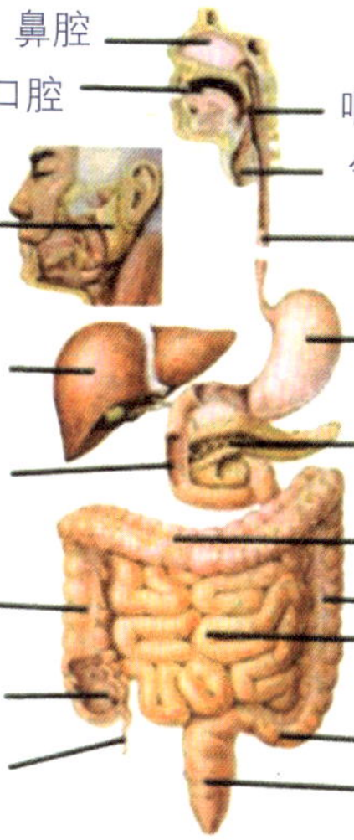

消化系统概观

食物残渣下输于大肠，进一步消化吸收，所以说胃主通降，以降为和。脾主运化，主升清，饮食入胃后，对饮食物的消化和吸收，实际上是在胃和小肠内进行的，但是，必须依赖于脾的运化功能，才能将水谷化为精微。“清”，是指水谷精微等营养物质；“升清”，即是指水谷精微等营养物质的吸收和上输于心、肺、头目，通过心肺的作用化生气血，以营养全身。因此只有脾胃功能良好，则运化有常，升降有度，就不会出现厌食、腹泻等消化道不适表现。

李某，女，21岁，在校学生，每年夏天的时候，就感觉胃口特别不好，饮食差，不想吃东西，虽说这样减肥到不错，可体质却变得很差，每天无精打采的，没什么精神。她曾经也想过其他办法，像吃什么助消化、增加食欲的药物啦，可效果依旧不明显，那么用芳香疗法该怎么来调节呢？

对于小李的症状，初步分析，可能为脾胃虚弱导致的厌食。那么我们就可以选用健脾养胃滋补精油（主含玫瑰精油、柠檬精油、葡萄柚精油、薰衣草精油），功能：调节脾胃功能，改善消化系统，增强食欲，还可改善由脾虚引起的肤色暗黄，皮肤松弛等症状。

使用方法：

A. 精油按压足三里

足三里穴位于外膝眼下四横指、胫骨边缘，是“足阳明胃经”的主要穴位之一。中医认为，按摩足三里有增强抗病能力、调理脾胃、补中益气的作用。现代医学研究证实，刺激足三里穴，可使胃肠蠕动有力而规律，并能提高多种消化酶的活力，增进食欲，帮助消化。因此对于小李这种表现，我们就可以选取健脾养胃滋补精油 3 ～ 4 滴，滴在左右足三里穴位上，然后进行按压，直至精油完全吸收为止。精油的功效配合刺激足三里的作用，发挥两者的功效，共同来调养脾胃，增强食欲。

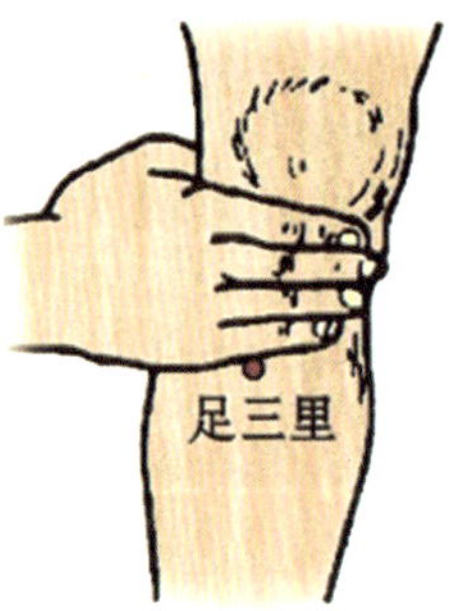

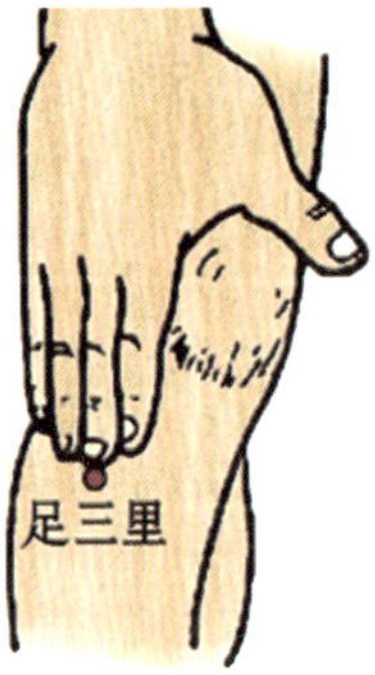

B. 熏灸穴位

可选用神阙穴、脾俞穴、中脘穴、胃俞穴等几个具有健脾益胃功效的经穴，然后在上面均匀涂抹健脾养胃滋补精油 3 ～ 4 滴，然后用艾条灸，以局部有温热感，患者能耐受为度，每日一次，每次 10 ～ 15 分钟，7 天为一个疗程。

艾灸是中医的一个传统治疗方法，其实这也是一种芳香疗法，下面，我们来认识下气味清香的艾草。

艾草

我国大部分地方在端午节都有在门前挂艾的习俗，有的地方把艾草做成人形挂起来，叫做悬挂艾人；有的地方把艾叶泡在酒里面，喝艾酒；还有把艾草点燃了，在房间里面熏。艾草本身就有芳香的气味，含有非常丰富的挥发油，其清香浓郁，含有苦味，是一种药香，戴在身上能驱避湿气和瘴气，比如《红楼梦》中第三十一回（撕扇子作千金一笑，因麒麟伏白首双星）中描写，正是端阳佳节，蒲艾簪门，虎符系臂。艾草特殊的香味，有提神醒脑、消毒杀菌、驱虫的功效。夏天，把艾制成艾条点燃，既可以为室内消毒，又可驱除蚊蝇，保持室内卫生。

“家有三年艾，郎中不用来”，艾叶除了有辛散、芳香的气味外，通过艾灸还具有很好的通经活络的效果，同时艾叶配合其他药物煎煮内服，具有很好的温通气血、驱逐寒湿的作用。《古今医鉴》中有一个方子，叫“艾附暖宫丸”，里面就有艾叶，用来治疗人体寒证，特别是妇人的小肚子冰凉、不能怀孕等疾病。从前，人们还喜欢把晒干的艾叶和棉花混在一起，制作成药枕、兜肚、棉袄等，用来预防妇女痛经、虚寒腹泻等表现。

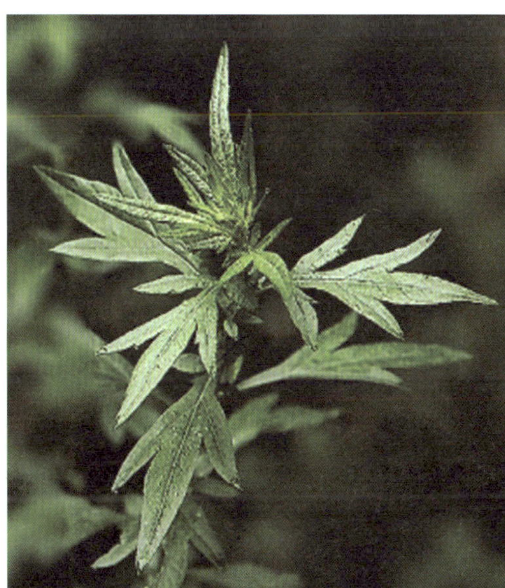

我国各地都有艾草生长，但以湖北蕲春所产的效果最

佳，称为道地药材。李时珍曾这样来说艾叶：“以蕲州者为胜，用充方物，天下重之，谓之蕲艾。”另外，在广州越秀山下出产一种红脚艾，制成艾绒，它的灸疗效果也非常好，当地还流传着这样的一个故事：有一位著名的女医生名叫鲍姑，是著名中医及道家学者葛洪的夫人，她陪葛洪在广州罗浮山炼丹、采药行医的时候，发现周围的老百姓的脚上都容易长赘疣，也就是我们现在所说的“鸡眼”，她使用越秀山下采的红脚艾来治疗鸡眼，发现效果特别好，尤其是在五月端午的时候艾灸，这些鸡眼就能全部脱落。所以鲍姑深受广大劳动人民喜爱，现在在广东越秀路三阳宫里面还有纪念她的殿和塑像。

黄某，女，25 岁，南方人，夏季天气炎热，晚上睡觉喜欢开着空调睡，但是最近，她发现晚上吹完空调后，第二天就拉肚子，很不舒服，刚开始还以为是平时常见的腹泻，就买了几片消炎止泻作用的药吃，发现效果并不明显。像黄小姐这样的情况，我们使用芳疗时，该如何调理呢？

首先，需要说明的是，黄小姐是因为天天晚上吹空调，受寒贪凉引发的腹泻，所以首先得保证晚上尽量不要吹空调了，这是继续使用芳香调理的前提，因为只有消除诱因，才能使调理效果达到最佳水平。

夏季多暑湿之邪，常侵犯人体，白天在外，天气炎热，易受湿热之邪侵袭，外邪入内，困遏脾胃，晚上吹空调又带来了风寒之邪，晚上睡着以后，肌肤腠理疏松，寒湿之邪内侵，伤及脾胃。这样寒热错杂，清浊不分，因此非常容易出现拉肚子的表现。对此，我们选用精油来调理时，扶正祛邪，调养脾胃，使脾升胃降功能正常，则腹泻自愈。

使用方法：

A. 精油按摩

我们可选用丁香精油、肉桂精油、罗勒精油、印度藏茴香精油少许涂抹在胃脘部和腹部，按顺时针方向按摩，以 10 ~ 15 分钟为宜。现代研究表明，这几种精油都含有较高的酚类，酚类是最最热性的精油，就像一只温暖的大手，保护我们的消化系统；酚类精油还具有强大的抗菌抗感染能力，并可以强效提升免疫力，给予身体战斗起来的力量，是腹泻处理的首选精油。

B. 芳香食疗

养护脾胃最健康的方法就是食疗了，比如我们常煮的百合山药大枣粥、白术红枣粥等等。《本草正义》载：“木香，芳香气烈而味厚。”本品主要药效成分为挥发油及木香碱等，具有双向调节胃肠道作用，因此在调养脾胃时，我们可以加些木香，李时珍曾曰：若实大肠，宜面煨熟用。

3. 平衡肌肤用芳疗，更有防晒美白功

黄小姐，女，22 岁，夏天如果未加防晒措施外出后，面部及颈部被毒辣的太阳照射后，皮肤就很容易红肿疼痛，起疹子，出现黑斑，

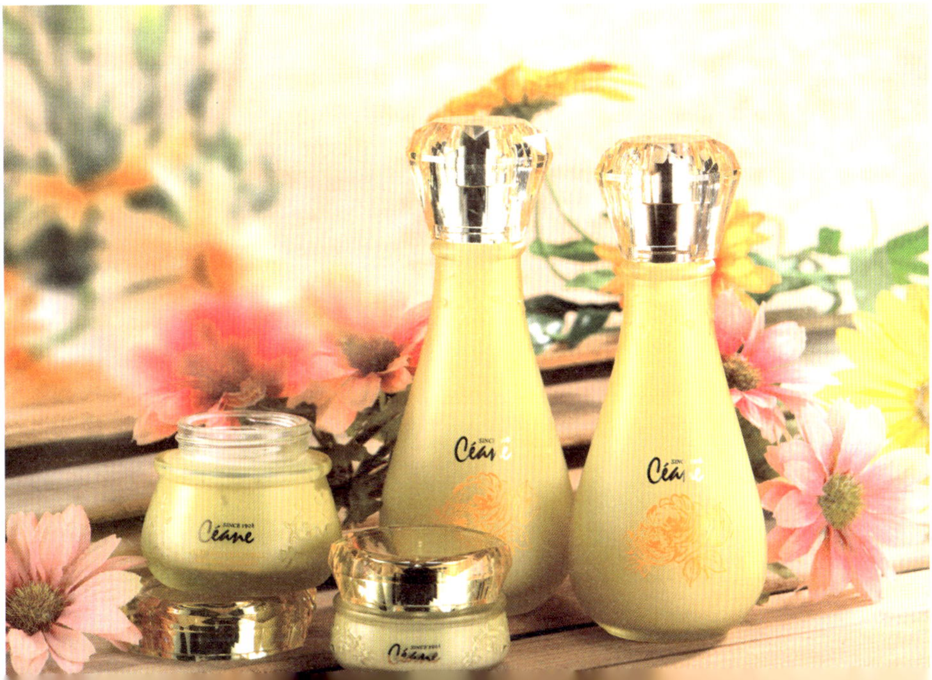

并起水疱，第二天出现日晒红斑，如果不加处理，通常要一周左右才会消退，并伴有脱皮和色素沉着，皮肤也变黑不少。我们对这样的病人该怎么样使用精油？

像黄小姐这样的情况，我想大多数人在夏天都会遇到过。夏季阳光光线强烈，人体细胞中的蛋白质和核酸会吸收大量的紫外线，从而出现一系列复杂的光生物化学反应，使得局部皮肤色素沉着，并可出现多种活性物质，而这些物质弥散入真皮，就会引起血管扩张、细胞浸润等现象，这样就出现了上述一些症状。对此我们可以选用些具有美白、修复功能的精油，像薰衣草精油、玫瑰精油、罗马洋甘菊精油、天竺葵精油等。

使用方法：

第一步：精油冷敷

在脸盆中装满冷水，加入冰块，然后加入一滴薰衣草精油，搅拌均匀。把面部浸泡在冷水中，浸泡约10分钟，把脸上的水珠用冷毛巾擦干，然后再滴一滴薰衣草精油在脸部，涂抹均匀，用冷毛巾敷在脸上，在上可加几块冰块，使其保持低温。

第二步：对症处理

可以选用芦荟啫喱膏30克+罗马洋甘菊精油5滴+薰衣草精油4滴+天竺葵精油3滴调配成啫喱膏，冷敷后涂擦在皮肤上。因为晒后的红肿疼痛，起疹子，起水疱多为炎症反应，相比液体来说，啫喱膏在皮肤上停留时间更长，药效更持久。而且用这几种精油配以具有舒缓性的芦荟，制作成膏状更有利于晒后皮肤修复，尤其是炎症肌肤。此外，其独特的芳香气味，通过嗅觉等方面影响人的大脑，从而调整人的整体健康。

第三步：修复美白

待皮肤炎症等反应消失后，接下来，我们要做的就是肌肤的修复美白了，常用的方法就是海泥面膜。海泥面膜中含有丰富均衡的矿物质和微量元素，不仅能为肌肤补充营养，养护肌肤，还具有抗衰老、美白、防晒等功效；能通过渗透离子促进血液循环，增进新陈代谢，排出皮肤杂质，恢复皮肤弹性，是晒后修复的最佳选择。

明星夏日也非常喜欢用芳疗来保养肌肤，比如像下面这两位我们熟悉的明星，我们来看看她们在夏天是如何保养肌肤的。

高圆圆——芳香肌肤

日前，高圆圆在时尚周多个秀场亮相，其穿着打扮受到众多媒体的热评，搭上完美肌肤更是越加迷人。高圆圆不论戏内戏外，都是属于难得一见的气质美女，皮肤光滑嫩细、白净无瑕，即使是素颜，也没有任何瑕疵。她表示自己喜欢精油护肤，尤其喜欢香浴，她说精油是芳香植物萃取物,用植物天然成分浓缩而成的精油护肤能够起到调节皮脂分泌、美白养颜的功效，还能调节内分泌，平衡机体功能。

朱茵——减压容颜

朱茵多年来一直给人甜美阳光的感觉，四十多岁的人了，在她脸上似乎找不到岁月的痕迹，让很多爱美的女性既羡慕又嫉妒。她透露自己保养的秘方就是靠香薰，无所不在地让自己放松减压。

香味对女人来说，是一种永恒的魅力。朱茵就是特爱香味的人，不过她喜爱的香味并不是推陈出新的名牌香水，而是日益流行的香薰。她说，这么多年来，全靠香薰来保养，香薰解决了困扰她多年的失眠、焦虑的问题。作为一名演员，因为要到处拍戏，所以经常在外住酒店，由于会认床的因素，让她经常无法好好入睡，第二天就显得非常疲劳，皮肤也变得暗淡，往往不得不借助化妆来解决。后来经别人介绍香薰的好处后，就开始使用它，发现疗效不错，尤其是在住宿酒店，一点起熏香，就好像置身自己家中，很快就酣然入睡，百试不爽。

夏季美白防晒手册

①防晒是首要

夏天不管是出太阳，还是下雨都要防止紫外线对皮肤造成伤害，尽量避免日照强时出门。擦防晒霜抑制黑色素生成，流汗时要在擦干汗后补擦防晒霜，遮阳工具随身携带。

②避免在早上 10 点至下午 2 点外出

如果不是一定要外出，避免在早上 10 点至下午 2 点出去，因为此时阳光中的紫外线最强，对肌肤的伤害也最厉害。

③美白要趁早

美白工作需要提早着手，不要等盛夏来临才采取措施。25 岁之前，肌肤具有“可逆性”，即使有黑色素沉着，也可以慢慢白回来，25 岁之后，肌肤只能借助美白产品的保养，令肌肤恢复原有的白皙。

并非所有皮肤防日晒的程度都一样，通常白皙皮肤比深色皮肤更容易被阳光灼伤，依据自己将在紫外线照射情况下停留时间的长短，来选择相应防晒指数的防晒品。

④冷敷肌肤

户外活动后将全身冲洗干净，温水冲洗干净后，再以冷水冲淋，并可抹些护肤品，或用毛巾包裹冰块，冰镇在发热的肌肤上，减缓燥热不舒服的感觉。

⑤补充维生素

维生素 A、C、E 等，不仅能调节人体机能和提高免疫力，还能改善皮肤组织，抑制色素沉着，因此多吃富含维生素的水果及蔬菜，如番茄、山楂、橘子、卷心菜等，能为肌肤及时补充活力。

⑥保湿肌肤

结构紧实的角质层、均匀的水溶脂保护层和强韧的细胞膜都是肌肤最好的天然屏障，无论它们中间哪一个环节出了问题，我们的肌肤就会流失水分，显得干枯暗哑。在中央空调下长期工作的女性，肌肤最容易缺水而“花容失色”，一周一次的保湿美白面膜是缓解肌肤干燥状况的最快速的解决方法。

夏季水果——天然的防晒美白之品

①黄瓜

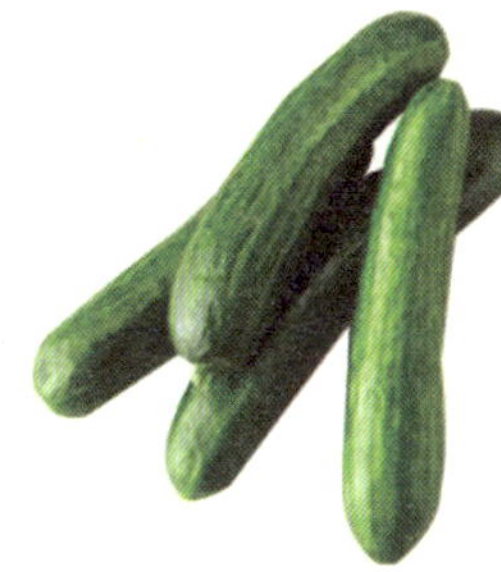

黄瓜具有美肤功效，黄瓜汁水分丰富，包含了多种维生素，其中维生素 C 具有增强皮肤的再生能力，不仅可以补充皮肤的水分，还可以治疗脱皮现象。皮肤晒伤后，可用黄瓜汁敷在皮肤上约 10 分钟，使其清凉之性透入皮肤，保持皮肤光滑亮丽。敷后用清水冲洗干净。

②西瓜

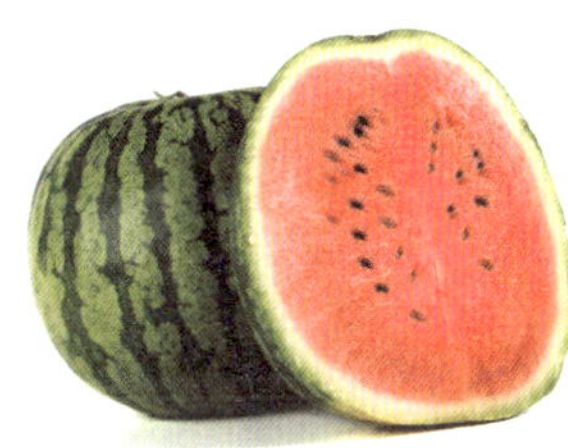

西瓜堪称“瓜中之王”，味道甘味多汁，清爽解渴，是盛夏佳果，西瓜除不含脂肪和胆固醇外，含有大量的蛋白质、氨基酸、番茄素及维生素 C 等物质。新鲜的西瓜汁和鲜嫩的瓜皮可增加皮肤弹性，使人变的更年轻，减少皱纹，增添光泽。我们可将西瓜皮捣汁，做成面膜，敷在面部，不仅具有滋润美白皮肤，还有杀菌消毒的功效，使皮肤尽快恢复光滑亮丽。

③番茄

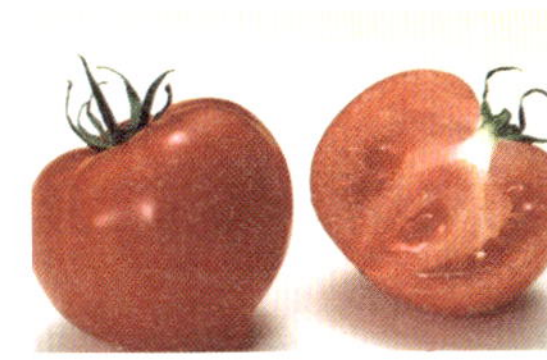

番茄中富含维生素 C 及番茄红素，具有抗衰老、抗氧化的作用，能美白肌肤。除了常用的外敷外，也可将其榨汁喝下，清凉消暑，补充皮肤在暴晒后所丧失的水分，恢复皮肤的弹性。同时番茄中的茄红素可以降低热量摄取，减少脂肪积累，并补充多种维生素，保持身体均衡营养，具有瘦身的作用。

④柠檬

柠檬中含有维生素 B_1、维生素 B_2、维生素 C 等多种营养成分，能够促进新陈代谢、延缓衰老、美白淡斑、收细毛孔、软化角质层及令肌肤光泽的作用，对皮肤有很强的护理作用，同时还能增强皮肤的抗晒能力。据研究，柠檬能降低皮肤癌发病率，每周只要一勺左右的柠檬汁即可将皮肤癌的发病率下降 30%。

4. 祛痘控油是首要，善用芳疗见良效

王小姐，20 岁，平素喜吃辛辣食物，大概从青春期就开始长痘了，痘痘经常出没在下巴、额头、鼻子边上，有时是化脓的，有时是隆起的红肿硬包，轻轻碰一下也很痛，使得本来就不白皙的脸成了小花脸。尤其是夏天，不仅痘痘长的更多，而且感觉脸上黏糊糊的，就像涂了一层油一样。对于王小姐的这种情况，我们该怎么使用精油祛痘呢？

首先我们先来认识下我们皮肤的分型，临床上依据皮肤水分的多少、皮脂腺分泌状况以及皮肤对外界刺激的敏感性，通常将皮肤分为以下六大类型：

①干性皮肤。亦称干燥性皮肤，形成原因可能有内源性和外源性两个方面的因素。先天性或后天性皮脂腺分泌功能减弱，肾上腺皮质分泌减少、营养不良和缺乏维生素 A 等内因，以及过度风吹日晒、滥用劣质化妆品等外部因

素均可导致皮肤角质层含水量和皮脂腺分泌量过少。干性皮肤含水量一般低于 10%，皮肤干燥易产生细小皱纹和黑斑，风吹日晒后皮肤易出现红斑、脱屑和皲裂。肤质肌理纹路较平整，毛孔细，易上妆。洗脸后肌肤易有紧绷和刺痛感，但不易长面疮。根据水油失衡的类型不同，又分为缺油性干性皮肤和缺水性干性皮肤两大类：

A. 缺油性干性皮肤：皮肤洁白、毛孔细而不明显，皮质薄而透明，不易出暗疮。皮肤油脂和汗腺分泌少，缺少自然油脂滋润，皮肤干涩无光，易老化，大约 30 岁左右即可产生碎细皱纹。如饮食不科学、疾病、不正确的皮肤护理方法、使用化妆品不当等均可导致皮脂分泌率降低。皮肤紧绷，犹如纸张出现条纹，弯曲部位与重复活动处尤其明显。眼部、颈部皮肤松弛。放大镜下见毛孔细小，皮肤表面触感粗糙，有些部位毛细血管明显，皮肤出现脱屑。

B. 缺水性干性皮肤：皮肤表面脱水，没有水分或水分剧烈减少，皮脂分泌相应减少，皮肤保湿能力也降低。深度脱水性皮肤表皮出现代偿性增厚，以防止水分蒸发。根据皮肤厚度分两种类型：细致组织皮肤：水分丢失严重，颞部可见明显毛细血管纹，对机体的物理、化学变化敏感；极厚组织皮肤：皮肤苍黄，表面组织粗糙，毛孔粗大，颏部下脂肪聚集。

②中性皮肤。亦称正常皮肤，为最理想的皮肤类型。油脂的分泌适度，皮脂及水分供应充足，并基本处于平衡状态，对外界的刺激不敏感，兼有油性和干性皮肤的特征。肌肤表面有一层油质膜，湿度适中，健康而有光泽，肤质柔软，质地细滑，皮肤中等厚度，富有弹性。颜色红润，表面没有瑕疵。肌理纹路平整，皮沟浅细，皮丘小而平，毛孔细小，汗腺及皮脂腺分泌通畅，皮肤易上妆。冷时皮肤偏干性，热时肌肤偏油性。皮肤对外界刺激不敏感，较耐晒。外观光滑、清洁，有红润健康色彩。放大镜下：光滑柔嫩，厚薄适当，无油腻感。

③油性皮肤。亦称多脂性皮肤，大约80%的油性皮肤与遗传有关，为先天性皮脂腺分泌活跃，雄性激素分泌较多，此外也可能与喜食高脂和辛辣食物有关。皮脂腺分泌旺盛，溢出角质层，使皮肤显得油腻发亮。油性皮肤角质层含水量一般正常，但若对油性皮肤过度清洁油脂，会因缺水而出现脱皮现象。油性皮肤外观表现为皮肤油腻滋润，有光泽，不易衰老，但皮肤较粗糙，毛孔粗大，易黏附灰尘，毛孔堵塞易出现粉刺，导致痤疮，严重时形成炎性丘疹和结节。油性皮肤适宜皮肤表面的细菌生长，细菌分解皮脂成为脂肪酸，脂肪酸会刺激皮肤，形成炎症，促进痤疮、脂溢性皮炎和脂溢性脱发产生。

④混合性皮肤。混合性皮肤同时具有干性和油性皮肤的特点。常表现为面部“T”形区为油性肌肤，包括前额、鼻部、颏部，常表现为毛孔粗大，皮脂腺分泌旺盛，易生痤疮。“V”形区为干性肌肤，包含面颊、眼部和颈部，表现为皮肤干燥，易出现细小皱纹。

⑤过敏性皮肤。又称为“敏感性”皮肤，皮肤较敏感，皮脂膜薄，皮肤自身保护能力较弱，皮肤易出现红、肿、痒、痛和脱皮、脱水等过敏现像。从医学角度讲，过敏性皮肤主要是指当皮肤受到各种刺激，如不良反应的化妆品、化学制剂、花粉、某些食品、污染的空气等，导致皮肤出现红肿、发痒、脱皮及过敏性皮炎等异常现象。过敏性肌肤可以说是一种不安定的肌肤，是一种随时处在高度警戒中的皮肤，其护理要特别留意。

⑥衰老性皮肤。皮肤有不同程度的萎缩，弹性减退或消失，皮肤松弛、皱纹加深，眼周肿胀，下眼睑出现眼袋等表现。

通过以上对皮肤分型的学习，我们很快就会判断出张小姐的皮肤类型——油性皮肤。那么在精油的选择上，我们就选用一些具有控油消痘作用的精油。像茶树精油、薰衣草精油、尤加利精油、天竺葵精油、罗马洋甘菊精油等。

使用方法：

第一步：清洁控油

没有干净的皮肤，一切保养都是枉然，精油里面最具清洁控油效果的当推天竺葵精油了，因为天竺葵中的有效成分与天然有机脂具有很强的亲和性，可以深入肌肤的细微毛孔中帮您做好清洁控油工作。我们可以按 1 滴天竺葵精油 +5ml 洗面奶的比例使用，或者将天竺葵加入橄榄油中做成润肤清洁油（按 6 滴天竺葵精油 +30ml 的橄榄油调配）。切记每天洗脸不要超过三次，否则，频繁地洗脸会刺激皮脂腺的过量分泌，反而导致皮肤进一步恶化。

第二步：消炎祛痘

长痘的地方就会导致肌肤发炎，所以消炎也

贴心提示：

怎样的蒸气温度才算合适？干性皮肤的人，蒸气的温度不要过高，但时间可以长一些，一般 10 ~ 15 分钟。油性皮肤的人，刚好相反，蒸气的温度要略高，以脸部感觉发烫为限，但时间应短一些，一般 5 ~ 10 分钟。

这种蒸气蒸脸的方法虽说效果不错，但对皮肤也有一定的损伤作用，每星期 1 ~ 2 次为宜。

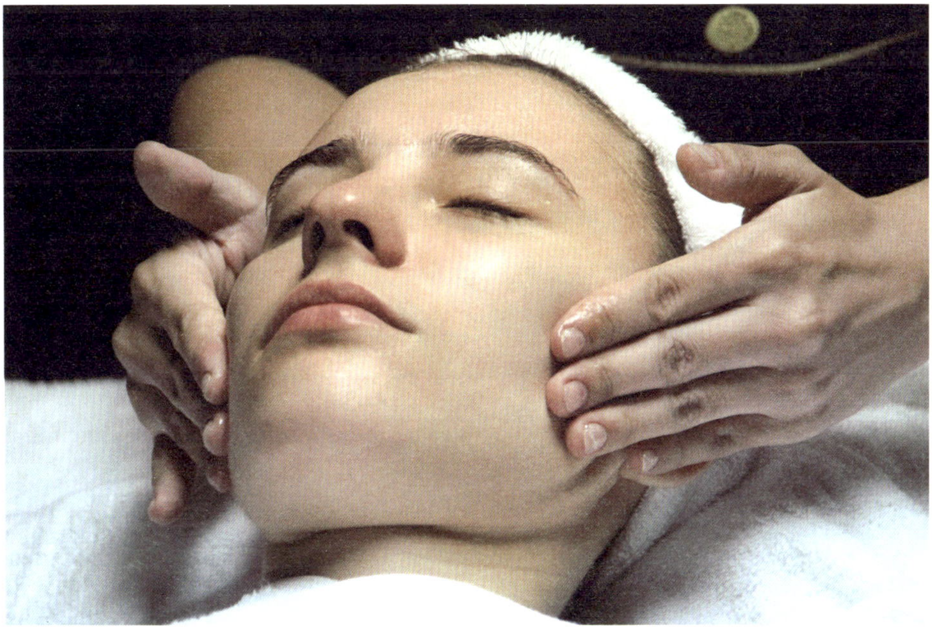

很重要。皮肤清洁完成后，我们可以用无菌的棉签棒，直接沾茶树精油涂抹在长痘痘的部位。对于炎症比较严重的痘痘，我们可以选用 1 滴罗马洋甘菊 +5ml 的芦荟胶敷贴在患处，15 ~ 20 分钟为宜。

第三步：平衡肌肤

选一个自己面部大小的脸盆，倒入一半热水，加入 2 滴薰衣草精油（薰衣草精油可以促进细胞再生，平衡皮脂腺分泌作用）搅拌混匀，然后用一块大毛巾将自己的头面部与冒着蒸气的脸盆围住，让含有薰衣草精油的蒸气不断地升到脸部，一般 10 分钟左右。蒸完之后，用毛巾轻轻按在脸上，吸干水珠，然后用冷毛巾覆在脸上几次，使毛孔收缩，这样不但平衡肌肤，还有控油的功效。

预防长痘的 8 种良好习惯：

①每天八杯水。一共约 1500 ~ 2000ml，清早在没有进食前一定要喝一大杯温水，这样就可以排出前一天晚上蓄积的毒素，清洗胃肠道，排出肠毒。

②每天一便。坚持养成良好的排便习惯，每天一次，将体内的毒素都排解出来，如果排便不畅，必要时可吃些香蕉、蜂蜜或者使用芳疗来调理一下。

③切忌熬夜。熬夜对皮肤损害严重，容易长痘痘，最好在十一点钟之前睡觉，养成一个良好的睡眠习惯。

④清洁肌肤。现在环境污染严重，出去后，肌肤上黏附很多尘埃颗粒，洗面的时候，要彻底洗净。

⑤防辐射。尽量少玩电脑，手机不可以开机放床头，辐射对皮肤影响厉害。

⑥保持个人卫生。床套、枕头、枕巾要定期清洗，否则会有很多螨虫滋生，睡觉的时候很容易感染，导致毛孔螨虫滋养，发为痘痘。

⑦忌辛辣。上火的食物尽量少吃，多喝些凉茶，可以降火、美容皮肤。

⑧选择合适的护肤品。护肤品不要乱用，最好用一个系列的产品，要了解自己是属于什么样的肤质，选择适合自己肤质的护肤品。

5. 芳香疗法祛湿疹

今年25岁的职员小张，平素好喜辛辣饮食，入夏以来，患有湿疹，腿部及足部等处均有，又痒又难受，每天让她晚上睡不好，白天吃不香，小腿上布满了红色和褐色的皮疹，有些地方还渗出了黄水，奇痒无比，挠后结痂，一向爱美的她夏天也不敢穿裙子，让她十分痛苦。治病心切的小张都看了好几个医生了，但感觉效果不太明显，每次医生都是开些抗过敏的药物，外用些含有激素的软膏，虽说当时有点效果，病情会好一点，但过几天又复发，这样病情总是反反复复。那么对于这样的患者，该如何使用芳疗来治疗呢？

分析：小张湿疹好发在腿部及足部，中医将发于腿足的湿疹称为“湿毒疮”，由这个命名可知道小张是受湿邪及毒邪侵袭所致。夏季湿气重，湿邪重浊黏滞，易留邪不出，蕴毒而发。小张平素好喜辛辣饮食，则内火旺盛，内有火毒之邪，外有暑湿之邪，湿热相合，外走肌表而发为湿疹。《黄帝内经》有云：“正气存内，邪不可干；邪之所凑，其气必虚。”小张发湿疹虽说是由热毒侵袭所致，但其根本原因还是正气不足，就好比是金庸武打小说里面讲的内功不深厚，很容易就被别人击倒。《素问·阴阳应象大论》中有云：“治病必求于本。”因此在治疗的时候，内养正气，外除邪气，本着标本兼顾、内外并治、整体与局部相结合的治疗原则，选择合适的精油及药油。

选材：可内服龙胆泻肝汤以清热利湿，排出体内之湿热之邪，外用可选择除湿止痒作用的精油，像德国洋甘菊精油、香蜂草精油，苦橙叶精油、没药精油、天竺葵精油等，也可用苦参、蛇床子、苍耳子、锻甘石、冰片等中药制作成药油外用。

精油的配方如下：20ml 荷荷芭油 +10ml 月见草油作为基底油，

滴入 8 滴德国洋甘菊精油 +8 滴香蜂草精油 +10 滴玫瑰草精油 +4 滴头状薰衣草精油。荷荷芭油被称为“液态黄金”，它与人体皮肤分子结构排列组合非常接近，非常易被吸收，具有深层保湿作用，能补充皮肤失去的水分，在皮肤表面形成保护膜，对改善皮肤过敏瘙痒及神经性皮炎非常有效。月见草油含有亚麻油酸，它是组成皮肤细胞的基本物质，形成天然保护膜，能有效抑制皮肤发炎现象和皮肤瘙痒过敏等症状。德国洋甘菊精油含有自然界珍奇的消炎、抗敏成分倍半萜烯——母菊天蓝经；香蜂草精油含有 30% 左右单萜烯醛，具有强大的抗病毒、杀菌、抗敏、镇静的功效；玫瑰草精油含有高达 80% 的单萜烯醇，非常亲肤，能够帮助敏感脆弱的皮肤重建表层的菌业生态，对抗病菌及细菌功效绝佳；头状薰衣草精油含有 70% 的单萜烯酮，促进皮肤细胞再生，令受损皮肤伤口快速痊愈，并淡化瘢痕。

使用方法：

A. 精油冷敷：湿疹最难受的表现就是痒，因此止痒治疗是关键，将所选精油调配好后至于冰水中，再将毛巾泡在冰水中，使其吸附精油小分子，然后将毛巾取出拧干，叠成适当大小，敷在患处，过一会儿后，毛巾温度回升了然后再放回冰水中重新浸湿冷敷，每天坚持冷敷患处，2 ~ 3 个小时一次，症状明显减轻后，可改为一天 3 次。

B. 药油敷贴：选取黄连 10 克、黄芩 10 克、煅石膏 10 克、煅甘石 12 克、冰片 0.5 克，擀为细末混合，用香油浸泡调匀，然后在患处均匀敷贴。

C. 中药熏洗：用白鲜皮 30 克、苦参 30 克、土茯苓 30 克、紫草 10 克、地肤子 30 克、蛇床子 30 克、赤芍 12 克、连翘 30 克、金银花 30 克、荆芥 10 克、防风 10 克、蝉蜕 6 克、甘草 10 克，纱布包好，水煮沸 15 ~ 20 分钟，将药汤倒于盆中，先熏后洗患处，每天 2 次。每天 1 剂，3 剂为 1 疗程。若局部红肿，选加板蓝根、丹皮、蒲公英、紫花地丁；

渗水成疮，选加黄芩、黄柏、栀子；结痂干燥并奇痒，选加地龙、乌蛇、白花蛇；慢性经久不愈，加大黄；病变在上半身，加野菊花、夏枯草；病变在下半身，加黄柏、白花蛇舌草。

6. 巧用芳疗驱蚊

夏季蚊子较多，被叮咬后红肿疼痛，又红又痒，很不舒服。我们常用的杀蚊剂，多为化学药剂，对人体伤害较大，因此用精油来驱蚊不愧为一种理想的方法。常用精油驱蚊小秘方有：

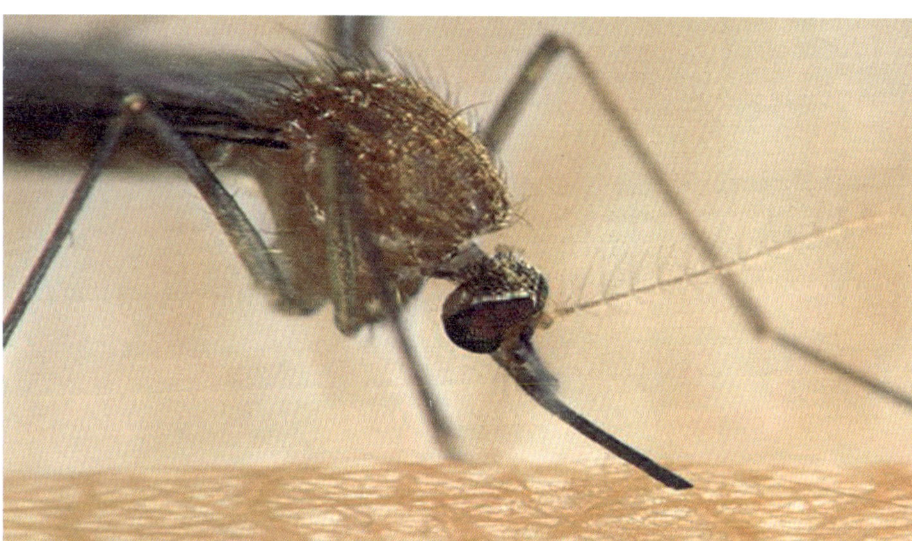

秘方一：香洒

柠檬精油 8 滴 + 薄荷精油 7 滴 + 天竺葵精油 8 滴 + 罗勒精油 7 滴 +100ml 纯净水混合制作成精油香水，夜晚时不时地在腿部和身上喷洒几下。每次使用前摇晃均匀，使精油分子较平均地融合于水中，也可在房间、窗帘四周、窗户、椅子、地毯角落等所有蚊虫可能繁殖的地方喷洒。

秘方二：香薰

罗勒精油 4 滴 + 柠檬精油 4 滴 + 杜松精油 2 滴 +50ml 纯净水，在夜间睡觉的时候，加在香薰灯中，让精油的特殊香味弥漫在整个房间中，达到驱蚊的效果。

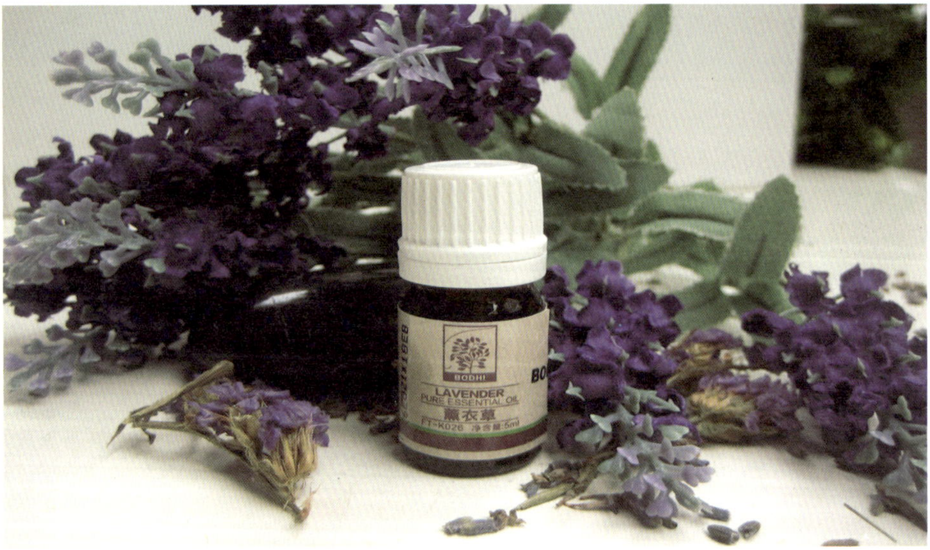

秘方三：香擦

薰衣草精油 4 滴 + 樟脑油精油 4 滴加入一盆水中，在入睡时用毛巾擦洗皮肤，就可以达到驱蚊的作用。

如果没有精油，也没关系，我们可将阴干的艾叶等搓成绳索，点燃后放在室内，其烟味可驱蚊。我们家里一般在夏天都有清凉油、风油精等药物，我们就可在卧室内放几盒揭开盖的清凉油或风油精。我们都知道夏天点蚊香，气味呛人；挂蚊帐，空气沉闷。如果能在点蚊香前，在整盘蚊香上滴洒适量的风油精，则可使蚊香不呛人，而且满室清，驱蚊效果好；如果能在进蚊帐之前，在蚊帐上洒几滴风油精，可以改善蚊帐内的空气状况，而且增加驱蚊效果。

如果艾叶和风油精家里都没有，那洗衣粉总该有吧，我们就可以用洗衣粉来消灭蚊子。晚上关上门窗，在窗前放置一个盆子，盆中加点混合洗衣粉的水，第二天，水盆中就会有一些死去的蚊子。每天持续使用这种方法，几乎可以不用再喷杀虫液去杀蚊子了，而且蚊子也会越来越少。为什么肥皂水可以灭蚊呢？因为洗衣粉带碱性，蚊子是不宜生长在带碱的水中，可是洗衣粉水中有香料，又会让母蚊误以为有食物就把卵产在其中，于是就向带有碱性洗衣粉水的盆子中飞去，从而就达到了灭蚊的效果。

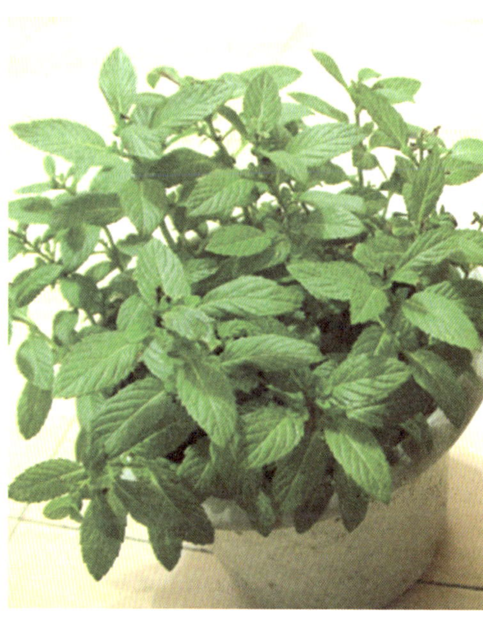

除此之外，还有一种天然绿色的驱蚊方法就是在房间里摆放一盆驱蚊香草。

驱蚊香草

“家有无名香草，四季蚊

不叮咬”，这就是人们对驱蚊草的评价，可见其驱蚊功效非同一般。

驱蚊香草其实也是一种芳疗，利用植物本身的香味来驱赶蚊子。驱蚊香草又名驱蚊草香叶天竺葵，属多年生常绿草本植物，具有很强的生命力，茎梢多汁，叶互生，边缘有波形的钝锯齿，叶面光滑。驱蚊香草在南、北方家庭的庭院和室内均可栽培，北方在冬季可在保护地或室内栽培，全年适合于家庭或宾馆内栽培，也可盆栽，家里用来驱蚊就是用的盆栽。

驱蚊草是由荷兰遗传学家迪克将原产于非洲的天竺葵用基因融合技术将香茅草中的香茅醛导入，培养成具有驱蚊作用的驱蚊草，因此驱蚊香草融合了天竺葵植物和含香茅醛植物的香味物质。天竺葵科植物是一种具有挥发性质的植物，在正常情况下，该植物通过光合作用，向外挥发自己体内的气味分子。而香茅醛本身就具有驱蚊避虫的突出效果，很多驱蚊产品大多都是这种物质在起作用。以上两种植物香味的融合，就是通过天竺葵具有的挥发性特点使香茅醛物质的香分子随之散发，达到驱避蚊虫、净化空气的作用，环保特点十分突出。

驱蚊香草具有很强的生命力，在幼苗期发育很快，3 个月可生长成熟，生长到半年到一年半后主枝逐步木化，生长期枝叶的造型可人为随意改变。在生存温度范围内（1~40℃），温度越高，其挥发的香分子越多。在夏季蚊虫大量繁殖期，温度也是最高期，驱蚊香草此时所散发的香分子浓度同样是高峰期。它散发的气味是一种清新淡雅的柠檬香味，不仅有驱蚊效果，并有净化空气作用。

蚊子为什么怕驱蚊草呢？原来是因为里头有一种特别的“小原料”！该产品采用转基因技术，将具有驱蚊基因——香茅醛基因结构植入“香草”，利用其自身独有的释放系统作为载体，将香茅醛物质源源不断释放于空气中。同时，还植入含有清新气味和净化空气作用的植物 DNA（基因）结构，形成“天然蒸发器”，因而芳香四溢，达到驱蚊效果。

特别是炎热夏天会令人神清气爽，心旷神怡，真正实现了不用喷药，不用烟熏，生物自然驱蚊，无任何副作用。无疑驱蚊香草是自然界与现代高科技生物工程的完美结合，是人类最理想的驱蚊产品，经权威测试其驱蚊效果良好，对人畜无害，可驱避上百种蚊虫。其市场价格也比较便宜，一盆巴掌大的驱蚊草一般卖 15 元，稍大些的一般卖 25 元。

7. 夏季不适表现多，芳香疗法须辨证

“辨证论治”是中医认识疾病和治疗疾病的基本原则。按中医的“五行”学说，夏季是“火旺、土相、木休、水囚、金死”的特性，夏主心，心属火，夏天心火很旺；长夏主脾，脾属土，脾胃处于盛的地位；肝属木，处于相对的休养状态；肾属水，本来是肾水克心火，但由于心火很旺，就容易出现心火对肾水的“反侮”现象，使肾水处于易亏虚的状态；肺属金，心火旺则克肺金，易至肺金死。

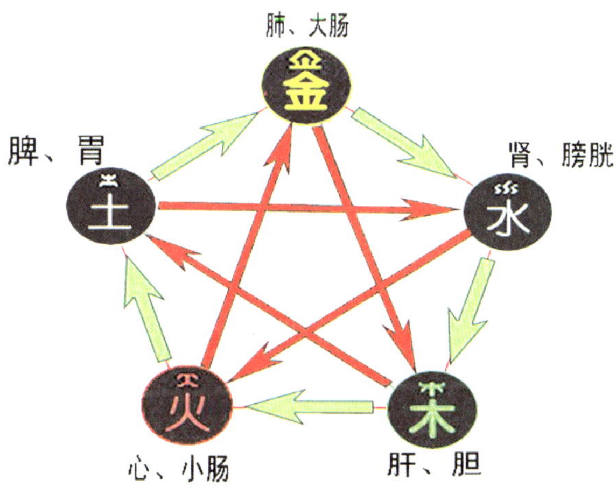

《素问·生气通天论》中记载：“阴平阳秘，精神乃治，阴阳离决，精气乃绝。” 中医认为世间万物只有阴阳平和，才会有生命力，万物才会生长。因此力求阴阳平和就是夏季芳疗的根本目的。下面

我将以几个夏季常见的典型病例，来介绍下精油的辨识使用：

①心火亢盛

林某某，女，32岁，教师，最近几天来，无故出现口渴、喜饮冷水，牙龈红肿疼痛，口舌生疮，左咽颊内侧可见一约2厘米×2厘米溃疡，面红赤，头痛头晕，心情烦躁不安，急躁易怒，夜间难以入睡，小便短赤，大便干结，舌尖红绛，苔黄，脉数有力。那么对这位病人该如何使用精油呢？

分析：心开窍于舌，该患者口舌生疮，可以初步判定病位在心。心五行属火，太过则为火热之邪。大家试想下，我们烤火的时候，火苗熊熊上窜，当手隔火苗太近会是什么感觉？当然是痛，甚至烧伤皮肤。同理，当心火太过，向上升发，直达头面，就像我们把头面部放在火上烤一样，很容易灼伤头面部，于是该患者出现牙龈红肿疼痛、口腔溃疡、头痛头晕等表现。

心为神之主，心火旺，则神明乱，神乱则心情烦躁不安，急躁易怒，夜间难以入睡。就像一个人被困在一团火海之中，四处乱窜，那种心情我想大家会想象得到。

根据五行相生相克，心火旺则易反侮肾水。大家都知道有句古话叫“水火不容”，常用来形容某些人之间的极度紧张关系。同样的道理，当心火旺的时候，则易蒸灼肾水，我们可以这样打个比方来理解：大家平常用煤气灶来烧水，当水开了后，水就会变为水蒸气蒸腾挥发，如果不关掉火，继续烧的话，水壶里面的水也就会越来越少，杂质就会浓缩。因此当心火旺反侮肾水，就会出现小便短赤、大便干结的表现。

诊断：心火亢盛

选材：因此我们在选用精油的时候，多以具有清心泻火、养心安神功效的精油为宜。像苦橙叶精油、丁香精油、没药精油、杜松精油、薰衣草精油、佛手柑精油、天竺葵精油、柠檬精油等，常选取2～3种混合调配使用，以泻心火、安神智、助睡眠。

使用方法：

A. 精油按摩穴位：我们可选用苦橙叶精油 3 滴 + 杜松精油 2 滴 +10ml 基础油混合均匀，然后滴 2ml 在少海穴（少海穴俗称“心火灭火器”，当我们微曲肘关节，位于肘横纹内端与肱骨内上髁连线的中点。少海穴是手少阴心经上的合穴，是心血汇聚之处，合穴属水，而心经属火，因此少海穴可以帮助心火太旺的人降一降火，因此它具有滋阴降火、宁心安神等功效）和神门穴（神门穴有心神调节剂之称，位于腕掌侧横纹尺侧端，尺侧腕屈肌腱的桡侧凹陷处，即手腕内侧皱纹的小指一侧，神门穴是心经上的原穴，是向人体各个部位传输气血的重要穴位。中医中有“五脏有疾当取十二原”的说法，这十二原就是十二原穴，那么心脏上的疾病自然就是神门穴来医了，其具有宁心安神的功效），采用泻的手法（凡刺激较强、较深、作用时间较短的手法，具有抑制作用，属“泻”的范畴），就可以把心火从这里散出去了。除此之外，我们还可以配合行间、合谷等穴位。

B. 精油香薰：任选上述精油 2 ~ 3 种进行香薰，或制作成小喷雾剂，例如：2 滴佛手柑精油 +2 滴柠檬精油 +30ml 清水放入香薰灯中，使其慢慢蒸发，其芬香之息，具有放松心情、助泻心火的功效。

C. 精油漱口：选用 1 滴没药精油 +1 滴丁香精油 +20ml 清水，混合均匀后，每天漱口 3 ~ 5 次。现代研究表明，用没药精油 + 丁香精油漱口具有治疗口舌生疮的功效。

②心气不足

汪某，女，40 岁，平素体质虚弱，总感觉呼吸时气不够，身上也没有劲，神疲乏力，夏季容易出汗，心悸气短，活动后更甚，面色苍白，少气懒言，语声低微，舌质淡，脉细微。对这样的病人该如何使用精油呢？

分析：心气不足，确切地说就是心气虚，即心脏推动血液循环的功能下降。气是生命活动的原动力，气不足，即心脏的功能活动动力下降，我打个比方也许更容易理解：平时我们常把心脏比作成一个水泵，水泵的作用是什么呢？抽水，这个大家都知道，这样大家通过水泵的抽水的场景，就可以很清楚地理解心脏的功能了。水泵抽水需要什么提供能量呢？当然是电，而我们中医所说的气，就可以认为是给水泵供能的电。只有电力充足，水泵才会飞快转动而发挥其抽水的作用。同样，心气就是推动血液循环运行的动力，只有心气充足，血液循环系统才会正常运转，为机体提供丰富的营养物质。因此当心气不足时，无力推动血液运行，机体供能不足，就会出现神疲乏力、心悸气短、动则加剧，面色苍白，少气懒言，语声低微，舌质淡，脉细微等表现。

诊断：心气不足

选材："气行则血行，气为血之帅，血为气之母。"因此我们可以选用一些补气益血作用的精油。像由多种中草药提炼的益气补血复方药草油（黄芪、当归、红花、肉桂、乳香、玫瑰、没药等精油组成），以发挥补气、补血之功效。

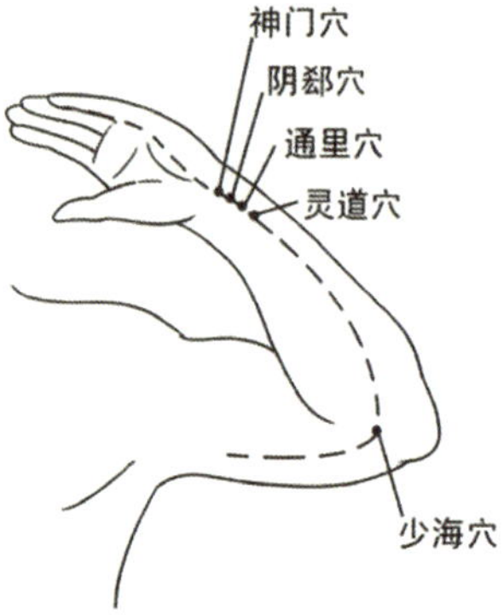

使用方法：

A. 循经走穴：选取适量的益气补血复方药草油置于掌心，用双手稍微把按摩油搓热，然后均匀地沿着手少阴心经（手臂内侧后沿）、手厥阴心包经（手臂内侧中沿），采用补的手法（凡刺激较轻、较浅、作用时间较长的手法，具有补益作用，属“补”的范畴）涂抹按摩。同时在这些经络上的穴位上，采用推擦心经和心包经，按揉极泉穴、灵道穴、通里穴、神门穴、内关穴、劳宫穴，旋摩等按摩方式，每个部位按摩 10 ~ 20 分钟左右，之后擦去多余油脂。

B. 按摩气海穴：选用 3 滴益气补血复方药草油至于气海穴（气海穴是补气的要穴，本穴如同气之海洋，所以得名气海。前人有“气海一穴暖全身”的说法。气海穴在肚脐直下大约一寸半，中医认为此处是人体之中央，是生气之源，人体的真气由此而生，所以对于阳气不足、生气乏源所导致的疾病，气海穴往往具有奇效。我们常说的下丹田，实际上就是指以气海穴为中心的一定区域），然后以右掌心紧贴气海穴，按顺时针方向分小圈、中圈、大圈，按摩 100 ~ 200 次，动作要轻柔缓慢，按摩至有热感为宜。

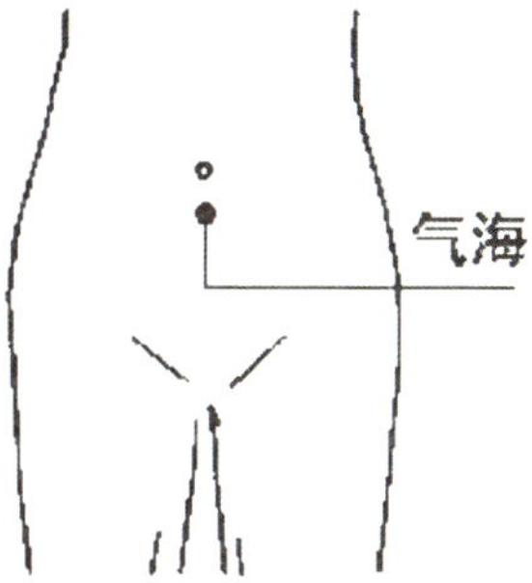

C. 精油足浴：人有四根即鼻根、乳根、耳根、脚根，“脚为精气之根”，有人认为“脚是人的第二心脏”，脚上分布有 60 多个穴位与机体五脏六腑相对应，因此精油足浴具有调节脏腑功能、促进气血生成的功效。

③脾气虚

李某，女，28 岁，平素好喜冷饮，饮食无

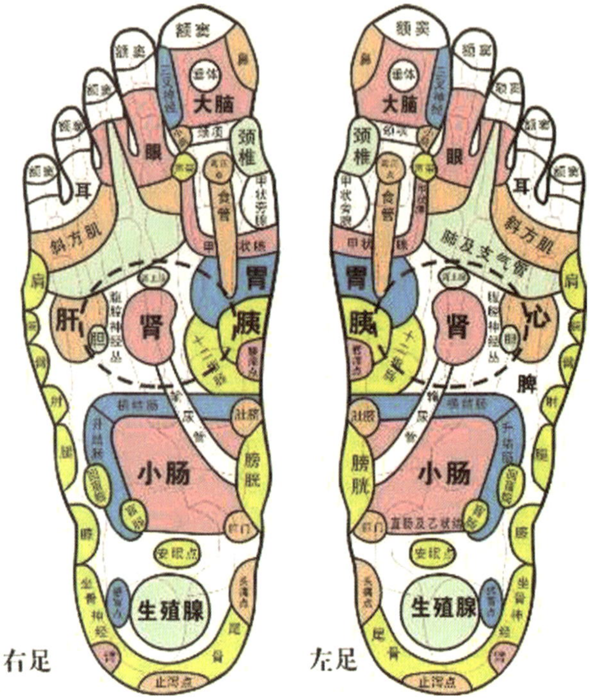

规律，自立夏以来，自觉食欲下降，口淡无味，有时吃饭后有胀满感，腹胀，感觉没精神，少气懒言，面色萎黄，形体消瘦，大便溏薄，月经量少，舌淡苔白，脉弱。对于这样的病人，用精油该怎么调理？

分析：中医认为脾主运化，是气血生化之源，为后天之本。我们都理会得到，如果我们一天不吃饭就会全身没劲，四肢乏力，正所谓“人是铁，饭是钢，一天不吃饿得慌”。我打个比方：脾脏就像一个能量转换站，把我们吃进胃里的大米、小麦、蔬菜、肉类等等食物转换成我们机体可以利用的能量，而“脾气”就是让这个能量转换站运转的动力。因此一旦脾气虚，也就是说动力供给不足，那么能量转换站的效率就会下降，机体日常活动所需要的能量也就不够，就会出现少气懒言、腹胀、面色萎黄、形体消瘦、大便溏薄、舌淡苔白、脉弱等表现。

诊断：脾气虚

选材：根据中医“虚者补之”的原则，我们可以选用些补气作用的精油，像甜杏仁精油、马郁兰精油、薰衣草精油、罗勒精油、洋甘菊精油等以发挥补气健脾之功效。

使用方法：

A. 腹部热敷：选取甜杏仁油 5ml ＋薰衣草精油 1 滴＋罗勒精油 2 滴，均匀地涂抹在上腹部；再将放在水温约 50℃左右中的毛巾拧干，叠成四方形，放在所需要热敷的部位，然后盖上干毛巾或棉垫，以保持热度。敷布的温度以患者不感觉烫、能耐受为原则。同时也可采用在棉垫上放热水袋的方法，以保持热度，一般持续 20 ～ 30 分钟，每天 2 ～ 3 次。

B. 穴位按摩：选取以上精油一种或两种约 2ml 混合均匀，涂抹在太白穴（足内侧缘，当第一跖骨小头后下方凹陷处，太白穴为脾经原穴，中医认为，凡是脏腑有病都可以取相应的原穴来治，此穴为健脾要穴，可以治疗各种原因引起的脾虚）上按顺时针方向轻柔按摩，约 15 ～ 20 分钟为宜，同时也可配合足三里（足

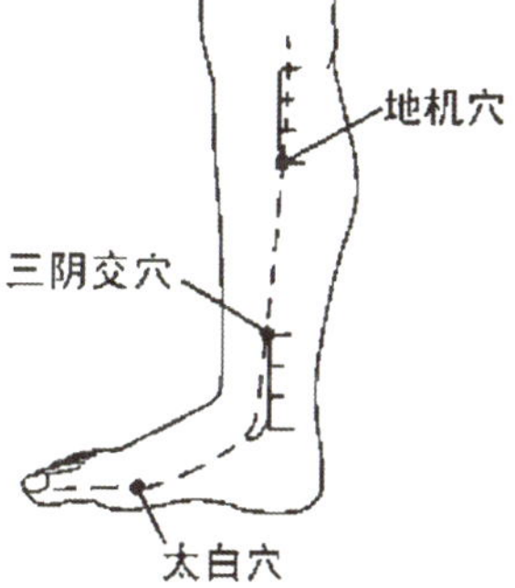

阳明胃经穴。在小腿前外侧，当犊鼻下 3 寸，距胫骨前缘一横指。具有调理脾胃、补中益气的功效，现代研究表明针刺足三里穴，可引起唾液淀粉酶含量显著增加，从而增强食欲，促进消化）。

秋季芳疗

秋天，天气干燥，气候逐渐转凉，秋气肃杀，万物收敛，花草树木也开始凋零，果熟叶落，归于收藏。如《黄帝内经》中所说：“秋三月，此谓容平，天气以急，地气以明，早卧早起，与鸡俱兴，使志安宁，以缓秋刑，收敛神气，使秋气平，无外其志，使肺气清，此秋气之应，养收之道也。逆之则伤肺，冬为飧泄，奉藏者少。”意思就是说：秋季万物开始收敛，要规律作息，使神志安宁，以避肃杀之气，并要收敛神气而勿外露，顺从秋收肃杀之气，从而使肺金得以清净。否则就会伤肺，到了冬天，就会发生完谷不化的飧泄病，供养冬天潜藏之气就会变少。

同样我们在进行秋季芳疗养生时，也要顺应秋季收养之性，收敛精气、安宁神志、清肃肺金、平衡心灵。下面笔者将从以下几个方面谈谈秋季芳疗：

一、秋季时令特点

秋季是一年四季之中第三个季节，是由夏季到冬季的过渡季节，气象工作者定义秋季的标准是：炎热过后，五天平均气温稳定在 22℃

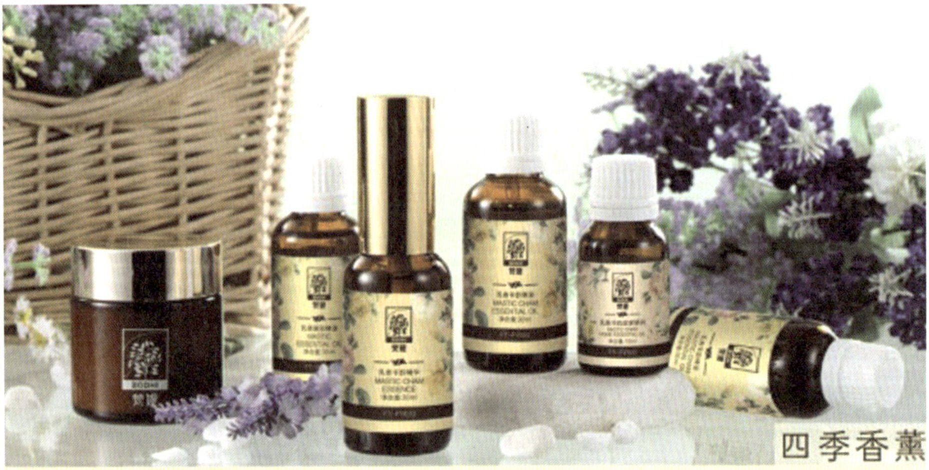

秋季养生——冷（温之）——（肺气）收——果丰实

[季节规律] 秋天主收，阴长阳消，万物收敛，肺气内应

[疾病易犯] 悲秋、富贵病，干燥、呼吸道感染

[养生原则] 重点要养阴，润肺

秋

以下时就算进入了秋季，低于10℃时秋季结束。但在日常生活中，老百姓还是沿用古代农历的分法，把立秋认为秋季的开始，“秋处露秋寒霜降”，秋季包括：立秋、处暑、白露、秋分、寒露、霜降六个节气。古人养生都遵循秋天这六个节气的气候特点来进行调养。下面我就按照秋季节气规律，依次讲下这六个节气的时令特点及时令养生：

立秋

每年8月8日左右，太阳到达黄经135℃，为立秋。立秋又称交秋，从这一天起开始进入秋天，秋高气爽，月明风清，一般预示着炎热的夏天即将过去，凉爽的秋天即将来临，有谚语说：“立秋之日凉风至。”即立秋是凉爽季节的开始。但由于我国地域辽阔幅员广大，纬度、海拔高度不同，实际上是不可能在立秋这一天同时进入凉爽的秋季的。从其气候特点看，立秋由于盛夏余热未消，秋阳肆虐，特别是在立秋前后，很多地区仍处于炎热之中。气象资料表明，这种炎热的气候，往往要延续到九月中下旬，天气才真正能凉爽起来。

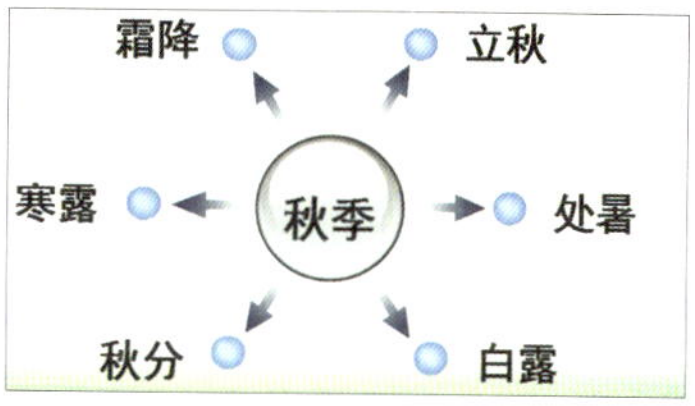

在秋季养生中，《管子》中记载：“秋者阴气始下，故万物收。”《素问·四气调神大论》指出：“夫四时阴阳者，万物之根本也，所以圣人春夏养阳，秋冬养阴，以从其根，故与万物沉浮于生长之门，逆其根则伐其本，坏其真

矣。”此乃古人对四时调摄之宗旨，告诫人们，要顺应四时养生，知道春生、夏长、秋收、冬藏的自然规律，要想达到延年益寿的目的就要顺应之，遵循之。整个自然界的变化是循循渐进的过程，立秋的气候是由热转凉的交接节气，也是阳气渐收，阴气渐长，由阳盛逐渐转变为阴盛的时期，是万物成熟收获的季节，也是人体阴阳代谢出现阳消阴长的过渡时期。

秋内应于肺，肺在志为悲（忧），悲忧易伤肺，肺气虚则机体对不良刺激的耐受性下降，易生悲忧之情绪，所以在进行自我调养时切不可背离自然规律，循其古人之纲要“使志安宁，以缓秋刑，收敛神气，使秋气平；无外其志，使肺气清，此秋气之应，养收之道也”。因此秋季养生，凡精神情志、饮食起居、运动锻炼皆以养收为原则，重在养肺。精神上要做到内心宁静，神志安宁，心情舒畅，切忌悲忧伤感。即使遇到伤感的事，也应主动予以消解，以避肃杀之气，同时还应收敛神气，以适应秋天容平之气。睡眠上应“早卧早起”，早卧以顺应阳气之收敛，早起为使肺气得以舒展，且防收敛之太过。饮食上应“偏酸忌辛”，《素问·藏气法时论》说：“肺主秋……肺收敛，急食酸以收之，召酸补之，辛泻之。”可见酸味收敛肺气，辛味发散泻肺，秋天宜收不宜散，所以要尽量少吃葱、姜等辛味之品，适当多食酸味果蔬，饮食应以滋阴润肺为宜。

进入秋季，是开展各种运动锻炼的大好时机，只要天气不十分恶劣就应到户外进行体育锻炼，如打球、爬山等。每人可根据自己具体情况选择不同的锻炼项目。

处暑

处暑是一年二十四节气中的第十四个节气，在每年阳历 8 月 23 日前后，太阳到达黄经 150℃时开始。历书记载：斗指戊为处暑，暑将退，伏而潜处，故名也。“处”有躲藏、终止的意思，“暑”即热，“处暑”

表示炎热暑天即将结束。《月令七十二候集解》有曰：“处，止也，暑气至此而止矣。”这时的三伏天气已过或接近尾声，所以称“暑气至此而止矣”。但天气还未出现真正意义上的秋凉，此时晴天下午的炎热亦不亚于暑夏之季。长江以南地区，俗语有“秋老虎”的说法，就是提醒人们，秋天还会有热天气的时候，也可将此视为夏天的回光返照。清·顾铁卿在《清嘉录》这样形容处暑：“土俗以处暑后，天气犹暄，约再历十八日而始凉；谚云：处暑十八盆，谓沐浴十八日也。”意思是说，处暑后还要经历大约十八天的炎热天气。

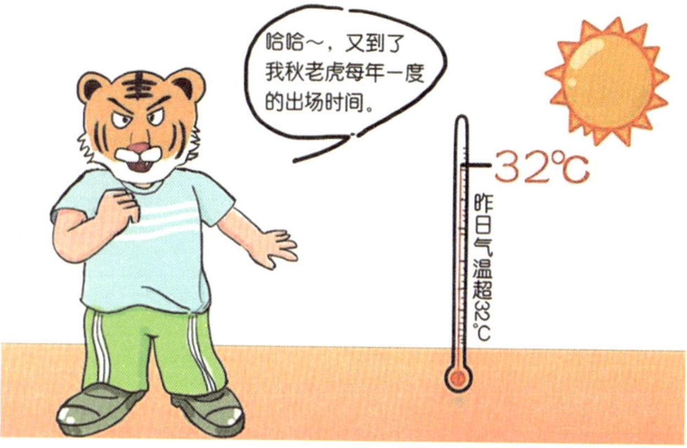

处暑节气正处在由热转凉的交替时期，自然界的阳气由疏泄趋向收敛，人体内阴阳之气的盛衰也随之转换，所以此时，人们的起居作息也要做相应的调整，早睡早起是众所周知的。良好的睡眠，不但可以消除疲劳，保护大脑，增强免疫力，还能促进发育，有利于美容。处暑节气过后，天气渐凉，人们也开始从防暑降温逐渐过渡到防寒保暖上来。但处暑时节天冷时，不宜急于增加衣服，保持适度“秋冻”，让体温在秋时勿高，以利于收敛阳气，因为热往外走之时，必有寒交换进去，但是，夜里外出要增加衣服，以保护阳气。而且在这个节气开始东南季风慢慢退出我国大陆，西北季风开始统治我国大陆，空气中的相对湿度下降，天气逐渐干燥，人们容易产生皮肤干涩粗糙、鼻腔干燥疼痛或口燥咽干，大便干结等不适感。因此要多吃一些多汁的蔬菜水果和流食，但是也需根据各人体质具体情况而定。选用如梨、苹果、葡萄、荸荠、甘蔗、柑橘、柿子、菠萝、大枣和汤、粥等，这不但有利于维生素的补充，还能够增加水分的摄入。饮食上要尽可能少吃花椒、辣椒等辛热食物，更不宜吃烧烤食品，以加重秋燥的症状。此时应注意加强自身调节，养生重点在防秋燥。

白露

时值阳历的 9 月 8 日或 9 日，处于黄经 165℃。此时“秋老虎”也将逝去，阴气渐重，气候转凉，露凝为白，故名白露也。一天当中，

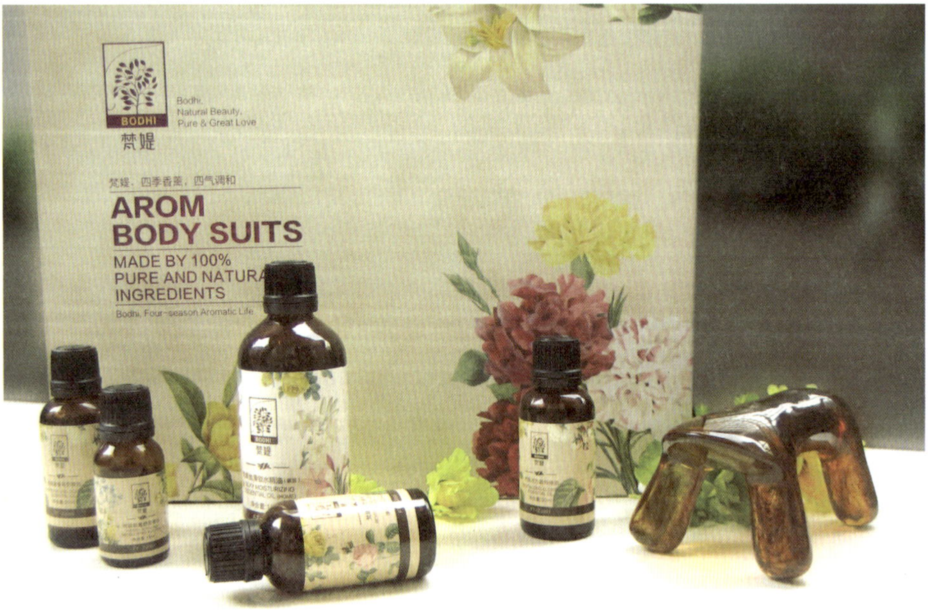

早、中、晚温差变化较大，早、晚凉，中午热。因气温降低较快，夜间温度已达白露的条件，因此，露水凝结得较多、呈现白露。正如《月令七十二候集解》中对白露的介绍：“水土湿气凝而为露，秋属金，金色白，白者露之色，而气始寒也。”俗话说：“白露秋分夜，一夜冷一夜。”这个季节夏季风逐渐被冬季风代替，多吹偏北风，冷空气南下逐渐频繁，加上太阳直射地面的位置南移，北半球日照时间变短，日照强度减弱，地面辐射散热快，故温度下降速度也逐渐加快。

古语云：“白露节气勿露身，早晚要叮咛。”意在提醒人们此时白天虽然温和，但早晚已凉，打赤膊容易着凉。白露节气已是真正的凉爽季节的开始，很多人在调养身体时一味地强调进补营养物质含量丰富的食物，而忽略了季节性的易发病。白露节气，支气管哮喘发病率很高，因此要做好预防工作，避免呼吸道疾病的发生，特别是过敏体质的人。在此节气的养生重点是加强身体锻炼，注意早晚不要受凉，对过敏性疾病积极预防。

秋分

“斗指已为秋分，南北两半球昼夜均分，又适当秋之半，故名也。”太阳黄经为 180℃，阳历时间为每年的 9 月 22 至 24 日。秋分刚好是秋季九十天的中分点，正如春分一样，阳光几乎直射赤道，昼夜时间的长短再次相等，可以说秋分是一个相当特殊的日子。从这一天起，阳光直射的位置继续由赤道向南半球推移，北半球开始昼短夜长。《春秋繁录》中记载：“秋分者，阴阳相半也，故昼夜均而寒暑平。”在天文学上，则把秋分作为夏季的结束和秋季的开始。确切地说，北半球的秋天是从秋分开始的。这时，我国大部分地区已经进入凉爽的秋季，南下的冷空气与逐渐衰减的暖湿空气相遇，产生一次次的降水，气温也一次次地下降。正如人们常所说的那样，到了“一场秋雨一场寒”的时候。

秋分节气表示已经真正进入到秋季，自然界的阳气由疏泄趋向收敛、闭藏。《素问·至真要大论》所说："谨察阴阳之所在而调之，以平为期。"人们在此节气养生中也应本着阴阳平衡的规律，使机体保持"阴平阳秘"。要特别重视保养内守之阴气，阴阳所在不可出现偏颇，凡起居、饮食、精神、运动等方面调摄皆不能离开收养这一原则。在睡眠上，起居作息要顺时，早卧以顺应阴精的收藏，以养"收"气，早起以顺应阳气的舒长，使肺气得以舒展；在精神调养上，要培养乐观情绪，保持神志安宁，收敛神气，避肃杀之气，适应秋天平容之气；在饮食调养上，中医也是以阴阳平衡作为出发点，将饮食分为宜与忌。因秋属肺金，酸味收敛补肺，辛味发散泻肺，所以秋日宜收不宜散。要尽量少食葱、姜等辛味之品，适当多食酸味甘润的果蔬。同时秋燥津液易伤，引起咽、鼻、唇干燥及干咳、声嘶、皮肤干裂、大便燥结等燥证，宜多选用甘寒滋润之品。

寒露

"斗指寒甲为寒露，斯时露寒而冷，将欲凝结，故名寒露。"太阳到达黄经 195℃，阳历时间为每年的 10 月 8 日或 9 日。寒露节气气温更低，空气已结露水，渐有寒意。《月令七十二候集解》说："九月节，露气寒冷，将凝结也。"寒露的意思是气温比白露时更低，地面的露水更冷，快要凝结成霜了。寒露时节，南岭及以北的广大地区均已进入秋季，东北和西北地区已进入或即将进入冬季。首都北京大部分年份这时已可见初霜，除全年飞雪的青藏高原外，东北和新疆北部地区一般已开始降雪。

由于寒露的到来，气候由热转寒，万物随寒气增长，逐渐萧落，这是热与冷交替的季节。在自然界中，阴阳之气开始转变，阳气渐退，阴气渐生，我们人体的生理活动也要适应自然界的变化，以确保体内的阴阳平衡。

霜降

太阳到达黄经210℃时为霜降，时值公历10月23日或24日。露凝结为霜而下降，所以称之为霜降。霜降是秋季的最后一个节气，是秋季到冬季的过渡的开始，最低气温可达到0℃左右。此时气候已渐寒冷，夜晚下霜，晨起阴冷，开始有白霜出现，霜是近地面空气中的水汽在地面或植物上直接凝华而成的冰晶，色白且结构松疏，霜遍布在草木土石上，俗称打霜。

俗话说："补冬不如补霜降。"强调了秋补的重要性，根据中医养生学的观点，在四季五补（春要升补、夏要清补、长夏要淡补、秋要平补、冬要温补）的相互关系上，则应以平补为原则。霜降作为秋季的最后一个节气，此时天气渐凉，秋燥明显，燥易伤津，故平补宜温润，按性味归经来进补。霜降期间平补，就为进入冬季后进补打下了基础，冬

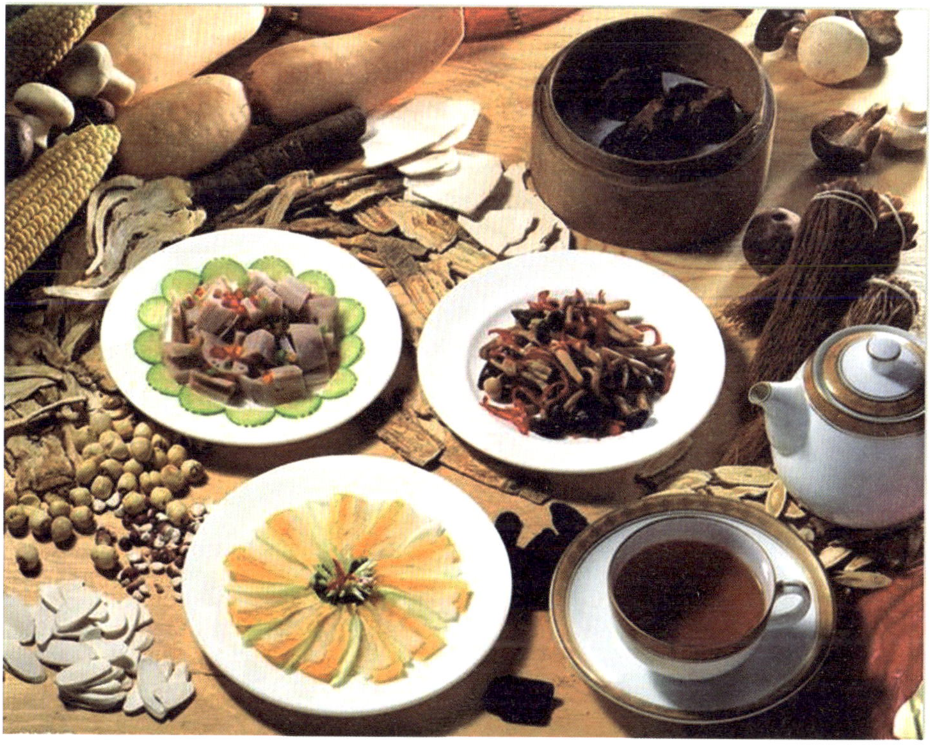

季进补疗效就更好。霜降也是各种消化道疾病的好发季节，因此在饮食上要少吃生冷、不洁、腐败食物，也可开些健脾养胃的中药调养。霜降一天中温差变化很大，常有冷空气侵袭，而使气温骤降，因此也要重视保暖，防止感受寒邪而致病。

通过对秋季个时令节气的学习，我们对秋季养生有了初步的了解，那么在这个季节，我们常见的不适又有哪些呢？原因是什么呢？用精油又该怎么调理呢？

二、不适表现及原因

秋季天气干燥，气温渐凉，其不适表现众多，现就几种常见的不适表现简单介绍如下：

1. 秋燥证

秋季雨少天干，空气中缺乏水分的滋润，人易出现鼻咽干燥、声音嘶哑、干咳少痰、口渴便秘等一系列燥证，俗称“秋燥证”。秋燥是人在秋季感受燥邪而发生的疾病。又分为“温燥”和“凉燥”，前者见于初秋天气尚热或久晴无雨的时候；后者则开始于深秋天气转凉之时。燥邪会导致机体阴津耗损，从而出现皮肤干燥和体液丢失等症状，并伤及人体肺部，也就是中医所说的“燥邪袭肺”。秋燥症常见表现有：

①口干舌燥

口咽喉部位与外界相通，最易为燥邪所侵袭，是最容易判断身体是否干燥的地方，症状较轻时就会出现口渴、想喝水，声音嘶哑、喉咙干痛以及口腔溃疡等症状，特别在晚上入睡后，总觉得嘴唇干干的，咽喉像火灼一样，无法安然入睡，喝水后有所改善。有些人会将这种表现一直持续到秋季结束，甚至有的人转变为慢性支气管炎等严重症状。

②鼻敏感

中医认为，鼻子敏感多为肺虚所致。每逢秋天，十个人里会有九个患有鼻子敏感问题，感觉鼻腔内非常干燥，痒痒的，老想抠。鼻黏膜在秋天特别容易干燥，而一旦干燥，鼻腔分泌物及其他杂质就会在鼻腔里面结块，感觉不舒服，就习惯用手指去挖，越是干燥，挖鼻孔的行为越是频繁，由于鼻黏膜附着丰富的毛细血管，频繁刺激，最终会导致鼻黏膜出血。

③皮肤干燥

在秋季皮肤特别容易干燥、瘙痒、起屑甚至皲裂。加之秋季皮肤新陈代谢缓慢，所以秋风一起，许多人的脸上便起了皱纹或色斑、粉刺，原有的花斑、褐斑也会加深，皮肤变得干燥，皮下脂肪增厚，皮肤紧绷，用手在皮肤上挠一下，就会掉下许多皮屑，这说明你的肌肤已经丧失水分了，这个时候最重要的事情就是要补水，每天多喝水，外出生活时最好带上一瓶喷雾保湿水，时常润一润自己，或在住的地方装个加湿器，使空气保持湿度。饮食上多吃含有水分的水果，像苹果、梨子等。

④头发干枯

秋天干燥的气候，不仅会使空气中的湿度降低，而且也会导致机体气血循环变差，血液无法将养分带到头发毛囊，头发滋养不足，容易出现干燥枯黄，甚至脱发的表现。

⑤便秘

秋天天气干燥，燥易伤肺，肺与大肠相表里，脏病及腑，会导致大肠功能变弱。大肠主津，传化糟粕，加上秋季体内水分过度蒸发，津液不足，不少人因此会出现大便干结、排便困难等便秘的情况。所以想要让自己摆脱便秘的烦恼，千万要防止秋燥来袭，在饮食上宜常喝开水和菜汤，多吃些生梨、葡萄、香蕉、银耳、青菜等滋阴润肺的食品，少吃辣椒、葱、姜、蒜等辛辣燥烈之物。

秋燥是秋季感受燥热病邪所引起的，以肺经为病变重心，初起邪在

手太阴肺经

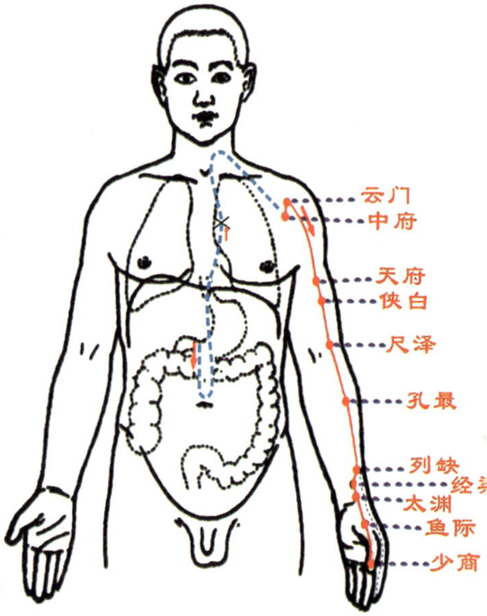

寅时3-5

肺卫，并具有津气干燥的特征，西医认为其发病一般较少传变，病程较短，属于易于痊愈的急性外感热病。

何谓燥邪

中医把自然界中具有干燥、收敛、清肃等特性的外邪称为“燥邪”。燥邪伤人多见于气候干燥的秋季，故又称秋燥，燥邪侵犯人体，出现一系列的干燥症状，成为燥病，燥邪致病多见于秋季，有凉燥和温燥之分。初秋时节，夏季之余热与秋季之燥邪相结合形成“温燥”；秋末时节，初冬之寒气与秋季之燥邪相结合则形成“凉燥”。

燥邪的性质及致病特点：

①燥性干涩，易伤津液

干，干燥；涩，涩滞。燥为缺乏津液的表现，燥邪侵犯人体最易损伤机体的阴液，使皮肤、孔窍失于滋养而出现各种干燥、涩滞不畅的症状。

②燥易伤肺

肺为娇脏，喜润而恶燥，肺主气司呼吸，与外界大气直接相通。肺又开窍于鼻，外合皮毛，故燥邪伤人，最易损伤肺津，影响肺的宣发肃降生理功能，从而出现干咳少痰，或痰液胶黏难咳，或痰中带血，以及喘息胸痛等症。肺与大肠相表里，燥邪自肺影响到大肠，则可出现大便干燥不畅等症。

按表里阴阳寒热燥邪可分为：

凉燥

感受秋凉燥气而发病，即秋燥之偏于寒者，临床表现初起头痛、身热、恶寒无汗、鼻鸣鼻塞，类似感受风寒，但本病有津气干燥的现象，如唇燥溢干、干咳连声、胸闷气逆、两胁窜痛，皮肤干痛，舌苔薄白而干等症，是肺受寒燥之邪、津液耗损而出现的寒燥症状。

温燥

感受秋季天温热燥气而发病，是秋燥之偏于热者。临床上表现初起头痛身热、干咳无痰，咳痰多稀而黏、气逆而喘、咽喉干痛、鼻干唇燥、胸闷胁痛、心烦口渴、舌苔白薄而燥、舌边尖俱红等症，是肺受温燥之邪，肺津受灼而出现的燥热症状。

内燥

内燥多由热盛伤津，或因失血过多，或由久病精血内耗等原因，引起体内津液或精血亏损的病证。临床表现以唇、口、鼻、咽、皮肤干燥、毛发干枯不荣，肌肉削瘦，小便短少，大便干结等症为主。

外燥

外燥与内燥，其临床表现均有干涩之象，但其病因病机不同。外燥是由感受外界燥邪所致，主要发生在秋季，病主要在肺、皮肤、口鼻等。内燥主要是因人体阴液亏虚，或汗、吐、下太过耗伤阴液所致，明显季节性，其病位主要在肺、肾、胃、大肠等。

秋燥的特点

①本病具有一定的季节性，一般发生于初秋燥热偏盛时节；

②初起以肺经为中心，燥邪扰肺卫，必见有口、鼻、咽、唇、皮肤等处干燥的表现；

③病变重心在肺，病情较轻，传变较少，以伤肺胃之阴者为多见，较少传入下焦。

秋燥致病的记载最早见于《黄帝内经》，其中有“清气大来，燥之胜也”“岁金太过，燥气流行”“木不及，燥乃大行”等记载，指明燥气的形成与岁运及时令有关系。本病初起由燥热病邪侵袭肺卫，即是肺卫燥热症状，表现为口干舌燥、鼻腔干燥、咽喉燥热、声音嘶哑等。若肺卫燥热之邪不解内传入里，则伤津耗液，津气干燥见症更为明显，可发生燥热上扰清窍，燥热伤肺、胃及肠的变化，形成燥热伤肺，肺燥肠热，伤络咳血，肺燥肠闭及肺胃阴伤等病理改变。表现为胃脘部不适、咳嗽、便秘等。少数患者如感邪较重，正气较虚，亦可内陷营血或传入下焦肝肾，则燥伤真阴，预后不佳。

清代医家喻嘉言首创秋燥病名，著有《医门法律·秋燥论》，指明秋燥为感受秋季燥热病邪而致，多犯上焦肺系，创立清燥救肺汤名方。喻嘉言认为《黄帝内经》所述“秋伤于湿”当为“秋伤于燥”，并对内伤之燥、外感之燥做了比较系统的论述。沈目南《燥病论》中认为燥属凉，为次寒；而俞根初的《通俗伤寒论》、王孟英、费伯雄的《医醇胜义》中均认为秋燥有温、凉两类，是根据发病在初秋，或深秋的不同，结合气候热、凉而分。经过历代医家的不断总结发展，现代我们认为将秋燥分为温燥和凉燥还是比较恰当的。“秋深初凉，西风肃杀，感之者多病风燥，此属凉燥；……若久晴无雨，秋阳以曝，感之者多病温燥，此属燥热。”燥热病邪易伤人津液，若遇人体肺卫不固，或素体阴液不足，或夏季汗多津气受伤，即易感受而发为秋燥，此便是秋燥发病的内因。依秋燥的发病季节和临床表现，与西医学中发于秋季的上呼吸道感染、急性支气管炎及某些肺部感染等疾病较为相似，治疗这些疾病可依据秋燥辨证论治。

2. 秋膘

秋天天气没有夏天那么炎热，又没有冬天这么寒冷，而且这个季节是收获的季节，食物丰富，因此往往进食过多，摄入热量过剩，会转化成脂肪堆积起来，使人发胖，俗话叫“长秋膘”。有些人一到秋天后就胃口大好，吃什么都能比平常多吃几份，吃得多，能量和热量蓄积得就多，现代人又缺乏锻炼，那很显然就会长胖。调查发现 1985 ~ 2000 年，在年龄为 8 ~ 18 岁的中国儿童及青少年中，体重超标和肥胖人数增加了 28 倍，尤其是在北京、上海等发达的城市中，肥胖人数的比例不断升高。现在全球近 1/5 的体重超标者或肥胖者是中国人，有专家预测未来十年中国肥胖人口将超过 2 亿。

目前常用的体重指数（body mass index）简称 BMI，又译为体质指数。它是一种计算身高比体重（weight for height）的指数，具体计算方法是以体重（千克，kg）除以身高（米，m）的平方，即 BMI= 体重 /（身高 · 身高）（kg/m^2）。研究表明，大多数个体的体重指数与身体脂肪的百分含量有明显的相关性，能较好地反映机体的肥胖程度。国际生命科学学会中国办事处组织了由多学科专家组成的“中国肥胖问题工作组”，对我国 21 个省市、地区人群体重指数（BMI）、腰围、血压、血糖、血脂等 24 万人的相关数据进行汇总分析，并据此提出了中国人的 BMI 标准，BMI 值“24”为中国成人超重的界限，BMI“28”为肥胖的界限；男性腰围 ≥ 85 厘米，女性腰围

≥ 80 厘米为腹部脂肪蓄积的界限。即：轻体重，BMI ≤ 18.5；健康体重 18.5 ≤ BMI ≤ 24；超重 24 ≤ BMI ≤ 28；肥胖 BMI ≥ 28。

秋天适当地长点“膘”，对人体是有益的，因为在炎热的夏季，老百姓就有“苦夏”之说，由于天太热，人们什么都吃不下去，有厌食之感，每日除了花样翻新地吃一些过水凉面条以外，再也不想吃，口味差，这对人体的生态平衡是非常有害的，往往还会对人体的内分泌和生物机能造成影响。一旦立秋，虽仍然很热，而人们的身上再无湿黏不适之感，毕竟凉爽的秋天快要到了，于是就开始萌发了要做点好吃的想法，以补偿入夏以来的亏空。吃什么呢？最解馋的是炖肉！用吃炖肉的办法把夏天身上掉的膘重新补回来，所以叫“贴秋膘”。每到立秋这天，您看吧，市场上卖得最好的就是肉，回民买牛羊肉、汉民买猪肉，总之在这一天里不分民族家家户户都在炖肉，不信您尽可以随便到北京的哪个家庭里调查，迎接您的准是炖肉。而就在这个时候，人们用吃炖肉的方法解决了这个问题，在体内既补充了必要的营养、脂肪、蛋白，以及多种微量元素，又起到了增强机体抵抗能力的作用，同时料包内的各种中草药的中和，对人体更是起到了祛瘟除湿、平补平泻的疗效。

但过于长“膘”也不好，那就得有所控制了，得减肥了，有关专家就指出，秋季是容易发胖的季节，肥胖者更应注意减肥。每年夏天，人的体重都会有所减轻，哪怕是肥胖者也是如此，这是由于天气炎热，人们活动量增加，出汗多，能量消耗较大，以散发热量为主，脂肪细胞代谢也较快，得到一定程度的消耗，因此肥胖程度也会有所改善。夏天白昼时间较长，天热也容易睡眠不足，造成身体内热量耗散，体内新陈代谢旺盛，相对散发的热量也增多。另一方面夏季天气闷热，人们普遍食欲不振，摄取清淡的食物，清淡的食物含热量低，所以造成体内热量的供给不足。到了秋天，天气转凉人们的味觉增强，食欲大振饮食会不知不觉的过量，使热量的摄入大大增加，再加上气候宜人使人睡眠充足，汗液减少。另外为迎接寒冷冬季的到来，人体内还会积极地储存御寒的脂肪，因此身体摄取的热量多于散发的热量。在秋季人们稍不小心，体重就会增加，人也就渐渐发胖起来，这对于本身就肥胖的人来说更是一种威胁。肥胖不仅影响形体美，而且给生活带来不便，引发多种疾病，像我们常见的高血压、糖尿病、痛风等等疾病。

3. 内分泌失调

女性秋季容易内分泌失调。秋季天气干燥，人体内的水分和营养物质更容易流失，加之女性的生理特性，易导致机体内分泌失调。从而出现情绪急躁易怒、烦躁不安、月经不调、睡眠质量下降、乳房胀痛等表现，尤其是皮肤变差，肌肤上突然出现了很多黄斑、面色发暗、色斑，抹了不少的化妆品也无济于事。其实这不只是单单的皮肤问题，这些色斑也是内分泌不稳定时再受到外界因素不良刺激引起的。

内分泌，就是人体各种内分泌腺分泌的物质与神经系统一起调节人体的代谢和生理功能的统称。女性的内分泌腺包括垂体、胰岛、肾上腺、甲状腺、甲状旁腺、胸腺和卵巢。内分泌是人体生理机能的调控者，它通过分泌激素在人体内发挥作用。比如，细菌进入人体，胸腺素便会自动增加分泌，以抵抗病菌；女性经期，孕激素也会增多，而雌激素则相应减少。正常情况下各种激素是保持平衡的，但是如果因为某些原因，这种平衡被打破，引起内分泌腺分泌的激素过多或过少，新陈代谢功能紊乱，就会造成内分泌失调，导致内分泌疾病发生。这些疾病不仅有损女性的美丽，更会损害女性的生理、心理健康。

女性是感性动物，易受外界环境影响。秋季万物开始凋零，肃杀的景象易使女性们产生悲观情绪，情志不遂，从而导致气机紊乱，引起内分泌失调。现代女性由于本身有经、带、胎、产等特殊生理过程，日常生活中又肩负工作、家庭的双重压力，往往比其他人群更易受到风、寒、暑、湿、热等外邪的侵害，导致气机失调。因为女性较敏感，情绪不稳定，又易因忧郁、急躁、怒气、思虑过度等内在因素扰乱气血运行，从而导致内分泌失调。

秋季燥气旺盛，燥性干涩，易伤津液。中医认为津液广泛分布在机体各处，人体机能正常运行需要津液的滋养，津液是维持机体阴阳平衡的重要物质，对女性而言，尤为重要。我们都说女人是水做的，如果皮肤没有津液的滋养，就会失去原有的水嫩光鲜；如果身心失去了津液的滋润，情绪就会变得烦躁不安；如果肠道没有津液的濡养，则会导致便秘难耐……而所有的这些表现都是秋季内分泌失调的表象。

津液属阴，阴虚则内热，易发内燥，就像体内有一把火，内伤脏腑，导致脏腑功能紊乱；外灼皮肤，导致皮肤焦枯；易使体力水分和营养物质更易流失，耗伤女性气血，气血伤，则阴阳失调，内分泌乱，乱则生变。燥易伤肺，肺居上焦，为娇脏，主气、司呼吸、主宣发和肃降、通调水道、朝百脉、主治节。肺伤则其功能受损，金能生水，母病及子，肾脏则易受损，肾脏为先天之本，如肾精不足，肾气亏虚很轻易造成内分泌失调。

4. 心脑血管疾患

秋天是心脑血管疾病的多发季节。有关资料表明，秋末冬初时节，脑血栓、脑溢血发病率远高于其他季节。因此，要重视高血压、糖尿病、冠心病等原发疾病的治疗，并注意先兆症状，如发现突然眩晕、剧烈头痛、视物不清、肢体麻木等，应及时送医院治疗，以防发生意外。

心脑血管疾病包括心血管和脑血管两类疾病，脑溢血和脑血栓属于脑血管疾病，冠心病则是心血管疾病。秋天是心脑血管疾病的多发季节，这主要和季节的因素分不开。专家认为：秋季天气变冷，昼夜温差增大，随之出现的冷空气会刺激人体皮肤，导致毛细血管出现收缩，周围血管阻力增大，导致血压升高，心脏负荷加重，容易诱发胸闷、胸疼、冠心病等。寒冷刺激还会引起冠状动脉痉挛，直接影响心脏血液供应，诱发心绞痛或心肌梗死。因此，心血管病人要坚持服药，坚持进行力所能及的体育锻炼，积极防治感冒等，以避免诱发、加重心血管疾病。

进入深秋时节，低气温可致体表血管弹性降低，周围阻力增加，使交感神经兴奋，肾上腺皮质激素分泌增加，从而引起小动脉收缩、血压升高，而致脑血管破裂。寒冷还能使血液纤维蛋白浓度增加，引起血液黏稠，导致血栓形成。由于脑血管较细小曲折，血液运行受阻，易发脑血栓。因此，要重视高血压、糖尿病、冠心病等原发疾病的治疗，并注意先兆症状，如发现突然眩晕、剧烈头痛、视物不清、肢体麻木等，应及时送医院治疗，以防发生意外。

此外，由于气候干燥，机体水分流失较多，也容易引起体内血液黏稠度增加，血管运动产生异常变化，加重心肌负担，亦会出现心绞痛等表现，促使各种心脏病的发作。另外，天气变凉后，人们食欲增加，于是容易导致体重增加，也就是俗话说的“贴秋膘”，这样就会增加心脏的负担，容易发生心脑血管疾病。同时由于现在人们生活压力大，经常失眠，身心疲惫，这些都会引发心脑血管疾患。

中医认为秋季心脑血管病理基础是总的来说归结为“虚”“瘀”“痰”三个字。“气为血之帅，血为气之母”，气不仅能生血，也是推动血液运行的动力，这个“虚”就是“气虚”，因为秋季五脏属肺，干燥天气最易伤肺，而肺主气、司呼吸、主宣发肃降，全身之气的生成及运行依赖肺脏的调控。燥邪袭肺后，肺脏的功能失调，机体气生成不足，导致气虚。正是由于气虚，无力推动血行，则出现血液瘀滞的现象，即“血瘀”，导致血液运行不畅，不通则痛；血液运载的营养物质也不能按时运输到机体所需要的地方，不荣则痛，于是发为胸闷、胸痛等表现。秋季属肺，肺居上焦，其具有宣发肃降和通调水道的功能，是保证“水津四布”的重要环节，故有“肺为水之上源”之说。而燥易伤肺，若肺气虚损或肺受邪侵，失去宣发和通调水道的功能，就会影响到水液的运行和排泄，从而停蓄为痰，即“痰聚”。同时燥性干涩，易伤津液，炼液为痰浊，易于壅滞脉道。现代研究表明，痰证主要临床表现为血液流变学的改变，血液浓稠性、黏滞性、聚集性和凝固性增高，而器官血流减少，从而导致血管硬化、管腔狭窄、血流缓慢。这些都是心脑血管疾病发生的主要病理变化。

中医理论强调，治病必求于本，认为在治疗过程中，要探求疾病的根本原因，采取一对多作用、多靶点的治疗方式，即针对疾病根本原因确定正确的治本方法，因此有的中医专家根据气为血之帅，补气则补虚，气行则痰瘀自消，提出了秋季防治心血管疾病重在培补元气。元气是维护人体生命活动所必需的精微物质，是推动人体脏腑组织机能活动的动力，它既是物质的代称，也是功能的表现。元气在人体有推陈出新、温煦脏腑、防御外邪、固摄精血等重要职能。“人之有生，全赖此气”。元气充足，运行正常，则人可度百岁而去；反之，元气不足，或升降出入失常，则百病皆生，可引发多器官多系统功能失调，其中以心脑血管系统功能紊乱最为多见。

5. 秋季抑郁症

秋季抑郁症又名“秋悲”，是一种季节性心理疾病。秋季抑郁的主要表现为：心情不佳，认为生活没有意思，高兴不起来，较为严重的则出现焦虑症状，食欲、睡眠等生活能力下降；精力缺乏、自我评价低、精神迟滞、终日郁郁寡欢、少语懒言等表现。特别是老年人，见秋风落叶，凄风凄雨，使人触景生情，易产生垂暮之感，诱发消极情绪，导致抑郁症。

我们来看这个“悲”字，它是由非和心组成，非在上，心在下，先非后心，也就是说首先做了违背心愿的事情，做了自己不想做的事情，也就是违心、不顺心的感觉，到了一定程度，也就是相互违背，背道而驰到了一定阶段，就会让人感觉违背了初衷，因此心情不愉快、伤心不已。秋季伤感，从古至今，不管是达官贵人，还是普通百姓，都有发生，有的会向隅而泣，默默流泪，有的则嚎啕大哭，悲痛欲绝。

在马致远的《天净沙·秋思》中写下了：“枯藤老树昏鸦，小桥流水人家，古道西风瘦马，夕阳西下， 断肠人在天涯。”生动地描绘了秋季那种萧条的景象及人们悲凉的心情。在《红楼梦》第四十五回中，林黛玉就在秋分时节老毛病又犯了，不断地咳嗽，病情一天比一天重，有一天傍晚，外面突然淅淅沥沥地下起了秋雨，滴滴答答，雾雾蒙蒙，时不时秋风吹过，卷起地上的残叶，摇曳外面的竹林。黛玉此时正拿起一本《乐府杂稿》，看了里面的《秋闺怨》《别离怨》之类的诗，此时此刻，心中已不平静，

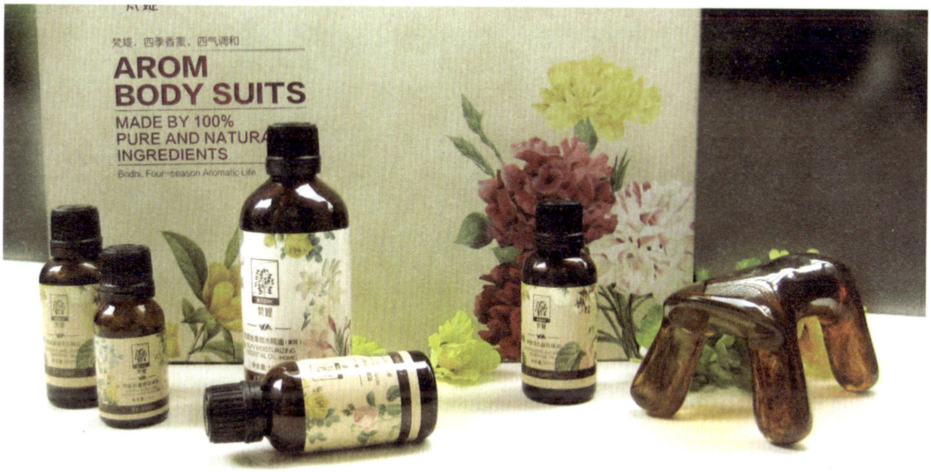

又看到外面的景象，想及自己的身世遭遇，触景生情，心中悲伤有感，写下了《秋窗风雨夕》：“秋花惨淡秋草黄，耿耿秋灯秋夜长；已觉秋窗秋不尽，那堪风雨助凄凉！助秋风雨来何速？惊破秋窗秋梦续。抱得秋情不忍眠，自向秋屏移泪烛……”在这首二十句诗里，林黛玉共用了十五个“秋”字。古人虽说不以物喜，不以己悲，但又有几人能做到？秋风落叶，凄风凄雨，往往使人触景生情，特别是老年人易产生垂暮之感，诱发消极情绪，严重者，终日郁郁寡欢，少语懒言，很容易患上抑郁症。

现代医学研究认为，造成秋季抑郁症病因主要是阳光照射少，人体生物钟不能适应日照时间缩短的变化而导致生理节律紊乱和内分泌失调，出现情绪与状态的改变。人的大脑中有一种腺体叫松果体，对阳光十分敏感，能分泌松果体素（也称褪黑素）和5–羟色胺。松果体通过神经纤维与眼睛联系，当阳光强烈时，松果体受到阳光的抑制，分泌激素减少；当阳光强度降低时，松果体兴奋，分泌出的激素就多。当它分泌多的时候，人体内的甲状腺素、肾上腺素分泌减少，人体便会处于抑郁状态，容易感觉到疲惫、心情不畅。研究发现，在秋季，尤其是患上抑郁症的人，其体内的松果体分泌的激素往往过多。

同时随着现代社会的发展，生活节奏的加快，越来越大的生活压力压得我们喘不过气，再加上秋季气候的变化无常，人们在这样的情况下，就会越来越烦躁，心情越来越抑郁，有的人甚至会对生活失去信心。在心理上，产生情绪消极、抑郁、迷茫、孤独和无助之感，甚至从忧伤到悲观到绝望，认为生活没有意思，高兴不起来。“已觉秋窗秋不尽，那堪风雨助凄凉”就是对此的典型写照。这种心理上的问题最主要的还是自己要会调节，不要给自己过大的压力，放轻松，学会自我满足。

三、秋季芳疗的应用

秋季天气干燥，女性不仅皮肤容易干枯脱皮变坏，也容易导致内分泌紊乱，同时萧条的景色也可使人产生抑郁的表现。而在秋季使用芳香疗法，不仅可滋润皮肤、补养水分、改善枯燥的肌肤，而且精油特殊的香味还可舒畅你抑郁的情绪，使你摆脱秋季的烦躁。在当今社会呼唤回归自然的思潮影响下，现代熏香疗法越来越受到人们的青睐。加之随着医学模式的改变，“以人为本”的思想在当今医疗保健活动中尤显重要，人们在追求临床疗效的同时，更注重医疗方法的简单性、方便性和无毒性，现代芳香疗法的兴起无疑给医疗保健提供了更广阔的空间。当今，在回归自然的新生活观念趋势中，芳香疗法是最广为人知也最受人欢迎的一种自然疗法！

那么秋季芳疗具体又该如何实施呢？笔者就从以下几个方面简单做一介绍。

1. 秋季芳疗来防燥，补水保湿是首要

小芳，25岁，平常皮肤就比较干燥，每次洗完脸后感觉脸绷得紧紧的，很不舒服，特别是到了秋天，被风一吹就感觉脸上皮肤干涩、紧绷，暗淡无光泽，有瘙痒感，甚至还起鳞屑，甚至连黄褐斑、鱼尾纹等上了年纪的女人才有的表现都相继出现，而且感觉口干舌燥，鼻子干燥不适，而且还时不时便秘。这些不适感吧，到医院去看，医生说没病，只是身体的不适，嘱咐自己多喝点水，适当锻炼锻炼。自己也每天多喝水，也试了很多护肤品，但都觉得只是暂时好了点，没过多久面部的肌肤又打回原形，照样是感觉干、干，还是干。后来听朋友说这是秋季干燥的表现，可试着用芳疗来预防秋燥，并且精油补水保湿效果也不错，她们用了都感觉效果很好。于是抱着试试看的心态在朋友的建议下买了几款精油，一个多月下来，发现肌肤的干燥现象真的改善了好多，平时

不再感觉紧紧的了，而且感觉也非常的滋润，脸上终于舒服多了，以前用了那么多补水养颜产品，这么有效果还是第一次遇到，心里不知道有多高兴！

秋天到来后，由于空气开始变得非常干燥，加之早晚温差大，天气逐渐变冷，引起皮肤毛孔收缩，皮肤表面的皮脂腺与汗腺分泌减少，从而使得皮肤表面很容易丧失水分。而皮肤衰老的最大原因正是水分不足，加之秋季皮肤新陈代谢缓慢，所以秋风一起，许多人的脸上便起了皱纹或色斑、粉刺，原有的花斑、褐斑也会加深，皮肤变得干燥，皮下脂肪增厚，皮肤紧绷，甚至起皮掉屑。因此，秋季护养肌肤要注意补水，弥补夏季丧失的水分，并防秋燥对体液的消耗。而有些精油就具有很好的补水保湿的效果，而且精油中的活性小分子具有活化细胞，帮助细胞再生，促进新陈代谢，增强细胞的储水功能，补充肌肤的水分及养分。从而修复干燥的皮肤，解决肌肤缺水的现象，令肌肤水嫩光滑，充满弹性。

补水保湿效果较好的精油有：橙花精油、迷迭香精油、荷荷巴油、玫瑰精油、小麦胚芽油等。例如荷荷巴油，它的优点是清爽、不黏腻、无味、亲肤性佳、易于渗透，又具备高保水性，保水能力能维持 8 个小时不减，在协助保湿效果上十分出色。

使用方法：

第一步：洁面

可选用洗面奶 + 凉开水洗面，因为在凉开水中溶解在其中的气体比沸腾前减少了 1/2 左右，水质也随之发生变化，内聚力增大，分子与分子之间更加紧密，表面张力加强。这样的水质与皮肤细胞内的水分十分接近，因此更易浸透到皮肤里，从而使皮肤更加细腻、红润、有光泽。

第二步：爽肤

洁面后，以拍打的方式加上有收敛作用的化妆水（油性肌肤用紧肤水或爽肤水，干性肌肤用柔肤水、敏感肌肤用敏感水），在毛孔较大的地方不妨多按几下，这样不但可促进血液循环，还能让肌肤变得光滑有弹性。另外，将化妆水倒在纸面膜上，再轻轻敷面 15 分钟也能达到补水保湿的效果。

第三步：热敷

将浸过热水的毛巾盖在脸上，并轻轻按压，让毛巾贴紧面部和眼部皮肤，30 秒后拿下，这样可以促进脸部的血液循环，加速新陈代谢同时做好了补水保湿的“准备”。

第四步：滋润

可选用上述任何一种精油约 4 ~ 5 滴，滴在手心，按先中间后两边，先下边后上面的顺序均匀涂抹于脸上。

食指和中指并拢，用指腹从额头到太阳穴以画螺旋纹的方式按摩；

用指腹以点压的方式，轻压两眼周围；

四指并拢，四指指腹以螺旋的方法，由下往上按摩脸颊；

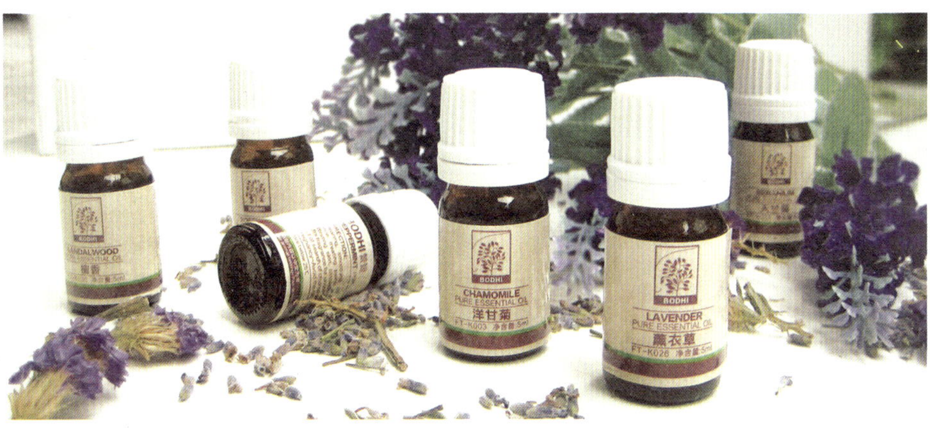

以四指指腹由下往上推，按摩下巴。

如果在按摩的过程中感觉摩擦起来不是很滋润，有涩的感觉时可再加少量精油，个人视具体情况而定，但要注意一次也不要过量使用精油，按摩约 10 ～ 15 分钟，直至精油完全吸收为止。

不仅平常老百姓，许多明星也喜欢用精油来补水保湿，防止皮肤干燥。

孙菲菲秋季精油补水秘诀：可以说，在众多内地女明星中，孙菲菲可以说算是最美女明星之一，她那典型的瓜子脸，樱桃般的嘴唇，灵动的眼睛都让人羡慕不已，当然更重要的还是她那水嫩光滑的肌肤，在干燥的秋季也照样水嫩水嫩的。当大家都羡慕她的肌肤，问及她的保养秘诀时，孙菲菲也毫无保留地告诉大家，她总结自己的护肤秘诀主要包括三方面：精油护理、关键补水、补充维生素。

A. 精油护理

孙菲菲介绍说由于每个人的肤质不一样，因此必须选择适合自己肤质的精油，千万不要选错了精油。比如油性肌肤就可以选择玫瑰花精油，干性肌肤就可以选择丁香精油，有时干有时油就可选万能的薰衣草精油了。在精油的配方上应该选择要以舒缓肌肤、补水保湿为原则，因为不管什么样的化妆品，都或多或少具有化学成分，这样就可以减少化学成分对肌肤的刺激，增强肌肤吸收水分的能力。因为经常拍戏，皮肤肤质不定，所以孙菲菲自己就选择万能的薰衣草精油，习惯在早上起床后和晚上睡觉前使用。

B. 关键补水

皮肤干燥，当然还是肌肤缺水导致的，除了每天定时定量地喝八杯水来补充机体水分之外，孙菲菲还特别注意肌肤深层补水。因此在闲暇之时，她就会选择敷植物面膜。在敷植物面膜之前，在脸部清洒些精油露水，植物精华可以使得肌肤更好地吸收养分，补充储水。

C. 补充维生素

维生素是肌肤最佳的保养品，维生素可以使肌肤中的毛细血管保持通畅，并不断地供给皮肤所需的营养，保持柔嫩的肌肤。水果中含有丰富的维生素，因此孙菲菲补充维生素的方法就是吃水果，不仅补充维生素，而且还可以达到减肥的效果，一举两得。

著名影视明星巩俐也对精油情有独钟。玫瑰精油是她的最爱，玫瑰精油可以改善皮肤干燥、保湿、恢复皮肤弹性、美白、抗衰老等多种功效，是最适合女性使用的精油。平常空闲之余，巩俐就会亲自做精油化妆棉面膜。方法：首先用玫瑰花水倒 15 ~ 20ml 在一个干净的瓷碗中，然后滴 2 ~ 3 滴玫瑰精油，调和后把大号化妆棉 5 ~ 6 片浸入调好的护肤水中，待棉片完全吸饱富含玫瑰精油的水分后，敷在脸上，如果室内空气比较干燥的话也可再覆盖上一层纸质面膜（纸质面膜可用纯净水浸湿，以不滴水为宜），20 分钟后，肌肤就变得容光焕发，充满青春活力。

可见芳疗在改善肌肤干燥这方面有着独特的优势，但是除了使用精油以外，我们在日常生活中也要养成良好的习惯。首先得保证机体所需的水分，增加水分的摄入，现提倡采用“五一二”的方法：“五一”的意思是 5 个 1 杯，即早晨起床后喝 1 杯白开水，早餐时喝 1 杯豆浆，午餐时喝 1 碗汤，晚餐时喝 1 碗粥，睡前半小时喝 1 杯牛奶；“二”的意思是上下午各喝两杯茶，以此来补充机体所需的水分。在饮食上以清淡为主，多吃粗粮和富含纤维素、矿物质的东西，促进排便。要少吃过油、过甜、过辣、过咸的东西，温热类如羊肉、狗肉、韭菜等少吃为妙。多吃些萝卜、莲藕、梨等润肺生津、养阴清燥的食物。特别是梨有生津止渴、止咳化痰、清热降火、润肺去燥等功能，很适宜有内热，出现肺热咳嗽、咽干喉痛、大便干结的人食用。在起居上要做到早睡早起，注意天气变化，及时保暖；洗浴不宜用碱性大的用品，要注意皮肤的日常护理；还应注意多运动，以促进血液循环。

2. 秋季长膘用芳疗，瘦身美体两相兼

刘小姐，21 岁，在校大学生，平时就是那种超重的体型，为了减肥也没少花工夫，每年在夏天，因为天气炎热，吃得少，好不容易把体重减下来，可一到秋天，天气转凉了，胃口变好了，吃得好，睡得香，就又反弹了。她为此甚为苦恼，不为别的，就是因为长秋膘，看着身边的美女们一个个把自己打扮得漂漂亮亮，而自己却不敢出门，心情愈加烦恼。曾经也想过不少办法，像减少饮食、多运动、吃减肥药，但效果并不明显，听别人说精油减肥效果不错，于是就打算去试试。对于刘小姐这样的情况，该如何使用精油呢？

首先要确定肥胖类型。只有先了解自己属于什么肥胖类型，才能正确选择精油，制定适合的芳疗方案，一般常见的肥胖类型有：

①脂肪型肥胖：用两手轻轻挤压肥胖部位，如果可以看到肥胖部位的肌肤像橘皮一样，多属于脂肪型肥胖。可选用一些具有燃烧脂肪的精油。

②水肿型肥胖：如果皮肤看起来很白嫩，用手按下去，皮肤肌肉弹起来松松软软的，多为水肿型肥胖。主要是因为新陈代谢不良，造成体液不易排出体外，形成水肿，那么就应该选择一些促进排水的精油。

③混合型肥胖：肥胖部位用手摸起来并不是很明显，比较松软，多属混合型肥胖，可以先燃烧脂肪，然后再去水肿。

其次要调配合适的精油：根据不同的肥胖类型及个人喜好，调配合适的精油，如脂肪型肥胖可以按 2 ∶ 3 ∶ 1 的比例调配小茴香精油、杜松精油、葡萄柚精油，水肿型肥胖可用柠檬精油来调配，一般不超过三种以上的精油。

最后为巧用精油瘦身：

①精油瘦脸

取 2 ～ 3 滴茉莉精华油（3% 茉莉精油 +97% 荷荷巴油），倒在手掌心里，用手掌搓热，然后在额头、眼睛、两颊由中间（眼睛内角）向两侧（眼尾）稍稍用力地一下下按压，直至耳前、耳后，按压 3 ～ 5 个循环后，再将下巴置于手掌心中，两手沿两边承托颚骨，轻轻地来回按摩颌颊部，每天早晚护理皮肤时重复这套动作 5 ～ 6 次，每次 5 ～ 10 分钟，这样就可畅通血液循环，消除多余的脂肪，改善脸部轮廓，达到瘦脸的效果。

②精油美胸

精油美胸主要以调理为主，通过机体的嗅觉和皮肤的吸收，使精油的活性小分子进入体内，刺激下丘脑垂体分泌荷尔蒙、酵素等激素，促进胸部发育。同时采用科学合理的按摩手法，在促进精油吸收的同时，进一步促进胸部细胞体积增大，促进乳腺管道的加长，对乳房周围的脂肪组织及韧带的发育也起着支持和塑型作用，而且还有助于皮肤内胶原纤维的维持和新兴细胞的生长，这样就能使乳房更加丰满和坚挺。

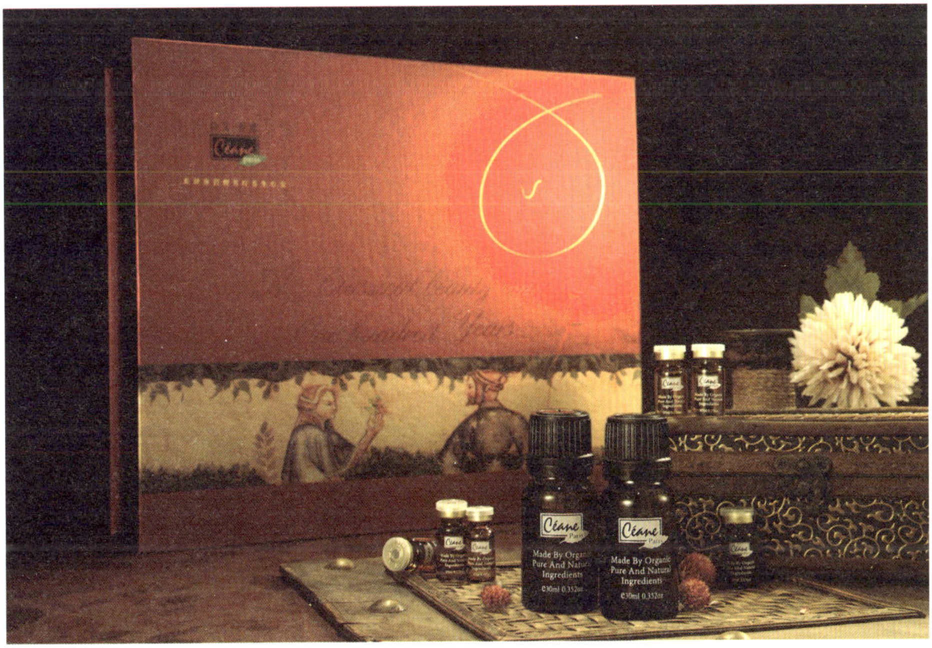

美胸精油，一定少不了玫瑰精油、天竺葵精油、迷迭香精油、依兰精油等等，现代研究表明迷迭香精油可以促进淋巴和血液回流、刺激细胞生长的功效。在基础油的选择上，可以选用对皮肤有滋润效果的荷荷巴油或甜杏仁油。常用的复方调配精油方有：

A. 天竺葵精油 5 滴 + 迷迭香精油 5 滴 + 依兰精油 5 滴 + 茴香精油 5 滴 + 荷荷巴油 50ml

天竺葵精油与依兰精油能够调节荷尔蒙分泌，迷迭香精油可以促进细胞生长，茴香精油则可疏通乳腺管，使经络通畅，促进发育，几种配合使用，功效互相叠加，效果明显。

B. 乳香精油 5 滴 + 天竺葵精油 5 滴 + 迷迭香精油 5 滴 + 薰衣草精油 10 滴 +50ml 荷荷巴油

乳香精油具有紧致胸部的作用，而薰衣草精油则可以帮助放松心情，而且疗效十分全面，配合天竺葵精油和迷迭香精油效果更佳。

C. 柠檬精油 5 滴 + 迷迭香精油 5 滴 + 玫瑰精油 5 滴 + 薰衣草精油 10 滴 + 荷荷巴油 50ml

柠檬精油具有美白、增强免疫功能、促进淋巴和血液循环的功效，玫瑰精油可调节荷尔蒙的分泌，改善乳房肤质的功效，配合迷迭香精油和薰衣草精油可以达到理想效果。

操作方法：

A. 精油按摩：

将调配好的精油倒在按摩者的手上（或者直接滴在患者的胸部），然后均匀地涂抹在胸部。在按摩过程中如果感到按摩起来不是很滋润，即有涩的感觉时可随时再加少量按摩油。按摩手法可以分四步来进行：

第一步：以大拇指一边，另外四指合拢为一边，虎口张开，从两边胸部的外侧往中央推，以防胸部外扩，每边 30 下。

第二步：手保持同样的形状，从左胸开始。左手从外侧将左乳向中央推，推到中央后同时用右手从左乳下方将左乳往上推，要一直推到锁骨处。就是说两只手交错着推左乳。重复30次以后，换右乳，这个动作很重要。

第三步：手做成罩子状，五指稍分开，能罩住乳房的样子。要稍稍弯腰，双手罩住乳房后从底部（不是下部）往乳头方向做提拉动作，重复20次。

第四步：双手绕着乳房做圆周形按摩，按摩到胸部上剩下的所有的精油都被吸收完为止（一定要按摩到精油完全被皮肤吸收不油腻为止，否则残留的油渍堵住毛孔容易引发小痘痘），按摩完毕后最好还要用热毛巾敷下。

同时可以用精油按压膻中穴（在前正中线上，两乳头连线的中点）及乳根穴（乳头直下，乳房根部，当第5肋间隙，距前正中线4寸），每次按压5秒钟左右，每次按压5～6次，更有神奇的功效。

B.精油沐浴：

沐浴不仅仅是清除汗水、污垢，更重要的是用花水、手和工具对乳房进行冲击和按摩，改善局部血液循环，使乳房组织发生形态变化。涂敷精油，可使胸部皮肤光滑润泽，富有弹性。

材料：茉莉花30克+佛手柑精油10滴+依兰精油5滴+鼠尾草精油5滴。茉莉花可调整体内的荷尔蒙分泌，并舒缓紧张情绪，鼠尾草精油可增强内分泌系统，促进相关激素分泌。

用法：在浴缸内放入浴水，调至40℃左右，较人体温度略高为宜，加入精油配方，然后将身体浸泡在浴缸中，同时用手对乳房进行按摩，也可持刷子自乳房内侧沿着乳房下方的线条，画弧般往外侧刷洗乳房。浴后抹上1～2滴茉莉花精油，并用手按顺时针方向轻轻按摩10分钟，待吸收完全后，再用毛巾轻轻揩抹干净。

③精油消腹

除了常规精油腹部按摩外，香薰神阙穴是当前一种较为热门的方法。神阙穴即肚脐眼，是胎儿出生前从母体获取营养物质的通道，药物易于通过脐部，快速进入血液中；中医认为它内联十二经脉、五脏六腑、四肢百骸，为调理机体的要穴，古代一直就有其防病保健的记载，相传彭祖就创立了彭祖薰脐法，以防病治病，延年益寿，以至活了800岁。那么我们怎么来香薰神阙穴呢？

A.先将肚脐及其周围皮肤清洗干净，然后滴3～5ml葡萄柚精油进行按摩，按摩约3～5分钟，使其慢慢渗透到肌肤中去。

B.在肚脐眼上滴2滴杜松精油，点燃一根艾条，点燃那头向下，开始薰脐，时间约30～50分钟，当精油中的有效成分渗透到肌肤时，艾灸将其转化为元气，通过经络把元气舒散全身，从而促进新陈代谢，使脂肪层燃烧。

C.薰脐完成后，擦拭肚脐周围精油，清洁周围皮肤。

这样每天1次，一周为一个疗程，一般进行2～4个疗程就可见到效果了。

④精油瘦腿

瘦腿精油可以帮助我们塑造完美腿型，能有效消除腿部多余脂肪，促进腿部的血液循环，快速排除体内毒素，促进细胞再生，紧实腿部肌肉。瘦腿精油怎么用，瘦腿精油的按摩方法有哪些？下面就为你详细地介绍瘦腿精油的使用方法。

首先在用精油按摩和刮痧前，准备好精油、刮痧板，放在离自己比较近的位置，这样方便在使用的过程中随时拿到。

第一步：把腿部洗干净，让毛孔充分打开，这样有利于精油的吸收效果。取调配好的精油约15滴左右，均匀地涂抹在腿部，按摩的过程中再逐渐增加，一般来说按摩和刮痧的过程中，每条腿的用量约为20～30滴，也可以适当增加。

第二步：精油热身按摩，按摩的手法总结一下就是抓、捏、拍、手、捶，主要以抓捏为主，以让精油的充分吸收为目的。

第三步：精油的穴位按摩，首先就是承扶穴（承扶穴在大腿的后方，臀部以下，大概臀部下方一寸的位置），然后是委中穴（委中穴位于人体的腘横纹中点，股二头肌腱与半腱肌肌腱的中间），还可以选择足三里、三阴交、血海等穴位，逐个穴位进行按摩，每个穴位要按摩 2 分钟以上，主要以推压的方式为主，反复按摩 2 ~ 3 分钟。

第四步：精油刮痧。腿自然曲起，让小腿处于最自然放松的状态，然后用刮痧板依次按照各个穴位重点刮痧，双腿各刮 100 下，重点穴位至少要 20 ~ 30 下。刮痧的时候应注意以下几点：A. 方向：每次只能刮一个方向，不能像搓澡一样来回地刮；B. 力度：一定要用相对较大力度快速地刮，在自己能承受的范围，越使劲越好，只要坚持刮了就能有效果；C. 角度：板与腿成 40° ~ 60° 锐角，顺着锐角的方向刮；D. 穴位：需重点按摩的穴位：伏兔、血海、足三里、风市、承扶、三阴交、悬钟、委中、承山等（笔者认为如果实在分不清，就用刮痧板从下往上一刮，就能把所有的穴位都刺激到了）。

3. 芳香疗法保养卵巢、调节内分泌

向小姐，36 岁，教师，自从生完小孩后，这几年感觉人老得特别快，皮肤也变得粗糙，脸颊上长满了黄褐斑，脸色也暗黄，没什么光泽；以前引以为傲的乳房也下垂，腰腹部明显比以前大了不少；下身瘙痒，还时有痛经发生；晚上睡不着觉，烦躁不安，动不动就因为一些小事情就和别人吵架，自己心想不会这么早就到了更年期了吧，跑了医院去检查，结果说什么是内分泌失调。医生建议向小姐平时多注意保养，并且还开了些药。对于向小姐的情况，如何来使用芳疗呢？

卵巢，女性的生命之源。身为女人，谁不羡慕光洁的肌肤，窈窕的腰身？谁不希望风华绝代，魅力逼人？ 可当年过三十，当皱纹与色

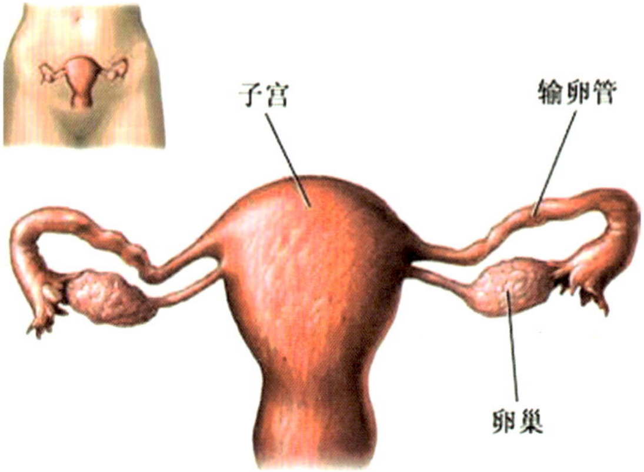

斑在脸上悄然浮现，当一切的娇艳都成为曾经时，那是怎样的一种无奈啊？而这一切的变化，均源自卵巢。

卵巢是女性的根基重地，是女性的性腺，它于女性的作用，就像睾丸之于男性，影响着女性的外观容貌和性生活质量。卵巢有两种主要功能：一为产生卵子并排卵，体现其生殖功能；另一为合成并分泌性激素，如雌激素、孕激素、雄激素等20多种激素和生长因子，控制着人体骨骼、免疫、生殖、神经等九大系统的400多个部位，维持这些器官的青春和活力。如果卵巢功能衰退，一则会影响生殖机能，二则就会导致内分泌失调，而且后者更常见，出现像阴道萎缩干涩、性生活障碍、易怒、抑郁、失眠、发胖、皮肤干燥、易生暗疮、乳房下垂、便秘等一系列的表现。

三十岁以后的女性，步入了卵巢功能的衰退期。卵巢早衰是引起体内一系列变化的根本原因，是内分泌失调的首要原因，因此只有卵巢功能改善，活力激发，才能从本质上解决女性内分泌失调的相关表现。卵巢保养得好，各种激素分泌正常，就可以使面部皮肤细腻光滑，白里透红，永葆韧性和弹性，促进生殖和机体健康，调节并分泌雌性荷尔蒙，提高两性生活质量，胸部丰满、紧实、圆润。

卵巢保养，是通过植物中对卵巢、子宫有补养作用的精油经过科学合理的调配后，进入人体进行调理。采用富含多种植物精华的香精油，经过涂抹、擦拭，让其有效成分渗入血液，由皮下的毛细血管到达整个血液系统，送到身体各个部位，起到保养治疗的作用。植物精油进入人体后，激活脑垂体并通过垂体促使卵巢分泌人体所需的雌激素及孕激素。它所分泌的雌激素是我们自身的一种激素而非药物激素，所以它对人体无害。长期补充药物雌激素，会造成子宫肌瘤及乳腺癌的发病率增高，所以我们还是选择纯天然的精油来激发人们的自身激素比较好。并配合美容师手法做子宫卵巢反射区的按压，以刺激卵巢的分泌和吸收功能，同时配合远红外线的治疗功效，达到活血化瘀、温补强化的作用，从而对卵巢进行保健和养护。通过护理，能够改善卵巢功能，使之恢复正常。从而使皮肤柔软细腻、有弹性、光泽、面色红润、脸上色斑减淡；月经前的疼痛消失，增加阴道的分泌物，阴道不会干涩，对性生活的浓厚的兴趣；并且能提高人体的免疫能力，淡化妊娠纹；提升及增大乳房，预防乳腺炎，推迟绝经期、更年期，延缓衰老，由内而外达到护养的作用。

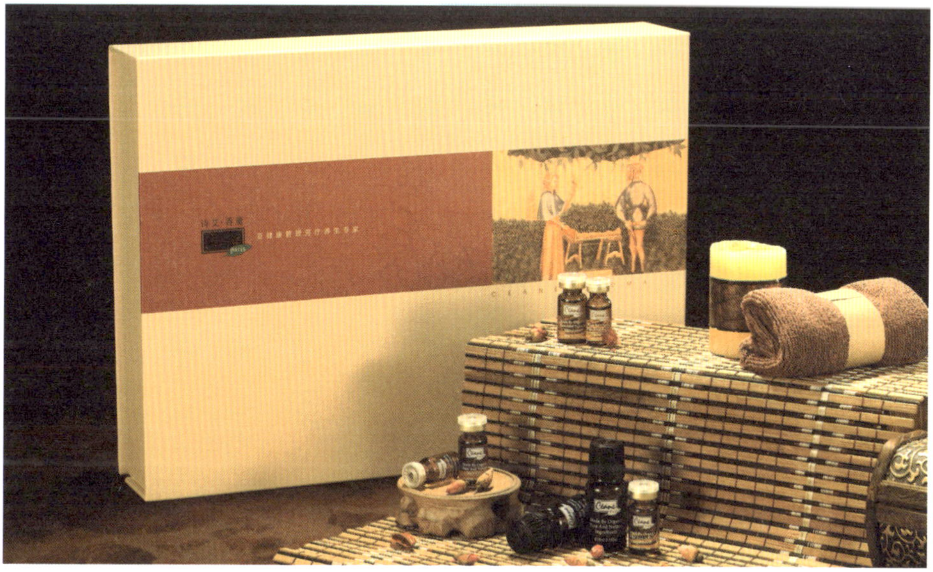

保养卵巢、调节内分泌常用的精油有：

①薰衣草精油

薰衣草精油具有调节女性荷尔蒙分泌、刺激肾上腺分泌雌激素、维持女性雌激素在体内的浓度平衡、调整月经周期、改善女性内分泌和各种女性生殖系统问题的功效。

②玫瑰精油

玫瑰精油是“精油之后”，为精油之极品。能调整女性内分泌，滋养子宫，缓解痛经，改善性冷感和更年期不适。具有很好的渗透性，及良好的融合性，通过直接激发皮肤细胞的各项新陈代谢反应，激活细胞再生能量，抑制氧自由基活性，增强血流量，控制酪氨酸酶氧化，加速养分与水分的平衡，强化细胞毒素的排出，从而达到对机体内外环境的整体调节与控制。

③丁香精油

丁香精油能激发女性潜在的性激素分泌，促进卵巢分泌雌激素，美体健胸，疏通乳腺及生殖器官组织，调整女性生殖系统，还可治疗某些妇科疾病。

④天竺葵精油

天竺葵精油可调节荷尔蒙，补充雌激素，调节内分泌对月经不调、痛经、宫寒宫冷、乳房胀痛、腰酸背痛等表现有很好的功效，可缓解女性因内分泌失调而引起的情绪问题，有助于女性达到身心平稳。

在选好精油的同时，采用什么样的按摩手法才能达到最佳的调理效果呢？常用的卵巢保养按摩手法如下：

步骤一：沐浴清洁后，取适量的具有保养卵巢、调节内分泌功效的精油（玫瑰精油、丁香精油等），均匀涂抹于腹部，双手掌搓到微微发热，然后从锁骨向肚脐方向顺势按摩，力度柔软适中，15次每分钟，约3～5分钟。

步骤二：沿腰线左右两侧向肚脐揉压，力量适中，动作轻柔，并在上腹部横膈膜和下腹部子宫卵巢分布区域加强按摩，约 5 ~ 10 分钟。

步骤三：以肚脐为中心，先顺时针方向后逆时针方向深沉按下腹部，5 ~ 10 分钟，加强子宫卵巢吸收。

步骤四：让病人翻身，再取适量的卵巢保养精油，涂抹于肾俞穴（位于人体的腰部，当第 2 腰椎棘突下，左右二指宽处）处，双掌摩擦至热后，将掌心贴于肾俞穴，用手指按揉肾俞穴，3 ~ 5 分钟，至出现酸胀感，且腰部微微发热为宜。

4. 芳香疗法防治心脑血管疾患

在心脑血管疾病防治方面，从古至今，芳香疗法一直长盛不衰，像古代就有许多用麝香来治疗胸痹、胸痛、神昏等病症的记载，其实这就是芳香疗法的一种表现。又比如现在的高血压、心脏病病人，在身上都会备点麝香保心丸、苏合香丸的药物，以备紧要关头使用。除此之外，中药还有许多具有芳香开窍、芳香醒脑作用的中药，像木香、丁香、檀香、艾叶、沉香、龙脑、安息香等，有些也制作成精油，比如我们常用的檀香精油。

中医认为心脑血管疾病的发病机制不外乎气虚、血瘀、痰凝这几种。气虚为虚证的表现，虚则补之，那么气虚者就当补其气，气行则血行，脉络通畅，就会使心脑血管疾患的发病率降低不少，我们就可用些具有补气作用的中药，像黄芪、党参之类。血瘀和痰凝是实证的表现，为有形之邪，当血液瘀滞在心脏就发为心肌梗死，瘀滞在头部则发为脑栓塞，那么防治时就应当涤痰开窍、活血祛瘀，这时我们就得用芳香之类的药物了，内服加外用，双管齐下，像中医急症用的三宝：安宫牛黄丸、紫雪丹和至宝丹，无一不用芳香开窍之品，其临床效果显著。

芳香开窍药是指具辛香走窜之性，以开窍醒神为主要作用，治疗闭证神昏的药物。心藏神，主神明，心窍开通则神明有主，神志清醒，思维敏捷。若心窍被阻、清窍被蒙，则神明内闭，神识昏迷，人事不省，治疗则须用辛香开通心窍之品。闭证治当通关开窍、醒神回苏，宜用本类药物治疗，然而闭证从寒热属性分，又有寒闭、热闭之不同。面青、身凉、苔白、脉迟之寒闭，须施“温开”之法，宜选用辛温的开窍药，配伍温里祛寒之品；面红、身热、苔黄、脉数之热闭，当用“凉开”之法，宜选用辛凉的开窍药，并与清热泻火解毒之品配伍应用。本类药味辛、其气芳香，善于走窜，皆入心经，具有通关开窍、启闭回苏、醒脑复神的作用。部分开窍药以其辛香行散之性，尚兼活血、行气、止痛、辟秽、解毒等功效。

《黄帝内经》中不但提到了“心病者，胸中痛，胁支满，胁下痛，膺背肩甲间痛，两臂内痛”及“真心痛，手足青至节，心痛甚，旦发夕死，夕发旦死”等类似心脑血管疾病的症状，最重要的是提出了治则：“芳香温通法”——“痛痹，心痛，有寒故痛，温则消而去之”。这就不得不说一下芳香温通法的代表方苏合香丸。

苏合香丸

苏合香丸作为芳香疗法防治心脑血管疾病的重要药物，其含有麝香、龙脑、安息香、丁香、檀香等多种芳香开窍的药物，许多临床资料表明，冠心病患者心绞痛发作时，或处于昏厥休克时，服用以麝香为主要成分的苏合香丸，病情可以得到缓解。在《苏沈良方》卷十五中，沈括关于苏合香丸的记载，读时让人顿觉眼前一亮：“淮南监司官谢执方呕血时久，手足皆冷，鼻息都绝，后以半两苏合香丸灌之即刻苏醒。”“又有一船工子患伤寒，日久而死，但心窝尚暖，服四丸苏合香丸即省人事。”病案中的谢执方和船工的儿子都是危重病人，一个呼吸已停止，断气了；一个只有胸口处还有点热气，马上要去鬼门关报到了，放在今天，医院也肯定给家属下《病危通知书》了，而沈括给他们服了苏合香丸后，不久两人居然都“活”了过来，实在让人不得不感叹苏合香丸之于治病救人，堪称奇绝也！沈括不但亲手治愈了病人，他还在书中总结出苏合香丸不仅适于胸痹心痛（冠心病）重症病人的急救，还可以用于瘟疫中毒、肺结核等症，并特作批注：“人家不可无此药，以备急难。”

自宋以后，大量的临床病例证明了苏合香丸的神奇疗效，医家在叹服之余，将其奉为“圣药”，广泛运用于胸痹、心痛、卒中等疾病的治疗，在元、明、清的医学典籍中都能寻到它的身影。公元1445年，苏合香丸又被朝鲜金礼蒙《医方类聚》收录，远传朝鲜，后来此书又辗转流传到日本，对日、韩汉方医学的发展产生了深远的影响。日本后来生产的抗心绞痛的中药制剂，其组方思路很多都来源于苏合香丸。直到今天，苏合香丸仍然是中医治疗心绞痛等症的主要药物。

作为芳香疗法的另外一种使用形式精油，其用来防治心脑血管疾患，一则利用其功效，二则利用其芬芳的气味来调节情绪。心脑血管患者大多发病是因为情绪激动引起，像《三国演义》里面就有诸葛亮三气周瑜，把周瑜活活气死的典故，可见调节情绪是多么的重要。因此对于平时就有高血压、冠心病等疾患的病人，就可带些精油在身上，时不时地拿出来嗅嗅，醒脑安神，平衡紧张的情绪。

当然，除了用芳香疗法来防治心脑血管疾病外，我们还应当做到以下几点：

①控制血压

秋季天气时凉时热、变化无常，这样容易导致血压波动，因此高血压患者要遵照医生的要求按时定量服用降血压的药物。高血压男性患者应保持乐观情绪，防止过度兴奋和疲劳，情绪激动会引起交感神经兴奋，导致心跳加快，心脏负担增加，注意不要抽烟、酗酒。

②合理饮食

高血压、冠心病患者不要跟风贴秋膘，饮食应坚持以清淡为主，避免三餐过饱，控制食盐的摄入，饮食中过多的摄盐是心脏疾患的“敌人”，但食盐摄入太少又不能满足身体的需要，会导致另外一些疾病（如低钠血症）。摄盐多少才是合适的呢？一般轻度患者每日限制在5克左右，中重度患者还要适度减少。

③严防感冒

秋季温差大，人体的抵抗力下降，尤其当几场秋雨过后气温骤降时，人们极易伤风感冒，应及时增减衣物，并适当进行户外活动。感染是诱发心衰的首要原因，因心衰病人的抗病能力差，因此对感染要特别重视，如呼吸道感染（感冒发热、咽喉炎、气管炎、肺炎等）、泌尿道感染等。

④适量运动

特别推荐“三、五、七”运动法。“三”是指每天步行3公里以上，且每次坚持30分钟；“五”是指每星期要运动5次以上；“七”是指运动后心率＋年龄＝170，如果太快，心功能容易超负荷。

⑤充足睡眠

相比苦夏的湿热难眠，秋季天气凉爽许多，入睡也容易了许多，因此，一定要保证充足的睡眠，每天睡够8个小时，且睡眠质量要高。

⑥携带药物

出游时，心脏病患者最好随身携带药物，出现症状时及早服药，出现心慌、胸闷、憋气等症状要及早到医院就治，千万不要推迟。

5. 芳香疗法缓解抑郁症

我们最熟悉患有抑郁症的代表人物莫过于《红楼梦》中的林黛玉了，她自幼失去双亲，本就性格孤僻，又寄人篱下，处处小心谨慎，对喜欢的人又不好意思去表达，所欲不遂，加上体弱多病，所以一直都郁郁寡欢。不仅是秋天抑郁，就连春意盎然的春天也悲伤不已，把一些残花落瓣掩埋土中，感叹“一朝春尽红颜老，花落人亡两不知”，其顾影自怜、自悲自伤之情可见有多严重。不仅古人有抑郁的时候，在当下快节奏的生活环境中，现代人更容易出现抑郁的表现，有许多电影明星甚至因为抑郁症而自杀，比如香港的张国荣，韩国的李恩珠、郑多彬等。治疗抑郁症，心理疏导虽说是主要的治疗方法，但芳香疗法在抗抑郁方面也有不错的疗效。

日本医学专家发现，用植物芳香精油揉搓身体，能够缓解抑郁症患者的病情。研究人员选取 5 名患者参与试验，这些患者年龄在 39 岁至 59 岁之间，都被诊断为轻度抑郁症。每周使用精油按摩 2 次，每次 30 分钟，共进行了 4 周，研究人员测试患者在接受治疗前后的汉密尔顿焦虑量表数值（该值代表抑郁程度，数值越大，病情越重，10 分以下为正常）进行比较。结果表明，5 名患者接受芳香按摩疗法之前，焦虑值平均为 14.8 分，接受按摩后均恢复正常，降到了 8.8 分以下。虽说病例数不多，但也从一定程度上说明了精油具有缓解抑郁的作用。奥地利研究人员发现，闻薰衣草精油和甜橙精油可以让人心态积极向上，减少焦虑，心情更趋于平静。

具有抗抑郁功效的精油有：佛手柑精油、洋甘菊精油、茉莉花精油、天竺葵精油、檀香精油、薰衣草精油、香蜂草精油、马郁兰精油等。

使用方法有：

①精油香浴

在浴池中倒满温水，40 ～ 50℃即可，将佛手柑精油 3 滴 + 洋甘菊精油 1 滴 + 快乐鼠尾巴草精油 2 滴倒入浴池中，然后静静地躺在浴池中，闭目养神，同时做呼吸，使清香的精油小分子通过呼吸道进入体内，刺激神经系统，通过神经调节，舒缓紧张的心情，缓解压力，放松身心，可有效地缓解忧郁的心情。

②精油香薰

可选择佛手柑精油 2 滴，天竺葵精油 1 滴，滴在手帕或面巾纸上，女性还可以滴在胸罩上，紧张时，捂住鼻子吸吮一下，不仅可以提神，还可以消除紧张的情绪，达到放松身心的目的。

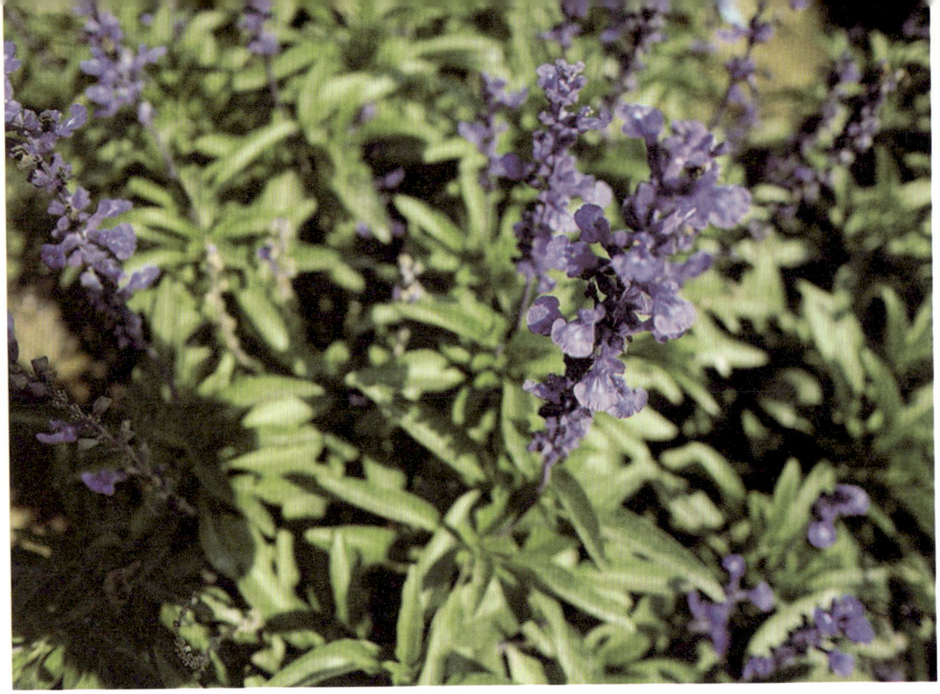

秋季常备的几款舒缓心情的精油

①罗马洋甘菊（Chamomile Roman）：罗马洋甘菊稀释后香气甜美宜人，带着淡淡果香，有“地上的苹果”之称。具有抗敏放松效果的洋甘菊有许多种，其中罗马洋甘菊最为温和，也适合用来安抚婴幼儿。（罗马洋甘菊能平抚热燥红痒的身体和脸部肌肤，迅速镇定敏感泛红和紧张的肌肉，晚上亦能帮助睡眠，收摄心神，让起伏不安稳的心灵，慢慢沉淀，很符合“秋季宜收”的养生精神，是一款在安抚身体与舒解压力方面，具有卓越效果的精油，特别适合在休息、睡前使用）

使用方式：调配 5% 于甜杏仁油中，在感觉压力大时，随时涂抹按摩头部、背部与肩颈，此款精油也适合与有“助眠女王”称号的真正薰衣草（Lavender vera）一并调配使用。

②柠檬马鞭草（Lemon verbena）：清新

细致的柠檬香，带有一点药草气息，就是在舒压花草茶中常见的主角——柠檬马鞭草。柠檬马鞭草非常适合用来空间薰香，能使人感觉清爽舒适，且精神澄澈集中，对于思绪调理特别有帮助，且透过薰香，其芳香分子释放在空气中，也有净化空气、预防感冒的效果。生活压力过大、情绪起伏无法控制，容易暴怒或无来由陷入沮丧低落情绪的人们会特别喜欢柠檬马鞭草的香气，它平衡神经与内分泌的特质，使人具有轻松愉悦的感受。

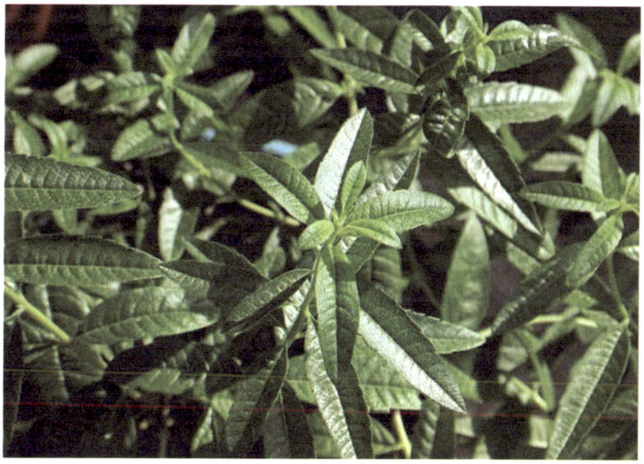

使用方式：早上进办公室，或是下班回家后。都可以先在薰香器里滴上两滴柠檬马鞭草，酸甜柠檬香气能使空间充满生气，提高耐挫折力与抗压力，并预防感冒。若是肌肉感觉紧绷疲劳（运动后、久坐久站后……），可将柠檬马鞭草以 3% 比例稀释于冷压橄榄油中，沐浴后轻轻按摩，休息一晚即可消除疲劳。

③香桃木精油（Myrtle）：香桃木精油味道清新、甜美，可帮助排除支气管的痰液与消炎，对于感冒与慢性咳嗽的患者来说，是极佳的辅助治疗用油，且不干扰睡眠，不会使人过度兴奋，适合夜间使用。咳嗽在心灵意义上，代表着释放情绪与说出心里的话，性格过度压抑、内向、敢怒不敢言、表达能力受阻，或使用声带过度的人，容易感觉胸闷，并在感冒时出现咳嗽与支气管问题。

使用方式：调配 5% 的香桃木精油于橄榄油中，每日 6 次按摩于胸口即可。

④大西洋雪松（Cedrus atlantica）：大西洋雪松精油是由生长数百年的高大雪松树木屑蒸馏出；这些雪松树，可说是历史与时间的

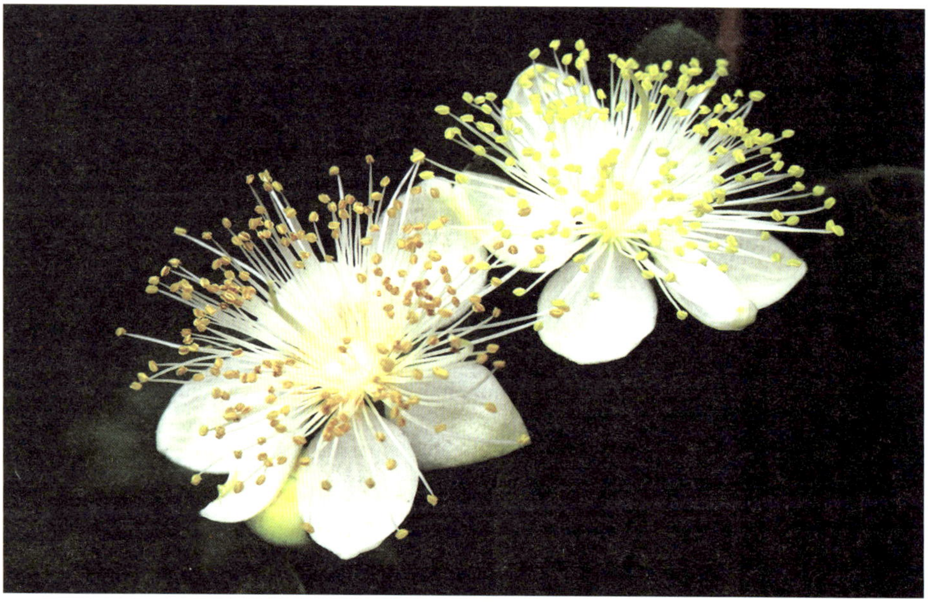

见证者，看尽朝代兴衰更迭，而高耸繁密的枝叶，象征着超然的精神力量，自古以来是宗教仪式中不可或缺的薰香香气。使用大西洋雪松能帮助解除紧绷纠结感，特别是一些繁琐纠缠、流长蜚短，令人感觉不自在的人际关系，大西洋雪松的能量能够将心智视野提高，如同高大的巨木俯视滚滚红尘、芸芸众生一般，减轻那些无法立即解决，但又挥之不去的烦闷感受，帮助休息与睡眠，使脸部表情平静安稳。秋季容易发胖，而此精油也有排除身体多余水分、调节油脂分泌的功效，减轻臃肿浮肉现象，使人感觉轻松自在。

使用方式：调配 5% 于冷压橄榄油当中，早晚按摩于浮肿部位。若要安抚神经，可在洗头前将按摩油涂抹于头部，头皮按摩数分钟后再洗澡洗头。精油分子小、吸收速度快，用洗发精将尚未吸收的橄榄油彻底洗净后，头皮将感觉舒适清爽，思绪恢复平稳安定。

6. 芳香疗法补养肺脏

“肺为娇脏，其位最高，不耐寒热”，肺脏喜润而恶燥，最易受燥邪伤害，而秋季气候干燥，寒热变化明显，易伤害肺脏。祖国传统医学认为：“春夏养阳，秋冬养阴。”秋季天气由热转凉，阳消阴长，正是人体阳气收敛，阴精潜藏于内之时，而秋季气候干燥，燥邪易侵犯人体而损伤肺之阴精、消耗肺之元气，因此在秋季芳疗中要运用精油的特性以养肺之气、益肺之阴为重点。

首先我们来了解下中医和西医分别对肺脏的认识：

中医的肺脏不等于西医的肺脏

中医对肺脏的认识：

中医肺包括肺脏和其相关的一个大的呼吸系统。肺位于胸腔，左右各一，在人体脏腑中位置最高，故称肺为华盖。如《灵枢·九针论》说：“肺者，五脏六腑之盖也。”《医贯·内经十二官·形景图说》说：“喉下为肺，两叶白莹，谓之华盖，以复诸脏，虚如蜂窠，下无透窍，故吸之则满，呼之则虚。”说明我国古代就对肺脏有了比较清楚的认识。

①肺脏的生理功能

肺主气、司呼吸：肺的主气功能包括主一身之气和主呼吸之气。肺主一身之气，是指一身之气都归属于肺，由肺所主。肺主一身之气，首先体现于气的生成方面，特别是宗气的生成，主要依靠肺吸入的清气与脾胃运化的水谷精气相结合。因此，肺的呼吸功能健全与否，直接影响着宗气的生成，也影响着全身之气的生成。其次，肺主一身之气，还体现于对全身气机的调节作用，肺的呼吸运动，即是气的升降出入运动。肺有节律地一呼一吸，对全身之气的升降出入运动起着重要的调节作用。

肺主呼吸之气，是指肺乃体内外气体交换的场所，通过肺的呼吸，吸入自然界的清气，呼出体内的浊气，吐故纳新，实现体内外气体的交换。与此同时，也促进着气的生成，调节着气的升降出入运动，保证人体新陈代谢的正常进行。因此，肺的呼吸均匀和调，是气的生成和气机调畅的根本条件。

肺主宣发和肃降：“宣发”，即是升宣和布散，也就是肺气向上的升宣和向外的布散。“肃降”，即是清肃、洁净和下降，也就是肺气向下的通降和使呼吸道保持洁净的作用。肺主宣发和肃降的生理作用，主要体现于三个方面：

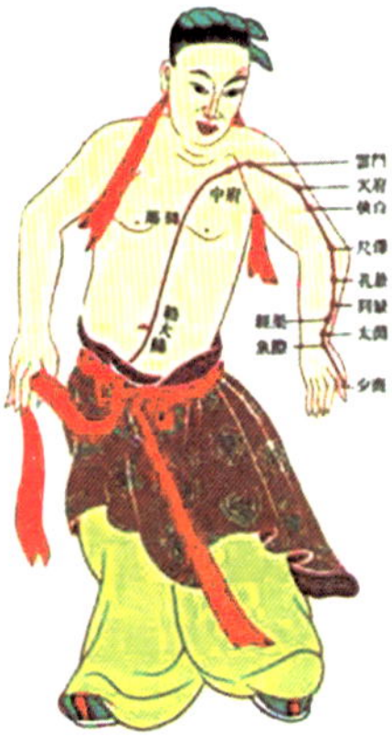

手太陰肺經之圖
凡一十一穴 左右共二十二穴

一是通过肺的宣发，呼出体内的浊气；通过肺的肃降，吸入自然界的清气。二是将肺吸入的清气和由脾转输而来的津液和水谷精微，敷布至全身，宣发外达于皮毛，肃降下行而布散。三是通过宣发卫气，调节腠理之开合，将代谢后的津液化为汗液，排出体外；通过肃清肺和呼吸道内的异物，以保持呼吸道的洁净。

肺主通调水道：通调水道。通，疏通；调，调节；水道，是水液运行和排泄的道路。肺通调水道的功能，是指肺的宣发和肃降对体内水液的输布、运行和排泄起着疏通和调节的作用。肺主宣发，将津液布散至全身，而且主司腠理的开合，调节汗液的排泄；肺气肃降，将体内的水液不断地向下输送，经过肾和膀胱的气化作用，生成尿液而排出体外。这就是肺通调水道功能在调节水液代谢中所起的作用，所以说“肺主行水”“肺为水之上源”。

肺朝百脉、主治节：朝百脉。朝，聚会的意思。肺朝百脉，是指肺具有辅心行血的作用，即全身的血液，都通过经脉而聚会于肺，通过肺的呼吸，进行气体交换，然后再输布到全身。周身的血液均统属于心，心脏的搏动，是血液运行的基本动力。而血的运行，又依赖于气的推动，随着气的升降而运行至全身。肺司呼吸，主一身之气，调节着全身的气机，所以血液的运行，亦有赖于肺气的敷布和调节。“治节”，即治理和调节。故说：“肺者，相傅之官，治节出焉。”肺的治节作用，主要体现于四个方面：一是肺主管人的呼吸运动；二是随着肺的呼吸运动，治理和调节着全身的气机；三是由于调节着气的升降出入运动，因而辅助心脏，推动和调节血液的运行；四是肺的宣发和肃降，治理和调节津液的输布、运行和排泄。

西医对肺脏的认识：

西医是从解剖上来认识肺脏的。肺脏位于胸腔内，纵隔两侧，左右各一。左肺由斜裂分为上、下两个肺叶，右肺除斜裂外，还有一水平裂将其分为上、中、下三个肺叶。肺上端钝圆叫肺尖，向上经胸廓上口突入颈根部，底位于膈上面，对向肋和肋间隙的面叫肋面，朝向纵隔的面叫内侧面，该面中央的支气管、血管、淋巴管和神经出入处叫肺门，这些出入肺门的结构，被结缔组织包裹在一起叫肺根。

肺是以支气管反复分支形成的支气管树为基础构成的。左、右支气管在肺门分成第二级支气管，第二级支气管及其分支所辖的范围构成一个肺叶，每支第二级支气管又分出第三级支气管，每支第三级支气管及其分支所辖的范围构成一个肺段，支气管在肺内反复分支可达 23 ~ 25 级，最后形成肺泡。支气管各级分支之间以及肺泡之间都由结缔组织性的间质所填充，血管、淋巴管、神经等随支气管的分支分布在结缔组织内。肺泡之间的间质内含有丰富的毛细血管网，毛细血管膜与肺泡共同组成呼吸膜，血液和肺泡内气体进行气体交换必须通过呼吸膜才能进行。肺脏的主要功能就是进行气体交换，吸入氧气，呼出二氧化碳。

通过比较中西医对肺脏的认识，我们对秋季如何使用芳香疗法来养生有了更深的认识，接着我就从以下几个方面简单谈谈秋季芳疗的具体应用：

①肺阴虚

李小姐，27 岁，今年入秋后感觉咽干口燥，痰少，时有干咳，排便也较困难，有便秘的表现，夜晚睡觉后手心脚心容易出汗，舌质红少津，脉细而数。对于这样的表现用精油该怎么调理？

分析：李小姐咽干口燥，痰少，这些都是机体津液不足的表现，通俗讲就是缺水。水属阴，机体津液不足，那也就是说“阴虚”。五脏六腑各自维系着自己内部的阴阳平衡。肺为娇脏，位于上焦，主气司呼吸。患者有干咳的表现，这说明肺脏阴液不足，不能濡养呼吸系统，津液不足而致干咳。肺与大肠相表里，当肺脏缺水到一定程度时，则易损及大肠，大肠津亏，于是出现便秘的表现，其手足心热、盗汗、舌质红少津、脉细而数都为阴虚之表现。

肺脏就像一个阀门，通过阀门的规律开闭，调节着机体同外界环境之间的气体交换。机体的阴液就好比“润滑油”，通过润滑作用，使其开合有度。当机体津液不足，也就是说这个阀门的润滑油不够了，那么就会影响其正常的开启。因此当肺阴虚时，肺脏缺乏阴液润养，于是就出现咽干、口燥，干咳、少痰，便秘，手足心热，舌质红少津，脉细而数等表现。

诊断：肺阴虚

选材：可以选用一些具有养阴生津作用的精油，像佛手柑精油、檀香精油、茶树精油、玫瑰精油、安息香精油、尤加利精油、百里香精油等等，常选取2 ~ 3种混合调配使用，以达到养阴润肺、生津止咳的功效。

使用方法：

A. 精油蒸薰：在香薰炉的盛水器中加入清水，然后再加入4 ~ 5滴茶树精油，搅拌均匀，将点燃的蜡烛放置在香薰炉内，通过水汽的蒸发，使精油缓缓释放，不仅可以增加空气中水分的含量，滋润肺脏，而且使周围布满茶树精油小分子，充分发挥其改善呼吸道症状的作用。如果有加湿器，则更方便，直接把茶树精油加入加湿器中就可以啦。

B. 精油吸入：可取2 ~ 3滴檀香精油或玫瑰精油滴在面巾或手帕中，时不时地捂住鼻子吸入。其精油小分子一方面通过刺激嗅觉神经使大脑中枢产生兴奋，从而促进机体的潜在功能的释放；一方面通过呼吸系统直达肺脏，直接调节肺脏功能。

C. 穴位按摩：可选用2滴玫瑰精油+2滴尤加利精油滴+5ml基础油混合均匀，然后滴在肺俞穴（位于第3胸椎棘突旁开1.5寸，是主治肺脏疾患的重要俞穴）和廉泉穴（位于人体的颈部，前正中线上，结喉上方，舌骨上缘凹陷处，为任脉、阴维脉交会穴），采用补的手法，不仅可以养肺阴，还可以调节免疫，增强抵抗力。

②肺气虚

黄小姐，32 岁，平常抵抗力较差，自汗畏风，感受风寒后容易感冒，少气乏力，稍稍活动后，就气喘吁吁，呼吸气促，感觉气不够用，面白神疲，皮肤也容易皱缩、瘙痒，秋季时更加明显，舌淡苔白，脉虚弱。对于这样的表现该怎么使用精油呢？

分析：气是构成人体最基本的物质基础，也是人体生命活动的最基本物质。《素问》有云："邪之所凑，其气必虚。"也就是说气具有保卫我们机体免受外界邪气侵袭的功能，它就像是一张保护伞。肺气虚，就好像这张保护伞出现了一个破洞，那么就不能很好地发挥其保护作用了，于是机体抵抗力变差。由于本身气不足，其功能活动也受影响，出现少气乏力、稍活动就气喘吁吁等表现。"有诸于内，必形诸外"。肺外合皮毛，肺主色白，加之秋季天气干燥，于是出现面白神疲。皮肤皱缩、瘙痒等表现。

诊断：肺气虚

选材：选用一些具有补气作用的精油，像丁香精油、薰衣草精油、香蜂草精油、柠檬精油等，还可用些中草药油，像黄芪精油、人参精油等，以达到补气调虚的功效

使用方法：

A. 按摩穴位：肺俞穴在背部，第 3 胸椎棘突下，旁开 1.5 寸。肺主一身之气，肺俞穴具有调补肺气、补虚清热的功效。可选用 2 ~ 3 滴黄芪精油滴在左右肺俞穴上，用手掌根按揉左右侧肺俞穴各 36 次，36 次为一遍，一般施治 3 ~ 5 遍即可，或揉按至局部有酸胀感也可以，同时也可配合按摩天突穴。

B. 热敷丹田：我们常把位于脐下小腹部分，包括关元、气海、神阙等穴位，叫作丹田（又称下丹田）。简单讲就是脐上下左右约一巴掌大的位置。《难经》认为：丹田是"生气之源，五脏六腑之本，十二经

脉之根，呼吸之门”。我们可选用 2 ~ 3 滴黄芪或人参精油，均匀地涂抹在脐周；再将放在水温约 50 ~ 60℃中的毛巾拧干，叠成四方形，覆盖在脐周，然后盖上干毛巾或棉垫，以保持热度。敷布的温度以患者不感觉烫、能耐受为原则。同时也可采用在棉垫上放热水袋的方法，以保持热度，一般持续 15 ~ 20 分钟。

③精油补养肺脏

《黄帝内经》中说肺为“相傅之官”，肺在人体中相当于一个国家的宰相，可见肺的地位之高。我们都知道在一个国家里，宰相的地位是仅次于皇帝的，“一人之下，万人之上”，人的肺脏也是处于这么个地位。宰相是处理国家各种事务的，起到治理调节的作用。更通俗的话就是，百脉都朝向于肺，它是通过气来调节治理全身的。肺部不调会引发身体症状：体内缺水，津液不足，皮肤干燥松弛、起疙瘩，颧骨处容易生斑，容易引发呼吸系统疾病等。《素问·四气调神大论》载：“是故圣人不治已病治未病，不治已乱治未乱，此之谓也。夫病已成而后药之，乱已成而后治之。譬犹渴而穿井，斗而铸锥，不亦晚乎。”任何疾病的发生都经历过“健康—亚健康—疾病”的发展过程，提前预防就可以阻断疾病的发展，节约更多的资源。由于精油在保养肺脏方面有着特殊的功效，下面我就给大家介绍平常怎么使用精油来养肺，以期达到未病先防。

A. 精油摩鼻

用温水洗脸后，滴 1 ~ 2 滴薰衣草精油在手上，涂抹均匀，再对鼻子进行按摩，如点压迎香等穴位，用双手大拇指上下摩擦鼻梁两侧，或按住鼻孔一侧，重点让另一侧鼻孔通通气，可强健鼻腔功能、保护呼吸道。含有薰衣草精油的小分子一方面刺激鼻腔上的嗅觉感受器，通过神经传导，激发大脑中枢，加强对机体的调节；一方面通过气管直达肺脏，通过血液循环到达全身各处，增强机体免疫功能。

B. 精油摩背

人体背部有督脉和足太阳膀胱经。督脉总督全身阳气，膀胱经可调节五脏六腑。我们可选用黄芪精油 3 ~ 5 滴 +5ml 基础油混合均匀后，涂擦在背部，然后按摩者适当用力地按摩脊背中央及两侧，先从下向上，再从上到下，按摩背中央，再按摩左右两侧，各 6 ~ 8 遍。可以达到健肺养肺、预防感冒的作用。

C. 精油摩喉

端正身体的姿势，仰头，颈部伸直，选用 2 ~ 3 滴尤加利精油均匀地涂抹在颈喉部，然后用手沿咽喉部向下按摩，直至胸部。左右手交替按摩各 36 次。按摩时，拇指与其他四指张开，以虎口对准咽喉部，自颏下向下按摩，动作宜缓慢，用力适当。具有利咽喉、预防感冒咳嗽的作用。

秋季补养肺脏除了上述通过精油来调理外，还有其他很多的自然疗法：

秋季水果——天然的养肺佳品

①梨

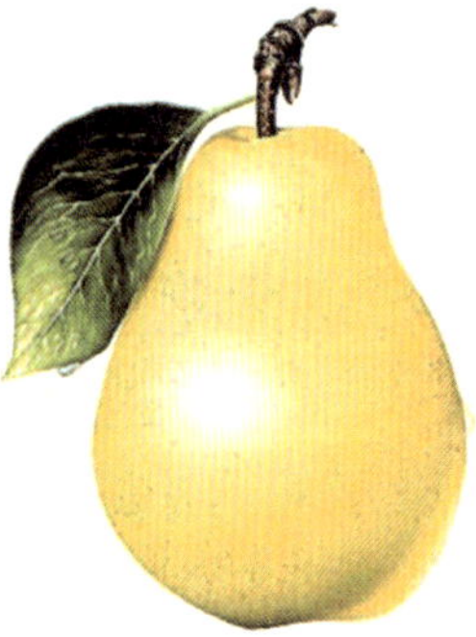

梨素有“百果之宗”之称，梨肉香甜可口，肥嫩多汁，主要归肺、胃二经，具有润肺清热、消痰降火、清胃泻热、养阴生津、滋肾补虚及润肠通便等作用，对缓解秋季咳嗽、咳痰、支气管炎等表现及秋天干燥之气有着独特的功效。

②百合

百合质地肥厚、甘美爽口，是营养丰富的

滋补上品，功擅润肺止咳、清心安神，对肺结核、支气管炎、支气管扩张及各种秋燥病症有较好的疗效。熟食或煎汤，可治疗肺痨久咳、咳唾痰血、干咳咽痛等症。

③柿子

《本草纲目》载："柿乃脾肺血分之果也。"柿子具有清热润肺、生津止渴、健脾益胃等功效。鲜柿生食，对肺痨咳嗽、虚热肺痿、咳嗽痰多、虚劳咯血等症有良效。红软熟柿，可治疗热病烦渴、口干唇烂、心中烦热、热痢等症。

④甘蔗

甘蔗有"天生复脉汤"之美称，其性平味甘，为解热、生津、润燥、滋养之佳品，具有清解肺热、消痰镇咳、助脾和中、治噎止呕之功效。中医常把其作清凉生津剂，用于治疗口干舌燥、津液不足、大便燥结、烦渴等症。与梨汁配合，可增强润燥清肺热的功效。

秋季养肺——话食疗

《素问·藏气法时论》说："肺主秋……肺收敛，急食酸以收之，用酸补之，辛泻之。"可见酸味收敛肺气，辛味发散泻肺，秋天宜收不宜散，所以要尽量少吃葱、姜等辛味之品，适当多食酸味果蔬。秋时肺金当令，肺金太旺则克肝木，故《金匮要略》又有"秋不食肺"之说。秋季燥气当令，易伤津液，故饮食应以滋阴润肺为宜。《饮膳正要》说："秋气燥，

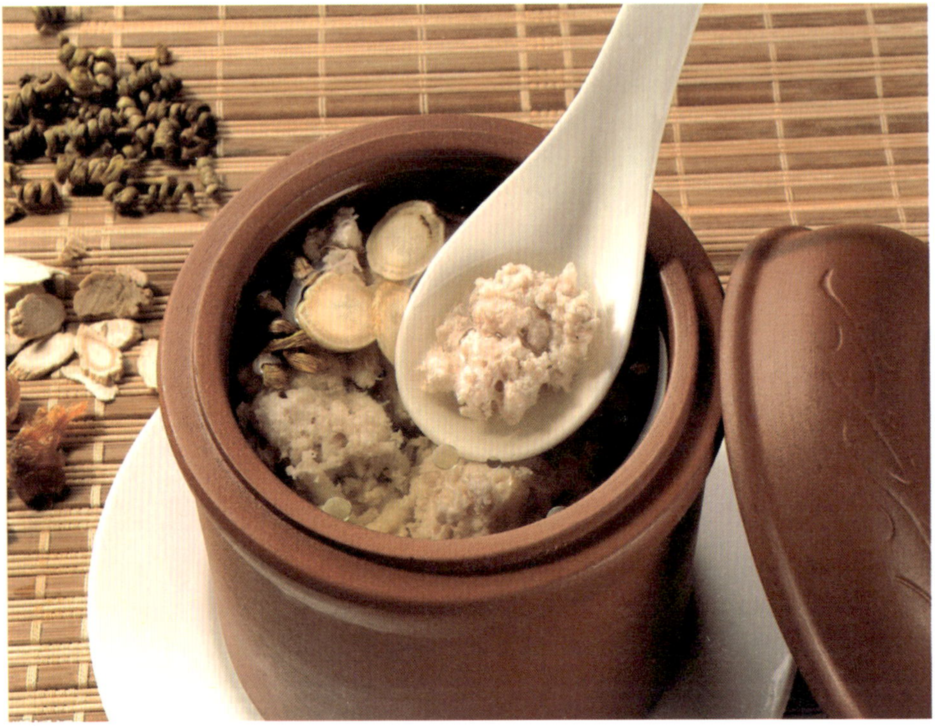

宜食麻以润其燥，禁寒饮”。更有主张入秋宜食生地粥，以滋阴润燥者。总之，秋季时节，可适当食用芝麻、糯米、粳米、蜂蜜、枇杷、菠萝、乳品等柔润食物，以益胃生津。下面简要介绍几种养肺食谱。

①生地粥

选材：生地黄 25 克，大米 75 克，白糖少许。

做法：生地黄（鲜品洗净细切后，用适量清水在火上煮沸约 30 分钟后，滗出药汁，再复煎煮一次，两次药液合并后浓缩至 100ml，备用。将大米洗净煮成白粥，趁热加入生地汁，搅匀食用时加入适量白糖调味即可。

功效：滋阴益胃，凉血生津。本方还可作肺结核、糖尿病患者之膳食。

②山药百合大枣粥

配方：山药 90 克，百合 40 克，大枣 15 枚，薏仁 30 克及大米适量。

做法：将山药、百合、大枣、薏仁、大米洗净煮粥。每日 2 次服用。

功效：百合清热润燥；山药补脾和胃；大枣、薏仁健脾和胃，诸物合用具有滋阴养胃的作用。

③五彩蜜珠果

配料：苹果 1 个，梨 1 个，菠萝半个，杨梅 10 粒，荸荠 10 粒，柠檬 1 个，白糖适量。

做法：苹果、鸭梨、菠萝洗净去皮，分别用圆珠勺挖成圆珠；荸荠洗净去皮，杨梅洗净待用。将白糖加入 50ml 清水中，置于锅内烧热溶解，冷却后加入柠檬汁，把五种水果摆成喜欢的图案，食用时将糖汁倒入水果之上即可。

功效：养阴生津止渴，和胃消食。

秋季芳疗——话菊花

秋季菊花气味芳香，不仅使人赏心悦目，而且药食兼优。《神农本草经》记载：“菊花久服能轻身延年。”明代李时珍在《本草纲目》中载：“昔人谓其能除风热，益肝补阴……其苗可蔬，叶可食，花可饵，根实可药，囊之可枕，酿之可饮，自本至末，罔不有功。”不仅如此，而且菊花历来有“高风雅洁”之誉，与梅、兰、竹共称为“四君子”，为历代诗人所称赞。唐·白居易《咏菊》：“一夜新霜著瓦轻，芭蕉新折败荷倾。耐寒唯有东篱菊，金粟初开晓更清。”晋朝陶渊明爱菊成癖，他写过不少咏菊诗句，如“采菊东篱下，悠然见南山”“秋菊有佳色，更露掇其英”等名句，至今仍烩炙人口，当时士大夫慕其高风亮节，亦多种菊自赏，并夸赞菊花是“芳熏百草，色艳群英”。

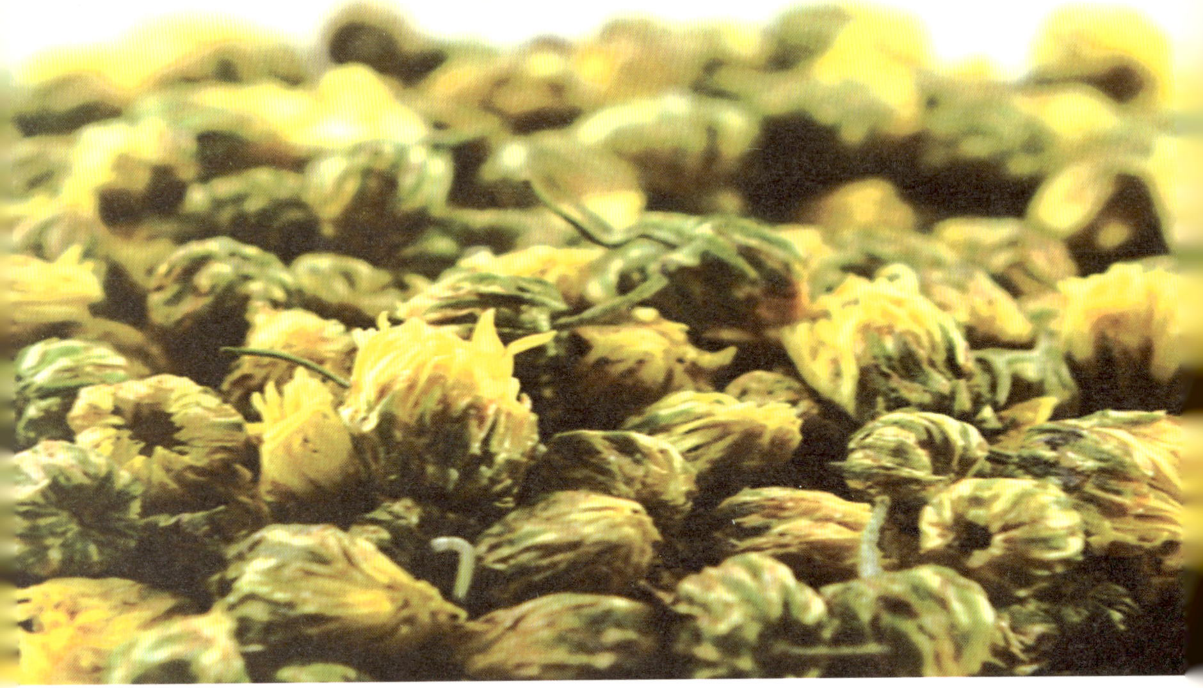

我国早就有用菊花来养生防病的记载，《西京杂记》：“菊花舒时，并采茎叶，杂黍米酿之，至来年九月九日始熟，就饮焉，故谓之菊花酒。”当时帝宫后妃皆称之为“长寿酒”，把它当作滋补药品，相互馈赠，这种习俗一直流行到三国时代。古书有载“蜀人多种菊，以南可入莱，花可入药，园圃悉植之，郊野火采野菊供药肆”。现代研究也表明其对高血压、高脂血症、冠心病等疾病有着非常好的疗效。因此不管是在秋季还是其他季节，在使用芳香疗法时都可以用上菊花，比如菊花茶、菊花酒、菊花羹、菊花香袋等等。

冬季芳疗

冬季草木凋零，冰天雪地，冷冻虫伏，是自然界万物封藏的季节，人体的阳气也要潜藏于内。正如《黄帝内经》所载：“冬三月，此谓闭藏，水冰地坼，无扰乎阳，早卧晚起，必待日光，使志若伏若匿，若有私意，若己有得，去寒就温，无泄皮肤，使气亟夺，此冬气之应，养藏之道也，逆之则伤肾，春为痿厥，奉生者少。”意思就是说：冬季是闭藏的季节，水结冰，地冻裂，冷空气受寒潮的影响，易形成“严寒”天气，形成低温和霜冻，对人体非常不利。此时不宜扰动人体阳气，要早卧早起，“必待日光”，使自己若潜伏，若匿藏、若有私意，若有所得而不外露；同时应避寒冷，注意保持温暖；皮肤也不要出汗太多，免遭损耗元气，防病于萌芽之时。适当调整作息时间，使阴精充旺，阳气潜藏不至妄泄，与冬季的自然气候相适应，不可违背自然规律，违背了就会伤及肾脏，待到来年春天就会发生疾病。那么在冬季使用芳疗来保养身体时就应当顺应冬季之特性，以潜藏体内阳气、敛阴护阳、补养肾脏为基本原则。

下面我就从冬季气候特点、不适表现及原因、芳疗的具体应用等几个方面简要谈谈冬季芳疗。

一、冬季时令特点

我国地域辽阔，南北跨越纬度大，因此各地冬季的气温差异较大。北方冬天长，温度低，如东北的哈尔滨冬天长达 7 个月以上，温度达摄氏零下几十度；长江流域冬天为 4 个月左右，温度摄氏零度左右；而南方则更短，如昆明，冬天也就不到 2 月，温度大多摄氏零度以上；还有像广州沿海，可以说基本没有冬季，最冷的 1 月份气温也在 10 摄氏度左右。因此我国气象学家，根据现代气候学的划分方法，以平均气温连续 5 天低于 10℃算作冬季开始。但老百姓在日常生活中还是习惯沿用古代二十四节气的分法：“冬雪雪冬小大寒”，即立冬、小雪、大雪、冬至、小寒、大寒共六个节气。古人冬季养生也都遵循冬天这六个节气的气候特点来进行调养。下面我就按照冬季节气规律，依次简单介绍下这六个节气的气候特点及时令养生：

立冬

冬者，天地闭藏，水冰地坼。《月令七十二候集解》说：“立，建始也；冬，终也，万物收藏也。”冬，作为终了之意，是指一年的田间操作结束了，秋季作物全部收晒完毕，收藏入库，动物也已藏起来准备冬眠。但追根溯源，古人对“立”的理解与现代人一样，是建立、开始的意思。

但“冬”字就不那么简单了。看来，立冬不仅仅代表着冬天的来临，完整地说，立冬是表示冬季开始、万物收藏、规避寒冷的意思。

中医学认为，这一节气的到来是草木凋零，蛰虫伏藏，阳气潜藏，阴气盛极，万物活动趋向休止，潜藏阳气，以冬眠状态养精蓄锐，为来春生机勃发做准备。《黄帝内经》中说：“冬不藏精，春必病温。”明确指出，人若不知冬季养藏之道，冬令依然精液频泄，那么身体必然日趋虚弱。虚则寒邪乘虚而入，并伏藏于体内。伏邪积郁日久，等来年春阳上升，必发为温病。《寿世保元》也说：“精乃肾之主，冬季养生，应节制房事，不能恣其情欲，伤其肾精。”唐代名医孙思邈则认为“当今少百岁之人”的原因，就是“不知节欲养精”。因此，从立冬开始，房事就要稍加节制，以蓄养阳气。

小雪

每年 11 月 22 日或 23 日，视太阳到达黄经 240° 时为小雪。《月令七十二候集解》说：“10 月中，雨下而为寒气所薄，故凝而为雪，小者未盛之辞。”这个时期天气逐渐变冷，开始下雪，但还不到大雪纷飞的时节，所以叫小雪。小雪前后，黄河流域开始降雪（南方降雪还要晚两个节气），而北方，已进入封冻季节。“荷尽已无擎雨盖，菊残犹有傲霜枝”，描绘的就是这种初冬景象。

小雪节气的前后，天气时常是阴冷晦暗，天空中的阳气上升，地中的阴气下降，导致天地不通，阴阳不交，所以万物失去生机，天地闭塞而进入严寒的季节。此时人们的心情也会受其影响，特别是那些患有抑郁症的人更容易加重病情。清代医学家吴尚说过：“七情之病，看花解闷，听曲消愁，有胜于服药者也。”除此之外的饮食调养也不容忽视。医学家孙思邈在《千金要方》中说：“食能祛邪而安脏腑，悦神，爽志，以资气血。”日常生活中磕磕绊绊在所难免，谁都可能遇到不顺心的事，无论如何，都要调节自己的心态，保持乐观，节喜制怒。在小雪节气中，要保持愉悦心态，可以经常参加一些户外活动以增强体质，多晒太阳，多听音乐，学会调养自己。

大雪

大雪的意思是天气更冷，降雪的可能性比小雪时更大了。《月令七十二候集解》说："至此而雪盛也。"人们常说："瑞雪兆丰年。"严冬积雪覆盖大地，可保持地面及作物周围的温度不会因寒流侵袭而降得很低，为冬作物创造了良好的越冬环境。积雪融化时又增加了土壤水分含量，可供作物春季生长的需要。另外，雪水中氮化物的含量是普通雨水的5倍，还有一定的肥田作用。所以有"今年麦盖三层被，来年枕着馒头睡"的农谚。古人的解释说："大者，盛也。至此而雪盛矣。"此时北方有"千里冰封，万里雪飘"的自然景观，南方也有"雪花飞舞，漫天银色"的迷人图画。

从中医养生学的角度看，大雪养生应适度。所谓适度，就是要恰到好处，不可太过，不可不及。若过分谨慎，则会导致调养失度，不知所措。稍有劳作则怕耗气伤神，稍有寒暑之异便闭门不出，食之唯恐肥甘厚腻而节食少餐，如此状态，都因养之太过而受到约束，不但有损健康，更无法"尽终天年"。另外综合调养要适中，有人把"补"当作养，于是饮食强调营养，食必进补；起居强调安逸，静养唯一。此外，还以补益药物为辅助，虽说食补、药补、静养都在养生范畴之中，但用之太过反而会影响健康。正如有些人食补太过则会出现营养过剩，过分静养、只逸不劳则会出现动静失调，若药补太过则会发生阴阳的偏盛偏衰，使机体新陈代谢产生失调而事与愿违。所以，在大雪进行调养时应采取动静结合、劳逸结合、形神共养、补泻结合的方法。

冬至

这一天太阳直射南回归线，太阳的辐射量和日照时数到达最低点，北半球白昼最短，夜晚最长，故又称它为日短至，表示冬季的寒冷将要到来。此时处于太阳黄经 270° ，位于每年公历 12 月 22 日或 23 日。冬至是一个非常重要的节气，与夏至一样是阴阳转折时期，阴极而生阳。过了冬至，白天就会一天天变长。《素问・脉要精微论》说：“冬至四十五日，阳气微上，阴气微下。”意思是说，从这一天以后到立春的四十五天，阳气渐升，阴气渐降，白昼渐渐变长，夜晚渐渐变短；自然界万物开始萌动，出现升发的迹象。

冬至时分，更应当科学地运用养生之道，调理得当。因为从冬至开始，生命活动开始由盛转衰，由动转静。此时科学养生有助于保证旺盛的精力而防早衰，达到延年益寿的目的。在精神调养方面，要尽量保持精神畅达乐观，不为琐事劳神，不要强求名利、患得患失。合理用脑，有意识地发展心智，培养良好的性格；时刻保持快乐，心态平和，振奋精神，在日常生活中发现生活乐趣，避免过度劳累，积劳成疾。根据自身情况，调整生活节律，建立合理的生活秩序，利用各种机会进行适当运动。

冬至阳气始生，所以此节气养生要精心调养，助阳气升发，使其逐渐壮大，因为只有人体内的阳气充足，才会达到祛病延年的目的。古圣先贤倡导冬季“欲不可纵”。唐代医学家孙思邈认为：“男子贵在清心寡欲以养其精，女子应平心定志以养其血。”也就是男子以精为主，女子以血为用，要根据自身实际情况节制房事，不可因房事不节，劳倦内伤，损伤肾气。严格而有规律地节制性生活，是健康长寿的必要保证，冬季更要养血固精。

小寒

寒是寒冷的意思，表示冬季的寒冷已经开始，但还没有到最冷的时候，因此称小寒。每年 1 月 5 日或 6 日，太阳到达黄经 285° 时为小寒。《月令七十二候集解》：“十二月节，月初寒尚小，故云。月半则大矣。”它与大寒、小暑、大暑及处暑一样，都是表示气温冷暖变化的节气。小寒时处二、三九，正是天寒地冻北风吼的时候。

中医有“三九补一冬，来年无病痛”的说法。人们在经过了春、夏、秋近一年的消耗，脏腑的阴阳气血会有所偏衰，合理进补既可及时补充气血津液，抵御严寒侵袭，又能使来年少生疾病，从而达到事半功倍之养生目的。小寒节气已数九寒天，人们大补特补无可非议，但进补不可无章无法，应本着“因人施膳”的原则。唐代名医孙思邈指出：“安生之本，必资于食……不知食宜者，不足以生存也……故食能排邪而安脏腑。”元代《饮食须知》强调：“饮食，以养生，而不知物性有相宜相忌，纵然杂进，轻则五内不和，重则立兴祸患。”小寒时节常用的补药有人参、黄芪、冬虫夏草、首乌、枸杞、当归等。适宜的膳食有山药羊肉汤、强肾狗肉汤、素炒三丝、丝瓜番茄粥等，有补脾胃、温肾阳、健脾化滞、化痰止咳的功效。进补时应食补、药补相结合，以温补为宜。

大寒

大寒是一年中最后一个节气。《授时通考一天时》引《三礼义宗》：“大寒为中者，上形于小寒，故谓之大……寒气之逆极，故谓大寒。”此时天气寒冷至极，所以称为大寒。这时寒潮南下频繁，是我国大部地区一年中的最冷时期。风大，低温，地面积雪不化，呈现出冰天雪地、天寒地冻的严寒景象，并且此时冰冻得最结实，冰冻的尺寸也最厚。故我国古代一般是在小寒与大寒时取冰收藏以备夏天之需。此节气降水稀少，常有寒潮、大风天气，气候比较干燥。而随着大寒的到来冬季接近尾声，已经隐隐可以感受到大地回春的景致。

古有“大寒大寒，防风御寒，早喝人参黄芪酒，晚服杞菊地黄丸”之说，大寒时节天寒地冻，因此要防寒保暖，补充机体能量。人体能量和热量的总来源在于肾，就是人们常说的“火力”。“火力”旺，反映肾脏机能强，生命力也强；反之，生命力弱。肾脏机能正常，则可调节机体适应严冬的变化，否则，会使新陈代谢失调而发病。由于阳气的闭藏，人体新陈代谢水平相应较低，因而要依靠生命的原动力“肾”来发挥作用，以保证生命活动适应自然界变化。《养性延命录》说：“冬常闭精勿施，夫天道，冬藏其阳，人能法之，故能长生。”《吕氏春秋·尽数》提到：“天生阴阳寒暑燥湿，四时之化，万物之变，莫不为利，莫不为害。圣人察阴阳之宜，辨万物之利，以便生，故精神安乎形，而寿长焉。”因此，此时养生的基本原则是要顺应体内阳气的潜藏，以敛阳护阴为根本。

二、不适表现及原因

在汉代的一首诗《古诗童童孤生柳》中就这样描述冬天的严寒：“寒风吹我骨，严霜切我肌。”《黄帝内经》中也强调“冬三月，此谓闭藏，水冰地坼，无扰乎阳”，应该“去寒就温”。可见冬季天气寒冷，其不适表现多与寒有关，常见不适表现简单概述如下。

1. 冬寒

人们冬季寒冷的表现有很多，其常见的表现及原因有：

①手脚冰冷

冬季天气寒冷，手脚在外活动较多，缺乏适当的保温措施，容易被寒邪侵袭，出现怕冷畏寒表现。女人比男人更加怕冷，尤其是手脚。即使戴着手套，穿着棉袜，手脚仍冰凉，甚至有麻木、僵硬感，有的还伴有严重的痛经表现。

西医认为机体体温的保持是由产热和散热的动态变化所维持。冬季天气寒冷，在寒气刺激下毛细血管收缩，血流减慢，血液黏稠度增加，新陈代谢减缓，血液回流能力减弱，四肢尾部的血液循环不畅，末梢神经循环受损。因此不能将营养物质有效地运输至四肢，机体在四肢产热不够，加之四肢经常暴露，散热也较快，所以容易感觉到四肢冰凉。当然除此之外还有些疾病也会出现手脚冰凉的情况，像雷诺综合征、甲减、糖尿病等。

中医把手脚冰凉称为四肢厥逆，认为冬季手脚冰凉原因不外乎下面两种原因：

A. 阳气不足

阳气就像天上的太阳一样，给自然万物以温暖，如果失去它，则万物就会停止生长。人体若没有阳气，体内就是去了新陈代谢的活力，不能供给能量和热量，这样，生命就会停止。中医认为阳气是维持机体正常生理活动力的原动力，是人体生殖、生长、发育的物质基础。阳足则体煦，阳虚则外寒，清代《医理辑要》一书中指出："要知易风为病者，表气素虚；易寒为病者，阳气素弱；易热为病者；阴气素衰……"说明阳气不足，则机体就会产生畏寒怕冷的表现。冬季天气寒冷，寒为阴邪，易伤阳气，寒凝经脉，则气血运行不畅，四肢手脚出现冰凉表现。

B. 气血亏虚

气血是机体新陈代谢的物质基础，气血亏虚则生源不足，不能给机体提供足够的能量和热量。中医认为气具有推动、温煦、固摄和防御作用；血液具有濡养、温煦和补充能量的作用。在外界环境变冷的情况下，机体需要足够的能量和热量来抗御外邪，因此需要大量的物质基础。而气血亏虚，一则不能为机体提供足够的营养，二则使机体的防御和温煦作用下降，就会抵御不了寒冷，而感觉手脚冰冷，畏寒怕冷。

②冻疮

冻疮是指人体受寒邪侵袭所引起的全身性或局部性损伤。冻疮是冬天的常见病。据有关资料统计，我国每年有两亿人受到冻疮的困扰，其中主要是儿童、妇女及老年人，多发生在手脚的末端、鼻尖、面颊和耳部等处。患处皮肤苍白、发红、水肿、发痒热痛，有肿胀感，严重的可出现紫血疱引起患处坏死，溃烂流脓疼痛。局部性冻伤者病情较轻，以局部肿胀、麻木、瘙痒、青紫，或起水疱，甚则破溃成疮为主症；全身性冻伤者病情较重，以体温下降，四肢僵硬，甚则阳气亡绝而死亡为主要特征。

根据冻伤的严重程度，将其分为三度。

Ⅰ度（红斑性冻疮）：损伤在表皮层，皮肤红肿，疼痛瘙痒。

Ⅱ度（水疱性冻疮）：损伤达真皮层，先出现红肿，继而出现大小不等的水疱或血疱，局部感觉迟钝，疼痛较剧烈。

Ⅲ度（坏死性冻疮）：损伤皮肤全层，严重者可深达皮下，肌肉或整个肢体坏死，一般伤后 3 ～ 7 天出现水疱，肢体活动受限，病变部位变紫黑色，周围水肿，疼痛明显，约 7 天后出现干性坏疽，患部感觉和功能完全丧失。约 2 ～ 3 周后，冻伤坏死组织与正常组织分离。如感染毒邪可变为湿性坏疽。全身可伴有发热、恶寒等症，甚至出现内陷症。

冻疮，顾名思义，因冻而发生的疮，多发生在手指、脚指及耳面部。因为这些部位暴露在外较多，易受风寒侵袭，使末梢毛细血管收缩或发生痉挛，导致局部微循环障碍，使得氧和营养不足而发生组织损伤，血液易停滞凝聚于该处，聚而成团，发为冻疮。祖国医学对冻疮早有记载，古称皲裂疮。明代《外科启玄》中就把这种手足部皮肤弹力消失或减弱所致的皲裂定名为“皲裂疮”。之所以会发生手足皲裂疮，中医认为主要有两个原因：一是天气寒冷，肌肤血液流通缓慢，皮肤失于濡养，进而枯槁龟裂；另外则是血虚之人，皮肤失润，加上冬天气候干燥寒冷的影响，伤寒之邪凝滞而致皲裂疮。

何谓寒邪？

凡致病具有寒冷、凝结、收引特性的外邪，称为寒邪。寒具有寒冷、凝结特性，为冬季的主气，是中医病因之一。寒为水气而通于肾，故称冬季为寒水当令的季节。因冬为寒气当令，故冬季多寒病。寒有内寒与外寒的区别。外寒是外界的寒气侵犯人体而发生疾病的病邪，伤于肌表，称为伤寒；直中脏腑的则称中寒。寒邪中里，直中脾胃或伤肺肾之阳，则出现畏寒肢冷、下利清谷等证。内寒则是人体机能衰退、阳气不足而致的病证。内、外寒不同，但可相互影响。如阳虚内寒之人，易感外寒；而外寒侵入，易伤阳气，引起内寒。

寒邪的性质及致病特点：

第一：寒为阴邪，易伤阳气。阳气本可以制阴，但阴寒偏盛，则阳气不仅不足以驱除寒邪，反为阴寒所伤，故云“阴盛则寒”“阴盛则阳病”。所以寒邪最易损伤人体阳气。阳气受损，失于温煦之功，故全身或局部可出现明显的寒象。

第二：寒性凝滞。凝滞，即凝结阻滞之谓。人身气血津液的运行，赖阳气的温煦推动，才能畅通无阻。寒邪侵入人体，经脉气血失于阳气温煦，易使气血凝结阻滞，涩滞不通，不通则痛，故疼痛是寒邪致病的重要特征。因寒而痛，其痛得温则减，逢寒增剧，得温则气升血散，气血运行无阻，故疼痛缓解或减轻。寒胜必痛，但痛非必寒。由于寒邪侵犯的部位不同，所以病状各异。若寒客肌表，凝滞经脉，则头身肢节剧痛；若寒邪直中于里，气机阻滞，则胸、脘、腹冷痛或绞痛。

第三：寒性收引。收引，即收缩牵引之意，寒性收引是指寒邪具有收引拘急之特性。“寒则气收”。寒邪侵袭人体，可使气机收敛，腠理闭塞，经络筋脉收缩而挛急；若寒客经络关节，则筋脉收缩拘急，以致拘挛作痛、屈伸不利或冷厥不仁；若寒邪侵袭肌表，则毛窍收缩，卫阳闭郁，故发热恶寒而无汗。

③痛经

寒冷的冬季，女性痛经的情况比其他季节多发，尤其在月经前后，出现小腹或腰部疼痛，胀痛、冷痛、刺痛、痉挛性疼痛、疼痛蔓延至骶腰背部，甚至牵涉大腿及足部，常伴有全身症状：乳房胀痛、胸闷烦躁、悲伤易怒、心惊失眠、头痛头晕、胃痛腹泻、倦怠乏力、面色苍白等，严重者可伴恶心呕吐、冷汗淋漓、手足厥冷，甚至昏厥。因此在冬季寒冷的天气里，一定要注意经期保暖，因为温暖的身体将会加速血液循环，并松弛肌肉，尤其是痉挛及充血的盆腔部位，这样就可以减少痛经的发生。

根据痛经程度可分为三度：

A. 轻度：经期或其前后小腹疼痛明显，伴腰部酸痛，但能坚持工作，无全身症状，有时需要服止痛药。

B. 中度：经期或其前后小腹疼痛难忍，伴腰部酸痛，恶心呕吐，四肢不温，用止痛措施

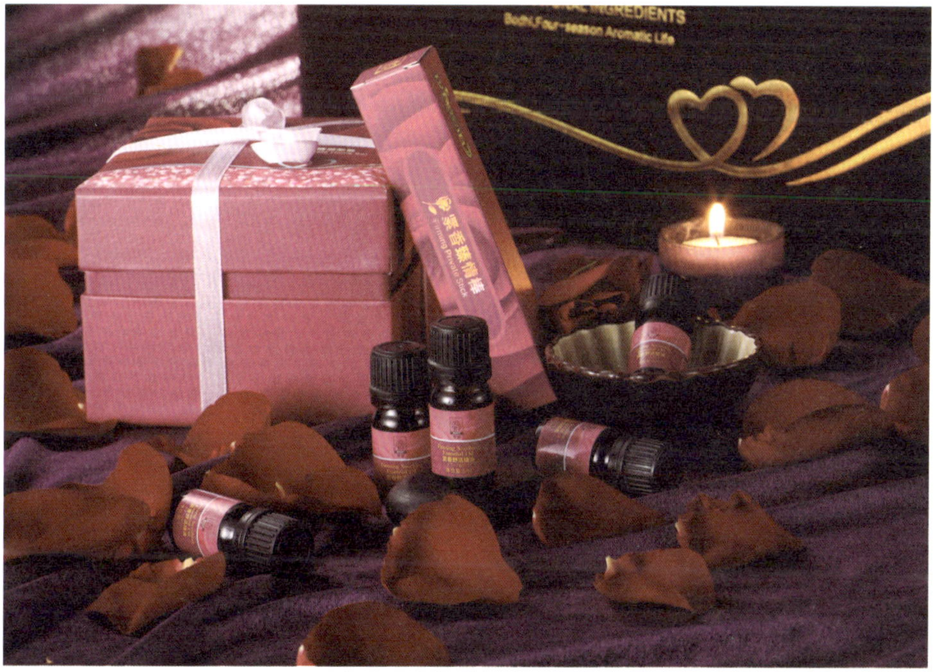

疼痛暂缓。

C. 重度：经期或其前后小腹疼痛难忍，坐卧不宁，严重影响工作学习和日常生活，必须卧床休息，伴腰部酸痛，面色苍白，冷汗淋漓，四肢厥冷，呕吐腹泻，或肛门坠胀，采用止痛措施无明显缓解。

女性在不同季节，不同生理期间，痛经都有可能发生，但为什么冬季容易出现呢？究其根本原因，还是因为寒所致。其原因总结起来，中医认为分为以下几种：

“不通则痛”。寒气侵袭人体，由于机体防寒保暖措施不够，或机体平素体虚，易为寒邪所入，停滞胞宫，导致胞宫气血运行不畅，经脉受阻，不通则痛。中医常见证型有：气滞血瘀型、寒凝胞宫型、寒湿凝滞型等。

“不荣则痛”。有的女性平素体质虚弱，气血不足，血虚精血不荣；或因寒凝经脉，气血不能达及胞宫，胞脉缺乏濡养，不荣则痛。中医常见证型有气血不足、气血亏虚等。

西医痛经诊断分“原发性痛经”和“继发性痛经”。

A. 原发性痛经

指经妇科检查，生殖器官无明显器质性病变者，多发生于月经初潮后2～3年青春期少女或未生育的年轻妇女，因此一般在初潮后头1～2年尚无症状或仅有轻度不适。严重的痉挛性疼痛多发生于初潮1～2年后的青年妇女。原发性痛经常在分娩后自行消失，或在婚后随年龄增长逐渐消失。

B. 继发性痛经

生殖器官有明显的器质性病变者，经妇科检查、B型超声显像、腹腔镜等技术检查有盆腔炎、子宫肿瘤、子宫内膜异位病变所致痛经。

2. 喘嗽

呼吸系统与外界相通，寒风易侵袭，机体易感受寒邪而出现发热、

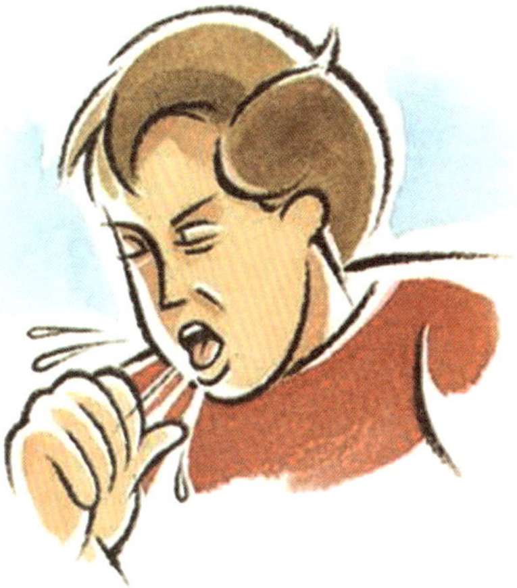

咳嗽，咳痰、痰壅、气急、鼻扇为临床主要表现，重者可见张口抬肩、呼吸困难、面色苍白、口唇青紫等。在冬季，尤其是小孩、老人及年老体弱者多发。

“喘”，《说文》解释为：“疾息也。”张大嘴巴呼气与吸气。正常人呼吸时不紧不慢、从容不迫，在吸入清气之后与吐出浊气之前，都会有一个短暂的停顿。正常身体状况下，只有人在剧烈运动的时候，或者在高原、外部缺氧的条件下，才会加快呼吸节奏，大口呼吸，这是一种正常的生理反应，很快就会恢复正常。而病态的喘，则只能做浅表呼吸，而且呼吸之间紧迫、急促，根本没有间歇停顿。严重的时候，病人张口抬肩，大口喘气，不能平卧；病危的时候，出气多，进气少，气息游离在喉头舌下，仿佛游丝一般。

冬季出现喘的原因，不外乎“实、虚”两种。“实”为邪气实，风寒侵袭肌表，困遏肺脏，痰阻气道，呼吸道痉挛而发。冬季发喘更多的表现是因“虚”所致，“虚”是正气虚，也就是肺脏和肾脏功能衰退，金水两亏。中医认为肺主气，司呼吸，肾主纳气，两者相互协调，共同维持人体正常呼吸。肺脏五行属金，肾脏五行属水，根据五行相生相克，金生水，肺和肾有母子相生的关系。冬季风寒袭肺，早期的喘可能仅仅

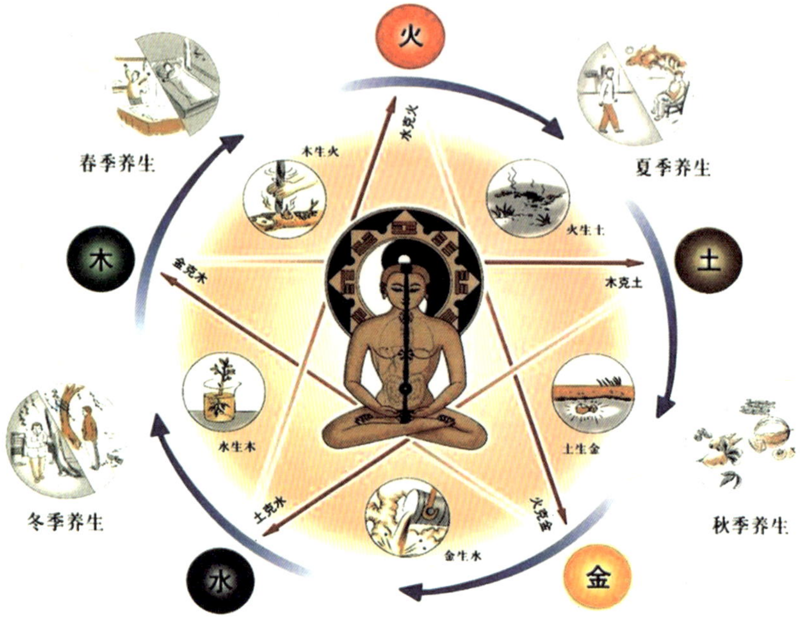

是肺气不足，时间长了，母病及子，导致肾虚，这样喘进一步加重。还有的老年人本来在冬季就肾虚，体内元气不足，加之外面天寒地冻，一感受寒邪就发生喘了，正所谓“邪之所凑，其气必虚”。

冬季喘嗽还有一个特点就是喜欢咳痰。肺为娇脏，居上焦，易受外邪侵袭。冬季寒气当令，寒邪由口鼻入内，侵袭呼吸系统，易出现咳嗽咳痰等表现。中医认为呼吸系统疾病虽病位主要在肺，但与脾、肾、肝及心等脏腑功能密切相关，比如《黄帝内经》中就有：“五脏六腑皆令人咳，非独肺也。”且在疾病的发生发展过程中五脏六腑会相互影响，互为因果。一脏有病，其他脏腑也易出现偏胜偏衰，那么通过脏腑间的相生相克，就会影响到肺脏，引发呼吸系统不适。中医讲“肾为生痰之根，脾为生痰之器，肺为贮痰之器”就是这个道理。

3. 头发干枯

看一个人身体状况怎么样，只要一看头发就能判断个八九不离十。

头发乌黑亮丽，一般肾气充足，精神状况良好；头发干枯发黄、没有光泽，一般肾精不足，说明身体状态需要调节。冬季，特别是在北方地区，不仅风沙增多，而且空气中的水分也变得越来越少，天气干燥，头发容易干枯毛躁，甚至出现头皮屑、脱发、掉发，断发等表现。

因为冬季天气寒冷，在外面呼啸的寒风下，大风扬起的细砂和灰尘便趁机在我们的头发上“安家落户”。要知道，在这样雪花飞舞的日子里，轻轻飘落在发丝上的雪水，其中也含有不少的细砂、粉尘以及各种化学物质。这些物质如同砂纸上的砂砾，在我们进行梳头、活动乃至梳理头发这样细微的动作时，加剧梳子和发丝及发丝间的摩擦，造成头发表面的毛鳞片翘起，形成毛糙头发。同时冬季干燥的气候令皮脂分泌过少，头发滋润不足，从而令头皮失水干燥，就更容易产生头皮屑，稍稍一甩头，如霜雪般散落在双肩的头皮屑一定是你看到的最恐怖的局面。

4. 肌肤干燥

冬季气候干燥，大多数人都会感觉到脸上皮肤干巴巴的，整张脸感到紧绷紧绷的，部分还可能有脱皮的现象，洗澡过后又有发痒的感觉，在北方这种现象更为多见。

人体的皮肤分表皮、真皮及皮下脂肪等。人体表皮的最外层为角质层，具有吸水、屏障功能，而角质层中含有天然保湿因子，能确保我们人体的皮肤保持湿润。我们人体皮肤角质层通常含有 20% 左右的水分，一旦皮肤角质层的水分含量低于 10% 时，正常的皮肤就会出现干燥、紧绷、粗糙及脱屑等现象。冬季气候干燥寒冷，往往会造成人体的皮肤，特别是裸露在寒冷空气中的面部皮肤，其面部皮肤的水分蒸发逐渐加快，从而导致面部皮肤变得粗糙、干燥。同时寒冷的天气会导致皮肤的毛细血管收缩，汗腺闭合，导致皮肤的排汗量大大地减少，皮脂的分泌量明显下降，正常的血液循环及皮肤的新陈代谢变缓，引发皮肤干燥、紧绷、龟裂、脱皮、瘙痒及皲裂等现象。

三、冬季芳疗的应用

冬季天寒地冻，可以选择的养生保健方式有限。而芳疗作为一种使用方便、效果明显、纯天然、无毒害的养生保健方法，不失为冬季养生的最佳选择。

1. 冬季防寒先养肾，芳香疗法补气血

中医学认为，肾为“先天之本”“生命之源”。其生理功能是藏精，主生长、发育、生殖；主水液代谢；主纳气；主骨、生髓，是一切生命活动的基础。

自然阴阳为万物之本，肾脏阴阳为人体之基。中医所指的“肾虚”具体指“肾阴虚”和“肾阳虚”。

①肾阴虚

“肾阴”亦称“真阴”“元阴”，指肾脏的阴精，为人体阴液的根本。肾阴有滋润、濡养脏腑的作用《景岳全书》称：“五脏之阴气，非此不能滋。”肾阴虚常见临床表现为：腰膝酸软，头晕目眩，耳鸣耳聋，遗精，虚热虚火，舌质红而少津液等。

②肾阳虚

“肾阳”亦称“真阳”“元阳”“命门之火”，指肾脏的阳气。肾阳有温养脏腑的作用，为人体阳气的根本。肾阳与肾阴相互依存，两者结合，以维持人体的生理功能和生命活动。肾阳虚症状为：腰膝冷痛，肢寒怕冷，面色苍白，阳痿早泄，精神倦怠，食少便溏，舌质淡、苔薄白，脉沉迟无力等。

冬季五脏属肾，因此古今许多养生专家都认为冬季养肾是防寒保暖、强身健体、延缓衰老的重要措施，历代养生家通过实践也证明了冬季确实是保养肾气的最佳时节。因此在冬季使用芳疗来养生保健同样

要以肾脏为重点。

我们先来了解下中医和西医分别对肾脏的认识：

中医的肾脏不等于西医的肾脏

西医对肾脏的认识：

西医所说的肾，是一个解剖学的脏器，位于腰部脊柱两旁，主要是体内水液代谢的器官；另外在肾的上方还有肾上腺，可以分泌多种激素，参与体内的多种功能活动，是一个非常重要的器官。人体有两个肾脏，肾脏基本上像一个过滤器。当身体的血液在肾脏循环时，血液中的废物便和水分一同过滤出来，变成尿液排出体外。在一天 24 小时中，肾脏过滤 144L 的水分，大部分 (142.5L) 的水都会被重新吸收到体内，只产生大约 1.5L 的尿液，这些尿液经膀胱排到体外。大部分人都知道肾脏的主要功能是通过尿液、清除身体上代谢后产生的废物以及多余的水分。尿液的生产是经由一个非常复杂的排泄与再吸收过程，目的是要维持身体上化学物质的平衡，例如酸碱的平衡、电解质的平衡。肾脏的功能不但是清除废物，它还维持了身体内环境的平衡

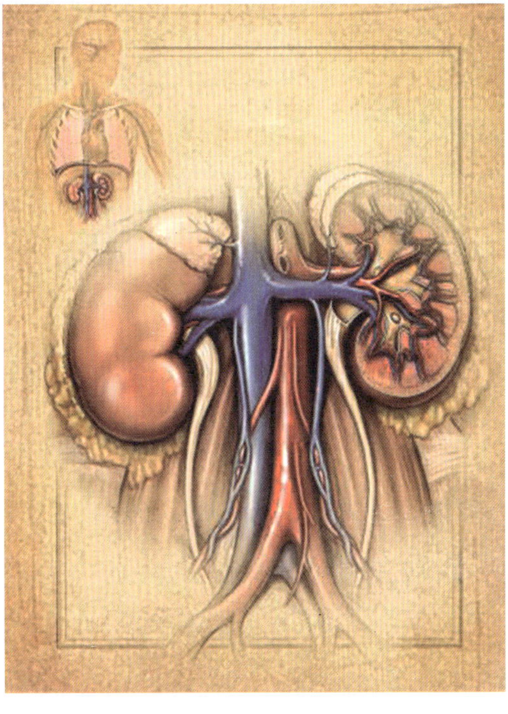

稳定。肾脏也可以产生不同的激素以及维生素，使其他器官得以正常地运作，例如肾脏可以生产红细胞生血素，红细胞生成素维持身体上红细胞的产生。又例如肾脏可以产生维生素D，来控制钙离子或其他激素维持血压的高低。综合来说，肾脏是一个重要的化学工厂。

中医对肾脏的认识：

中医所说的“肾”，是一个复杂的功能集合，它不是一个实体的脏器，而是多个器官功能的综合，包括了现代医学所说的生殖系统、泌尿系统、内分泌系统以及呼吸系统等多个系统的部分功能。就是说它不仅包括了西医“肾”所具有水液代谢功能，而且包括其他一些重要功能，如：人体的生长、发育与生殖，以及精神情志等多方面的功能，因此中医对于“肾”特别重视，称它为生命之根、五脏之本。在中医所说的肾的概念中，最重要的功能包括了如下几个方面：

①肾藏精，主生长发育与生殖

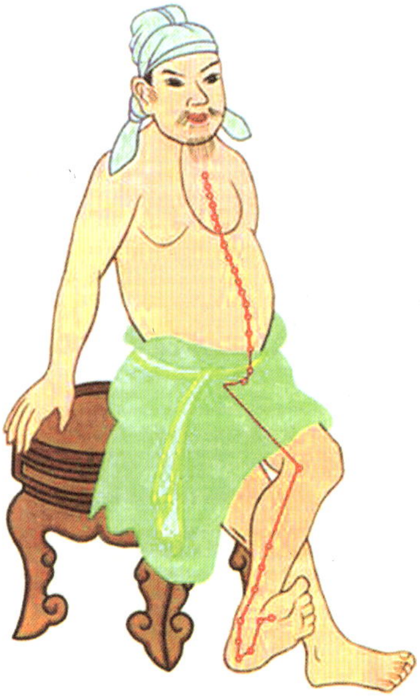

肾藏精，主生长发育与生殖。肾所藏“精气”，包括了“先天精气”和“后天精气”两种，先天精气是从父母那里得到。精子和卵子结合形成了生命的基础，这就是先天之精。它禀受了父母的特性，就是现代所说的遗传物质，为生命的诞生和生长发育奠定基础。后天之精是由脾胃消化饮食产生的精微物质，能够滋养生命，化生先天之精。先天之精和后天之精有着密切的关系。先天之精是后天之精的物质基础，后天之精又不断地补养先天之精。先天之精的不足，可使后天之精的化生无源；而后天之精的不足，可导致先天之精的匮乏。因此只有在先天之精和后天之精充足的情况下，人体才能健康地成长和发育。所谓先天不足和后天失养，指的就是先后天之精气的不足，所以把肾称为“先天之本”，把脾胃称作“后天之本”。

先天之精和后天之精都藏在肾中，既是构成人体生命的基础，也是人体生长发育和各种功能活动的物质基础，因此肾中精气的盛衰，可在生长、发育、衰老过程中表现出来。《素问·上古天真论》说：“丈夫八岁，肾气实，发长齿更；二八，肾气盛，天癸至，精气溢泻……；七八，天癸竭，精少，肾藏衰，形体皆极；八八，则齿发去。女子七岁，肾气盛，齿更发长；二七，而天癸至，任脉通，太冲脉盛，月事以时下……；七七，任脉虚，太冲脉衰少，天癸竭，地道不通，故形坏而无子也。”这些都是肾中精气盛衰的表现，可见肾精在人体的重要性。虽然现代由于生活水平的提高，人们的寿命延长，衰老的时间推迟了，但是肾精在人体的重要性仍旧不会变化，它仍旧是决定生命盛衰的根本，许多老年病、慢性病的发病根源都是肾中精气不足。

②肾主骨生髓

《素问·阴阳应象大论》说：“肾生骨髓。”髓有骨髓和脊髓之分。脊髓上通于脑，所以《灵枢·海论》说：“脑为髓之海。”脑的功能是主持精神思维活动，故又称“元神之府”。因脑髓又赖于肾精的不断化生，如肾精亏虚者，除出现腰酸腿软等症外，还会出现头晕、失眠、思维迟钝等症状。肾精充足，则骨髓的生化有源，骨骼得到髓的充足滋养而坚固有力。如果肾精虚少，骨髓的化源不足，不能营养骨骼，便会出现骨骼脆弱无力，甚至发育不良。所以小儿囟门迟闭，骨软无力，常是由于肾精不足、骨髓空虚所致。临床上应用中医补肾的药物，加速骨质的生长和愈合，治疗各种骨髓疾病和再生障碍性贫血等均收到满意的效果，这是根据中医的肾藏精、精血互生、肾主骨生髓的理论为依据的。

③肾主水

主要是指它在调节体内水液平衡方面起着极为重要的作用。肾对体内水液的存留、分布与排泄作用，主要是靠肾的气化功能完成的，而气化作用的动力就是肾阳，还要靠肾阳和肾阴的调节作用，通常将这种调节作用比作“开”与“阖”。一般认为，肾阳主开，肾阴主阖。肾阴不足，则开多阖少，小便则多，常见于尿崩症、糖尿病等，治疗时应滋补肾阴。如肾阳不足，则开少阖多，小便则少，多出现浮肿等症，治疗时应温补肾阳为主。

④肾主纳气

肾主纳气是指肾有助肺吸气和降气的功能，正常的呼吸既赖于肺的肃降，又赖于肾的收纳。肾在下焦起摄纳的作用，只有肾气充足，肺得其滋助才能气道通畅，呼吸均匀。若气虚而不能纳气时，就会出现呼多吸少，吸气困难的喘息病，临床上称之为“肾不纳气”。这种气喘就要用补肾纳气的方法进行治疗。

通过以上的初步了解，我们认识到中医和西医是两个不同的理论体系，认识和治疗疾病的角度不一样，但其最终目的都是一样的，都是为了保护机体的健康。现代芳疗的应用则把两者有机结合起来，吸收两者的精华，更好地为人们健康服务。

精油护肾

冬季五脏相应于肾，此时养肾、护肾正当其时。肾脏为生命之根，具有藏精、主生长发育、主骨生髓等功能，肾脏能量充足，能够不断地滋润五脏六腑，使人体生机勃勃、充满活力，保持年轻又多一丝“底”气。我们知道现在也有许多护肾的药物，任何药物都有一定的副作用，有的不仅没有效果反而会伤害肾脏，而精油作为一种纯天然的绿色保健手段，正好可以派上用场。

常见的具有护肾作用的精油有：

①雪松精油

散发着温暖木头香气的雪松，又名香柏木，是身体有效的消毒剂。将香柏木精油 3 滴与 6ml 葡萄籽油调配后用于按摩，或用 8 滴泡澡，有助于改善膀胱炎、尿道炎，防止尿道感染，调节肾脏功能。香柏木为低挥发精油，用量过高可能灼伤皮肤；此外，怀孕期不适合使用香柏木精油。

②杜松果精油

膀胱炎若治疗不当，可能连带损害肾脏，而杜松果是最适合用于辅助治疗膀胱炎、肾盂肾炎和尿道结石的精油之一；杜松果精油还是净化良品，与葡萄籽油混合后按摩腰肾部位，能够清血、清尿酸、利尿，迅速消除尿液迟滞问题，减轻肾脏负担。但已经患有肾病的患者不适合使用，否则反而会伤害肾脏；杜松果精油也不适合孕妇使用。

③天竺葵精油

天竺葵似玫瑰的幽香中夹杂些许香草的芬芳，具有调理肾脏和肝脏，排除肝肾毒素的功能。每次用 2 滴天竺葵精油与 5ml 乳液混合后，大面积地涂抹腰腹部，对于排泄、黄疸、肾结石和多种尿道感染都有辅助治疗的作用。但怀孕期间不宜使用天竺葵精油，过高浓度还可能诱发皮肤敏感。

④檀香精油

檀香带着宗教空灵感的木质香味，在辅助治疗尿道感染和膀胱炎中有着不凡的功效，是强力的尿道杀菌剂。3 滴的檀香精油与 10ml 甜杏仁油混合的低浓度处方用于全身淋巴排毒按摩，帮助清血抗炎，改善肾脏功能。但注意不要长期过量使用，可能刺激肾脏，导致发炎，反而不利于肾脏健康。

⑤肉桂精油

肉桂具有良好的抗菌作用，可用于预防感染，增强泌尿系统功能。1滴肉桂精油与4ml乳液调和均匀，早晚涂抹腰腹部，可帮助清洁肾脏部位，净化尿道，改善膀胱炎、腹胀腹泻等；肉桂精油甜香浓厚，闻着便给人一种被安抚的感觉，能促进肾上腺分泌使身体快速恢复活力，因此适用于各种疾病后的恢复期使用，帮助身体回复健康状态。但高剂量使用会引发严重的皮肤敏感，同时也不可在怀孕期间使用肉桂精油。

⑥生姜精油

生姜精油有着温暖而使人愉悦的特质，特别有助于改善体内湿气或体液过多的症状。冬季，取5～8滴生姜精油与野菊花水调匀倒入浴缸，于睡前2～3小时泡浴，隔天使用，能够促进血液循环、增进汗腺的活动，帮助排除肾脏毒素，还具有抗菌消炎作用，预防尿道感染，改善膀胱炎症状。然而过度使用，会导致皮肤过敏，因其较强的刺激性而不适合于孕妇使用，但可用于产后护理。

⑦花梨木精油

花梨木有着甜甜的木质香，并带有花香以及淡淡的香料气息，于每晚用4滴花梨木精油与沐浴液调和均匀擦洗按摩全身，能起到温补肾脏、增强泌尿系统功能的效果。它同时还是良好的抗菌杀虫精油，能提高身体抵抗力，抵抗微生物与病毒的入侵，预防泌尿系统疾病，并帮助身体调节过度的湿气和高温，排出身体毒素，减轻肾脏负担。

巧用精油辨证养肾

①肾阴虚

王小姐，27岁，职员，最近一段时间，晚上睡觉手心脚心喜欢出汗，失眠多梦，心情烦躁，腰酸膝软，月经也不像以前那样有规律，都一个多月没来了，人也没什么精神，消瘦了不少，舌红少津，脉细数。王小姐打算去看看中医，可一想到中药那么难喝，又有点犹豫，同事知道王小姐的苦恼后，建议她使用精油调节下，她就抱着试试看的心情去调理下，经过几个疗程下来，果然效果较前明显好转，连困扰自己多年的失眠问题也解决了。

分析：根据王小姐的这种表现，中医诊断为肾阴虚。中医认为肾脏为生命之根，一切机体活动之本。如果把人比作成一棵树的话，那么肾脏就是树根，扎根于大地，从土壤中不断吸收营养，滋养大树生长，为大树的枝繁叶茂奠定坚实的基础。肾阴虚，即为肾脏阴液不足，不能滋润、濡养其他脏腑，就好比树根不能从土壤中吸收水分一样。试想下在干旱的季节里，会呈现什么样的景象：到处是干枯的树叶，火一点就会燃烧。人体缺乏肾脏阴液的滋养就如干枯的树苗。于是人也消瘦了，心情也烦躁了，月经也推迟了，手心脚心出汗了。

诊断：肾阴虚

选材：可选一些具有滋润、促进津液生成作用的精油。像雪松精油、檀香精油、乳香精油、薰衣草精油、玫瑰精油、迷迭香精油等，可单独

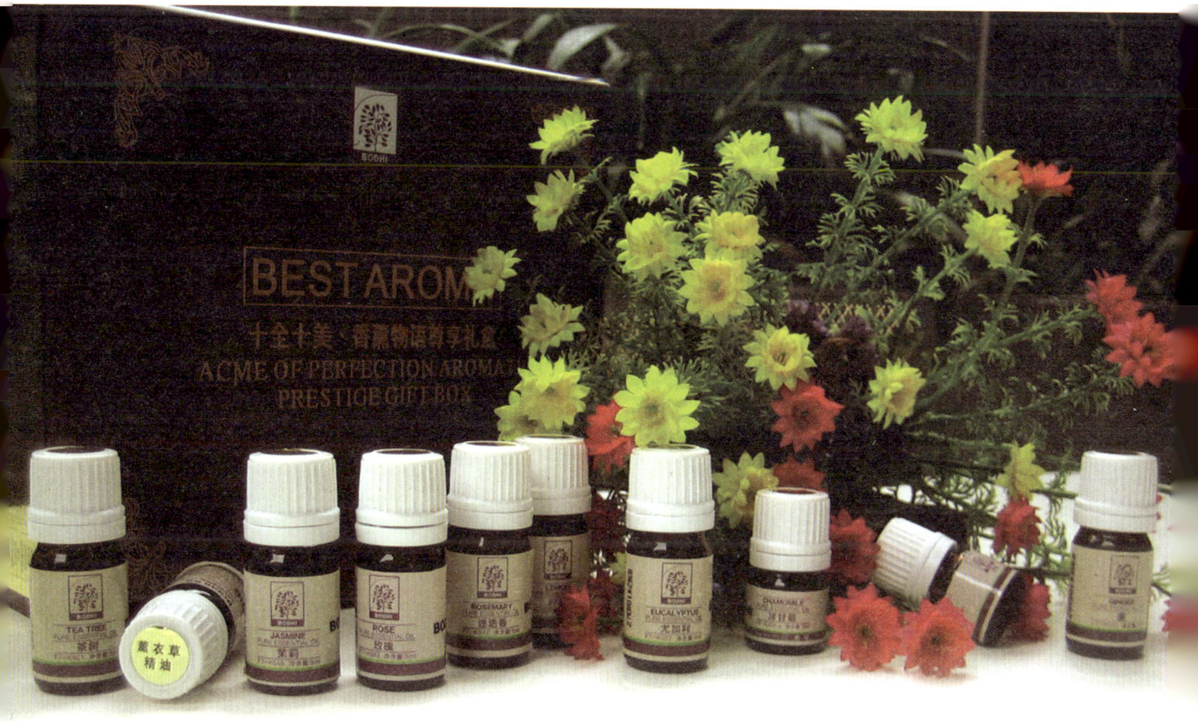

使用，也可混合使用，常常习惯两者或以上搭配使用，以期达到补益肾脏、养阴生津的作用。

使用方法：

A. 腰部按摩

腰为肾之府，是与肾脏最密切的外在部位，常按摩腰部可达到补肾强身的功效。可选用乳香精油 2 滴 + 檀香精油 2 滴 +5ml 基础油混合调匀，均匀地涂抹在腰部，两手掌对搓至手心微热后，分别放在腰部，手掌向皮肤，上下按摩腰部，至有热感为止。同时可两手握拳，手臂往后用两拇指的掌关节突出部位，自然按摩腰眼，向内做环形旋转按摩，逐渐用力，以至酸胀感为好，持续按摩 10 分钟左右，早、中、晚各一次。

B. 穴位按摩

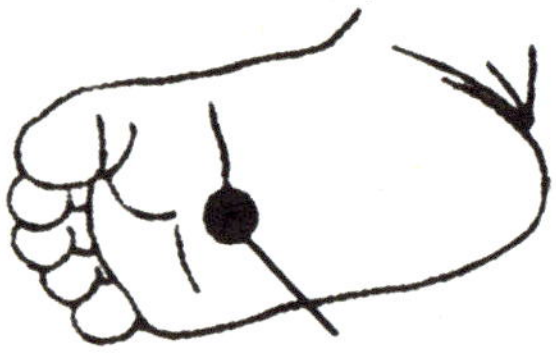

涌泉穴

涌泉穴，涌，外涌而出也；泉，泉水也。该穴名意指体内肾经的经水由此外涌而出体表。分布在人体足底，位于足前部凹陷处第 2、3 趾趾缝纹头端与足跟连线的前三分之一处，为全身腧穴的最下部，乃是肾经的首穴。我国现存最早的医学著作《黄帝内经》中说：“肾出于涌泉，涌泉者足心也。”意思是说：肾经之气犹如源泉之水，来源于足下，涌出灌溉周身四肢各处。所以，涌泉穴在人体养生、防病、治病、保健等各个方面显示出它的重要作用，对肾阴虚所导致的失眠多梦、潮热盗汗等症有很好的疗效。

可在每日睡觉前洗净双脚后，选用雪松精油或薰衣草精油，涂抹在涌泉穴部位。用拇指的指腹垂直按压足心涌泉穴，按下片刻后再提起，一按一放，反复进行，力度应该以自身能耐受为度。在手法上，除了点按之外，还可以用拇指指腹从足跟推向足尖，这个方法称之为“推涌泉”，每天推 100 ~ 500 次不等，可以根据自身的情况而定。

②肾阳虚

李小姐，30 岁，教师，一到冬天就特别怕冷，别人穿一件棉袄，自己得穿两件，尤其是下半身，感觉冰冷冰冷的，恨不得放在火炉上烤，人也感觉没劲，哪也不想去，每天都想待在家里烤火。腰酸背痛，月经也量少、色暗，有时成块，尤其是在来月经的时候，小腹疼得厉害；记忆力也大不如前，刚说的事情就忘了，舌白胖大有齿痕；性欲减退，夫妻生活也没有了往日的激情，为此还和老公发生矛盾。李小姐自己也了解些医学知识，上网查阅了一些资料后，发现精油在这方面也有不错的效果，不仅可以改善怕冷的症状，而且调理后精油芬芳的气息还可增加夫妻间的情趣。果然在进行精油调理一段时间后，腰不酸了，腿不冷了，夫妻感情也增加了，感觉人的气色都好了不少，现在整天都乐呵呵的，不知有多高兴。

分析：患者畏寒肢冷，腰膝酸软，月经量少，色暗有块，痛经，性欲减退，舌白胖有齿痕等，这些都是一派阳虚的表现。阴虚生内热，阳虚生外寒。《素问·生气通天论》：“阳气者，若天与日，失其所，则折寿而不彰。”中医学认为万物之生由乎阳，万物之死亦由乎阳。人之生长壮老，皆由阳气为之主；精血津液之生成，皆由阳气为之化；所以，“阳强则寿，阳衰则夭”。而肾脏作为人身阴阳之根，肾阳主导一身之阳气，为生火之源。就像柴木之于火苗一样，肾阳就好比生火的柴木。柴木充足了，就会产生熊熊大火。同样的道理，机体肾中阳气充足，则机体就充满活力，激情四射。

诊断：肾阳虚

选材：选用些具有温补肾阳、驱风散寒功效的精油。像肉桂精油、生姜精油、雪松精油、紫罗兰精油、檀香精油、天竺葵精油、尤加利精油等。常两者配合使用，以增强其补肾壮阳的功效。

使用方法：

A. 精油足浴

中医学认为，人体五脏六腑在脚上都有相应的投影。脚部是足三阴经的起始点，又是足三阳经的终止点。踝关节以下就有六十多个穴位，足少阴肾经的涌泉穴就是位于足底。如果经常用热水泡脚，能刺激足部穴位，促进血脉运行，调理脏腑，温经活血，驱散风寒，从而达到强身健体、祛除病邪的目的。在中国的历史长河中更是不乏名人靠足浴养生保健的故事：唐朝一代美女杨贵妃经常靠足浴来养颜美容；慈禧太后的养生秘诀是“头要凉，脚要暖，坚持泡脚养生”；宋朝大文豪苏东坡每晚都用足浴来强身健体；清代名臣曾国藩更是视“读书”“早起”和“足浴保健”为其人生的三大得意之举；近代京城名医施今墨也是每晚用花椒水来泡脚养生。可见足浴在中华养生保健历史中占有举足轻重的地位。

“百病从寒起，寒从脚下生”，清朝外治法祖师在《理瀹骈文》道“临卧濯足，三阴皆起于足，指寒又从足心入，濯之所以温阴，而却寒也”。人体脚部距心脏最远，局部血流相对缓慢，因此冬季下肢，特别是脚总是感到非常寒冷。足浴可以改善足部的血液循环。水的温热作用，可扩张足部血管，增高皮肤温度，从而促进足部和全身血液循环。由于血液循环量的增加，从而调节各内分泌的机能，促使各内分泌腺体分泌各种激素，如甲状腺分泌的甲状腺激素，肾上腺分泌的肾上腺素，这些激素均能促进新陈代谢，从而使机体产能增加，达到祛寒保暖的目的。

在足浴盆中倒入40℃左右的热水，加入肉桂精油3滴＋檀香精油……的水通常要淹过踝部，浴足时间不要少于……较适宜。可在旁边准备一壶热水，在感觉到水温降低……，以保持水温。只有保持一定的温度，才能保证精油效力的最大发挥，从而起到良好的治疗效果，但也要防止水温过高烫伤皮肤。足浴时可以给予适当的物理刺激，如按摩、捏脚或搓脚等，有条件者也可使用具有加热和按摩功能的足浴盆进行足浴，效果更佳。

B. 精油泡澡

精油泡澡相当于中医的药浴，也算是中医的一种外治法。只不过古代是根据病人的症状表现，选择不同的方药，煎取药液，用药液来泡澡，以达到治疗疾病的目的。

药浴疗法源远流长，历史悠久。早在3000多年前的殷商时期，宫廷中就盛行用药物进行沐浴，以防治疾病。据记载自周朝开始，就流行香汤浴。所谓香汤，就是用中药佩兰煎的药水。其气味芬芳馥郁，有解暑祛湿、醒神爽脑的功效。伟大的爱国诗人屈原在《云中君》里记述："浴兰汤兮沐芳华。"其弟子宋玉在《神女赋》中亦说："沐兰泽，含若芳。"从清代开始，药浴就作为一种防病治病的有效方法受到历代中医的推崇。随着整个中医药学的发展，药浴疗法的种类不断增多，应用范围不断扩大。至清代其治疗范围已遍及内、外、妇、儿、五官、皮肤等科疾病，在药浴种类上有洗、沐、浴、浸、渍、浇等法。时至当今，精油的出现，更加丰富了药浴的内涵，也更为现代人们所认同和接受。

因此针对肾阳虚的表现，我们可选用肉桂精油3滴＋杜松精油2滴＋丝柏精油2滴，加入浴缸中泡澡，约30 ~ 40分钟。精油小分子通过皮肤黏膜吸收，角质层转运（包括细胞内扩散、细胞间质扩散）和表皮深层转运而被吸收。另外角质层经水合作用，使精油通过一种或多种途径进入血液循环，促使血管扩张，血液循环加快，调节脏腑功能，达到疏通经络、运行气血、温补肾阳的目的。同时还可滋润和营养肌肤，使皮肤组织细胞直接获得营养物质而达到美容目的。

C. 温按温灸

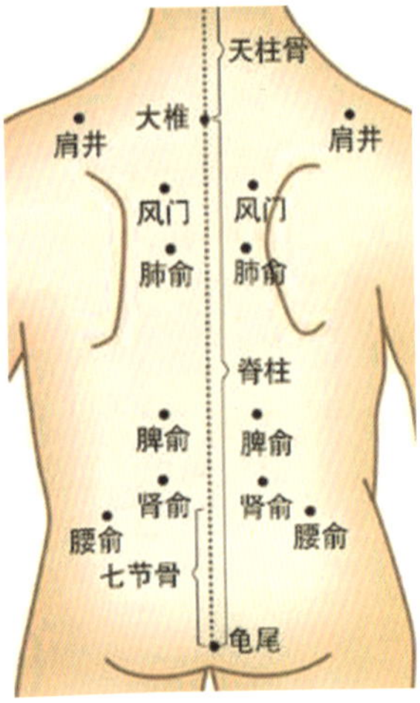

选取肾俞穴（肾俞穴位于人体的腰部，当第 2 腰椎棘突下，左右二指宽处。具有很好的补肾壮阳的作用）、太溪穴（位于足内侧，内踝后方与脚跟骨筋腱之间的凹陷处。也就是说在脚的内踝与跟腱之间的凹陷处。具有滋阴益肾、壮阳强腰的功效）和气海穴（该穴位于人体的下腹部，直线连接肚脐与耻骨上方，前正中线上，脐下 1 寸半。《铜人俞穴针灸图经》载：“气海者，是男子生气之海也。”此穴有培补元气、益肾固精、补益回阳、延年益寿之功）。在上面涂抹肉桂精油，然后用艾条来灸，边按边灸，一般十分钟到二十分钟就可以了，注意不要灼伤皮肤。艾条的温经散寒之功配合肉桂精油的补阳之效，两者相互作用，扶正祛邪、补养肾阳。另外还可以每天涂抹精油后，按这几个穴位，先用大拇指点它，让这个穴位按着感到酸胀甚至有上下传导的感觉，然后再揉，揉十分钟左右就可以了。

隆冬时节，除了使用精油补肾养肾外，食疗也是个不错的选择。“冬令进补，来年打虎”。现在，就介绍几款原料易取、补养作用明显、制作简单的养生食谱：

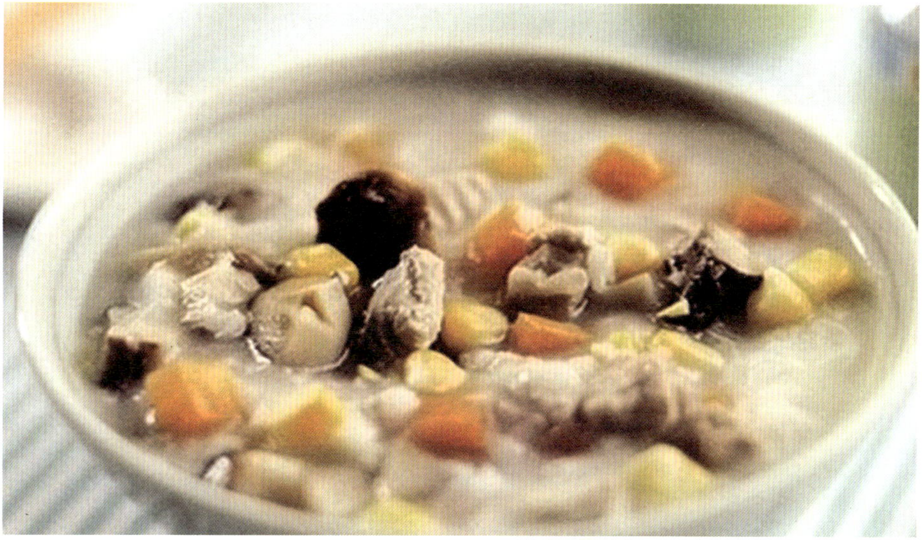

①羊肉粥

羊肉100克，人参10克，白茯苓、黄芪各10克，粳米100克，红枣5枚，色拉油适量。羊肉洗净，切成绿豆大小的丁；白茯苓拍碎末，粳米淘洗净，红枣洗净切两半。锅入适量水，上火，放入人参、白茯苓、黄芪，小火煎汤，去黄芪，放入羊肉末，开锅后撇去浮沫，放入红枣、粳米、色拉油煮成粥，加精盐调味即成。

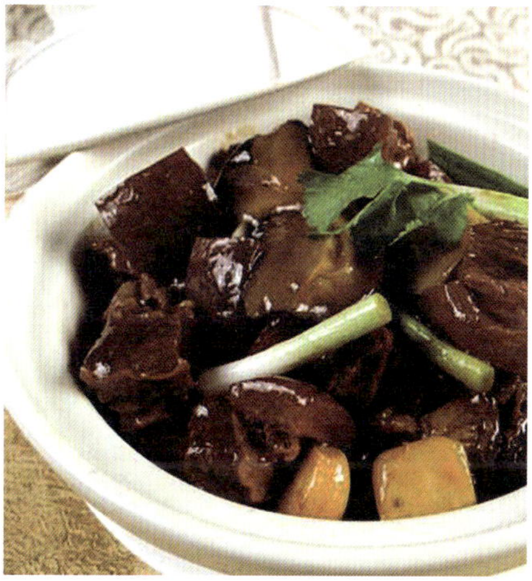

作用：具有益气补虚、温中暖下、补血强筋、开胃健脾之功效，适用于气血两虚、腰膝酸软、脾胃虚寒及元气不足症等患者食用。

②姜附烧狗肉

熟附片30克，生姜150克，狗肉1000克，大蒜各适量。将狗肉洗净，切成小块，生姜煨熟。先将附片放入铝锅（或砂锅）内，熬煎2小时，然后放入狗肉、大蒜、生姜、葱，加水适量炖煮，直至狗肉烂即成。可分多餐服食，每次不宜过饱。

作用：温肾散寒，壮阳益精。适用于阳痿、夜多小便、畏寒、四肢冰冷等阳虚证，对身体虚寒的慢性支气管炎、慢性肾炎也有一定疗效。患感冒者禁食。

③复元汤

怀山药50克，肉苁蓉20克，菟丝子10克，核桃仁2个，瘦羊肉500克，羊脊骨1具，粳米100克，葱白3根，生姜、花椒、料酒、胡椒粉、八角、食盐各适量。将羊脊骨剁成数节，用清水洗净；羊肉洗净后，汆去血水，再洗净，切成4厘米厚的条块；将怀山药、肉苁蓉、菟丝子、核桃仁用纱布袋装好扎紧；生姜拍破，葱切段。将中药及食物同时放入砂锅内，注清水适量，武火烧沸，打去浮沫；再放入花椒、八角、料酒，移文火煮炖至肉烂，出锅装碗，加胡椒粉、食盐调味，即可佐餐食用。

作用：温补肾阳。适用于肾阳不足、肾精亏损之耳鸣眼花、腰膝无力、阳痿早泄等症。

④薏苡仁猪肺粥

薏苡仁25克，猪肺200克，白果10枚，山萸肉5克，粳米50克。猪肺洗净血污，切小丁，入沸水中汆出，同薏苡仁、白果、山萸肉、粳米同煮成粥即可。

作用：具有润肺化痰、止咳等功效，适用于气虚体弱、倦怠无力、食欲不振等患者食用。

⑤核桃枸杞粥

核桃仁50克，枸杞50克，粳米75克。核桃仁拍碎，枸杞洗净，与淘净的粳米同煮成粥食用。

作用：核桃仁富含蛋白质、脂肪油、钙、磷、铁等矿物质，具有益肾补脑、止咳定喘之功效。枸杞中富含多种氨基酸、维生素等营养成分，具有滋肾养肝、平补阴阳的功效。《本草纲目》记载："枸杞，补肾生精，养肝……明目安神，令人长寿。"与粳米熬粥，是冬季常见养生保健理想食疗方。

食补宜辨证：对于养肾防寒来说，饮食调摄也很重要。冬天宜选食如羊肉、狗肉、雀肉等温肾壮阳、产热量高的食物，这对素体虚寒者尤其有益。还可进食一些具有补肾益肾功能的食品，如核桃、板栗、桂圆等。黑色食品能入肾强肾，亦宜择食，如黑米、黑豆、黑芝麻、黑木耳、乌骨鸡之类。冬日宜常进各类温性热粥，若将上述食品置入粥中煮食，既可祛寒，又可补养，还能疗疾。

由于各人的体质不同、年龄有别，在食补中也有宜有忌，应灵活掌握。如肾阳亏虚者，在饮食中以温补肾阳为宜，可选食羊肉、狗肉等。羊肉、狗肉性温热，具有温补肾阳的效用；对于偏于肾阴精不足之人，食补宜以鸭肉、鹅肉为主。我国明代著名医家张景岳有句名言："善补阳者，必于阴中求阳；善补阴者，必于阳中求阴。"对于肾之阴精渐衰的中老年人，冬天可配食鳖、龟、枸杞、山药、木耳等护阴之品。冬令饮食不可过咸，因咸味入肾，会致肾水更寒，有扰心阳。另切忌寒凉食品，以免"雪上加霜"，折伤元阳。对于老年体弱者，亦最好食补，故常有"药补不如食补"之说。

养气、养血

小丽，30岁，教师，一到冬天，怕冷畏寒，气色变差，皮肤也变得粗糙，感觉人也没劲，不想讲话，整天懒洋洋的，给同学讲课时就感到口干、嗓子痒，但也不怎么想喝水，没什么口味，四肢感觉冷冷的，舌淡、脉细。自己也知道冬季比较寒冷干燥，感觉可能是缺水的原因，于是每天强迫自己比平常多喝几杯温开水。可过了一段时间，这些症状不但没好转，反而越来越重了，自觉还白皙的皮肤竟然变得萎黄，没有光泽，更急人的是一向准时的“大姨妈”也推迟了，还时有痛经发生，这下可把自己吓坏了，还以为自己得什么绝症了，赶紧到医院里去检查。一查身体没有毛病，各项指标都正常。她想这可奇怪了，检查有没病，可自己感觉不对劲啊，那是怎么回事啊。身边的闺蜜对她说你这肯定是亚健康状态，气血不足，女人冬天最容易出现这种表现啦，建议她去养生保健机构调理下，并说使用芳香疗法来调理效果特别好。于是小丽抱着试试看的心态，去了一家亚健康调理中心。芳香调理师根据小丽的不适表现，给她详细地制定了一套芳香调理方案。还不到一个疗程，小丽就感觉身体状况发生了明显的变化，也没有以前怕冷了，口不干了，嗓子也不痒了，人感觉也精神多了，皮肤也变得红润有光泽了，就好像回到了生孩子之前那样白里透红。

分析：像小丽这样的情况，我想很多女性朋友都会遇到。她这种表现：四肢凉冷、气色较差，少气懒言，倦怠乏力，面色萎黄，月经延迟或量减少，痛经、舌淡、脉细，中医诊断为气血不足。所谓“气”，中医认为就是指使人体各脏腑发挥机能的动力，在生理上具有温养机体、防御外邪、保持活力等功能。“气”就像是人体的“汽油”，推动人体五脏六腑的运转，推动血的运行。中医所说的“血”则有两个意思：一是指流动在脉管中的鲜红色的血液，具有营养和滋润全身的作用；二是指与“气”同在的运行载体，不断濡养充实气。“气为血之帅，血为气之母”，气和血都是人体生命活动的载体，两者共同来滋润身体。如果把人的身体比作一颗树苗的话，那么气就是阳光，血就是雨露。试想树苗没有阳光的普照，雨露的滋养，它能生机勃勃、茁壮成长吗？

在冬季为什么女性容易出现气血不足的表现呢？“春生、夏长、秋收、冬藏”，冬天应该是人的气血从外面向里面藏的时候，这个时候人的五脏里面最重要的脏器就是肾脏和肺脏了。肾脏为先天之本，精血之根，是人体气血的保证，而肺脏具有宣发和肃降的作用，可以使得人体气血顺利地从外面向里面走，从而保持人体气血运行通畅。因此只有两者相互协同，则气血充足，气血足则机体抵御寒冷的能力就加强，从而身体温煦，脸色红润，皮肤有光泽，气色佳，精神好。一旦寒邪伤肾，燥邪伤肺，则肾精受损，功能失调，肺脏的宣发和肃降作用失常，使得人体气血不能顺利地从外面向里面走，那么气血就不能聚集于体内，于是四肢冰凉，肌肤得不到滋润，脏腑缺乏营养，不能濡养四肢百骸，从而出现像小丽这样的表现。

诊断：气血不足

治疗：因此我们在使用精油的时候，重在选择一些具有养气、养血功效的精油，像玫瑰精油、薰衣草精油、茶树精油、松脂精油等。一些中草药油的补气养血效果也非常好，像单方药油：当归药油、党参药油；复方药油：益气补血复方药草油（黄芪、当归、红花、肉桂、乳香、玫瑰、没药等精油组成）等。通过不同的操作方法，以达到补养气血的作用。

使用方法：

A. 按压穴位：选用 2 滴玫瑰精油和 2 滴松脂精油调和均匀，分别滴在足三里（在外膝眼下 3 寸，距胫骨前嵴 1 横指，胫骨前肌上，此

△足三里：

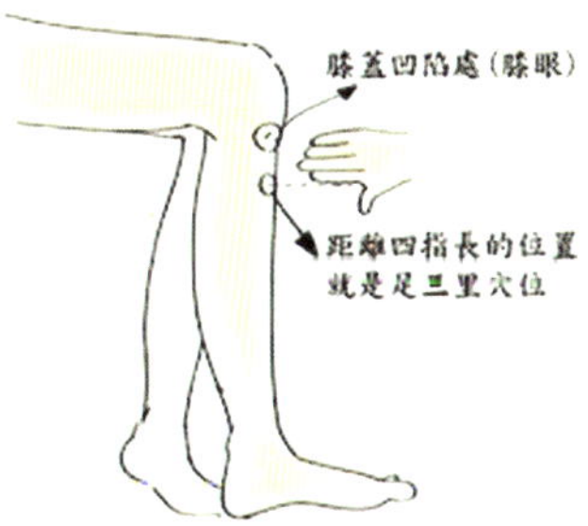

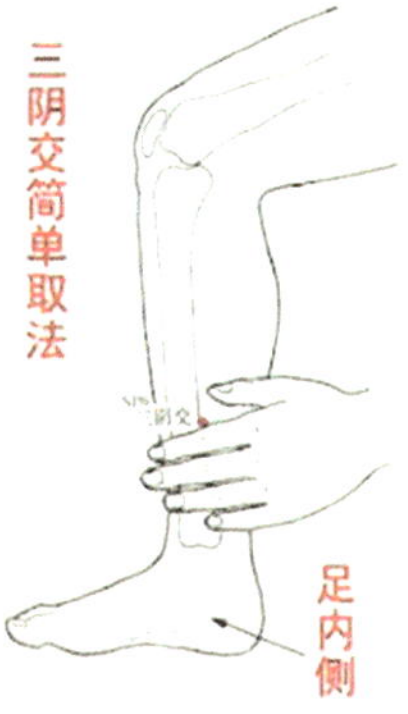

穴为保健要穴。民间有“艾灸足三里，胜吃老母鸡”的说话。现代研究也发现足三里具有促进红细胞再生的作用）和三阴交（在小腿内侧，当足内踝尖上3寸，胫骨内侧缘后方。三阴交不仅具有调和气血的作用，还能治疗妇女的痛经，是女性朋友们的保健要穴）上。然后用拇指和中指指端按压，一压一放，每次按压5～10分钟，每次按压尽量以穴位有酸胀、麻木、发热的感觉为佳。

B. 香浴：可选益气补血复方药草油（黄芪、当归、红花、肉桂、乳香、玫瑰、没药等精油组成）5滴，加入浴缸后，搅拌均匀，保持约40～45℃水温，沐浴15～20分钟为宜。

C. 足浴：脚底是各经络汇聚处，分布着60多个穴位以及与人体内各脏腑器官相连接的反射区，分别对应人体的五脏六腑。泡脚有舒经活络、改善血液循环的作用。因此我们可选用2滴当归药油和2滴党参药油。足浴时，水温不能太热，以40℃为宜，浸泡10～15分钟。

2. 芳香疗法喘嗽安

谈到用芳香疗法来治疗喘嗽病，那就不得不说下《红楼梦》中的大美人薛宝钗了。曹雪芹在《红楼梦》中这样描绘薛宝钗：她容貌美丽，肌骨莹润，举止娴雅，仪态端庄，才华出众。曹雪芹把它喻为牡丹花。而偏偏就是这个曹公眼中的牡丹花，就得了个喘嗽病，不过不要紧，因为她有治疗喘嗽病的奇方——冷香丸。《红楼梦》中记载冷香丸：“要春天开的白牡丹花蕊十二两，夏天开的白荷花蕊十二两，秋天开的白芙蓉蕊十二两，冬天开的白梅花蕊十二两，再加十二钱蜂蜜，十二钱白糖……若发病时，用十二分黄柏煎汤送下。”其中主要药物便是白牡丹花蕊、白荷花蕊、白芙蓉蕊、白梅花蕊，可见其治疗喘嗽除了以中医理论为依据的传统疗法外，还结合了芳疗，开创了抚慰心灵以愈咳喘的芳香疗法。

《神农本草经》记载：“香者，气之正，正气盛则除邪辟秽也。”

这说明利用香料的清气可以鼓舞人体的正气，达到保健疗病之目的。许多中药都能散发出独特的香气，属于香料中的佼佼者。植物药中有苏叶、麻黄、藿香、佩兰等；动物药中有麝香、龙涎香等。古代人们喜欢把这些药物制成药枕或香囊之类，持久地散发其香气，达到防治疾病，养生保健的目的。

从生理角度来讲，香花的花瓣里有一种油细胞，能分泌出挥发性的芳香油。芳香油分子弥散于空气中，与人鼻腔内的嗅觉细胞接触后，嗅神经的末梢感受器就会兴奋，这种兴奋传导到大脑皮质，我们就感觉到花香。冷香丸由四味香气诱人的花瓣特制而成，气味之香是难以言喻的。当我们闻着醉人的芳香时，自然而然会将烦恼抛至九霄云外，顿有“花不醉人人自醉”的喜悦之感，于是紧张的神经变得松弛起来，大脑得到很好的休息，我们会不自觉地忘却病痛，这对人体的健康是十分有益的。再者，芳香之剂所挥发出来的化学成分是十分复杂的，含有很多有机化合物，有些成分具有解表、发汗、驱风、健胃、镇静、止痛、止咳、祛痰、平喘、抗菌、抗病毒等药理作用。冷香丸中的某些挥发性成分可能就具有止咳平喘的作用。

从心理角度来讲，精通医理的曹雪芹针对薛宝钗的病情而设的冷香丸，之所以能起到药未服、病情也减轻三分的效果，这里包含着神奇的心理疗法。因为喘嗽病的发作，与情绪的好坏密切相关。对于藏愚守拙、很有心计的薛宝钗来说，运用暗示疗法，可与药物相得益彰。这个“海上方”从和尚之口说出，首先在薛宝钗心目中留下神秘感。采四花须春、夏、秋、冬四季盛开之时，又须在春分这天晒干，还有四个节气的雨露霜雪四种水来和药末做丸，并放进旧瓷坛内埋在梨花树底下，无疑给宝钗以玄妙莫测之感，产生信赖之情。尤其是所用的花蕊均为十二两，雨露霜雪均为十二钱，而黄柏是十二分。何以取十二这个数字呢？在古人心中，视十二为吉利，十二又与一年十二个月、一天十二个时辰、人体十二条经络等相吻合。故用药取十二之数，使宝钗产生天意促成、使疾病痊愈的好感。这样一种好药，宝钗又把它埋在梨花树底下，无非是想得点“梨花仙子”的“灵气”，使病快点好。种种他人的和自我的暗示作用，加上药物的疗效，自然会药到病除。

香味对人的心理和生理作用都是巨大的，不可忽视，不同的香气可刺激大脑立即做出反应。而大脑是人体的“最高司令部”，它指挥着全身所有的组织和器官有序地工作和应付各种紧急状况。因此，少量的香料分子就能通过大脑这个“最高司令部”对全身各部“发号施令”，做到药物所不能做到的事。

我们芳香疗法中使用的精油也主要是从生理、心理这两方面来着手防治疾病。冬季喘嗽使用精油，一则可以发挥精油的功效，缓解症状；二则利用精油的芬芳气息，安慰人们的心情。这样就会事半功倍，达到较好的效果。

冬季改善喘嗽的精油有：尤加利精油、罗勒精油、百合精油、薄荷精油、广藿香精油、花梨木精油、薰衣草精油、檀香精油、茶树精油、雪松精油、快乐鼠尾草精油、丝柏精油、迷迭香精油等等。

A. 精油香薰

选用尤加利精油 10 滴 + 茶树精油 10 滴 + 薰衣草精油 10 滴，加入到香薰灯中，让精油分子随着水分的蒸发弥散到空气中，通过吸入来缓解呼吸道不适的表现。

B. 精油按摩

选用尤加利精油 2 滴 + 薰衣草精油 2 滴 + 薄荷精油 2 滴 + 荷荷巴油 10ml，调配均匀，然后按摩鼻翼两侧，对鼻塞、流涕等症状有舒缓作用。

3. 精油护发美发

蒋小姐最近就遇上了这样的烦恼：作为一名保险公司业务员，经常在外奔波是避免不了的。冬季的天气又冷又干燥，空气中尘雾颗粒也多，每天到外面跑了一天回家就感觉头发干枯毛躁，一头秀发变成了“绣”发，没有一点点的青春靓丽的气息。那么对于蒋小姐这种情况该如何使用精油呢？

每个爱美的女性都希望自己有一头飘逸亮丽的秀发。冬季到来，冷风劲吹以及干燥空气的入侵，给爱美人士带来的烦恼不仅仅是皮肤的干燥，同时还有头发打结发涩，蓬松杂乱，难于梳理。不经意间，用手撩动头发，还会产生噼里啪啦的响声。没错，这就是干燥的空气和干燥的头发相遇所产生的“结果”——静电。静电不仅会让头发失去修饰美丽的作用，发丝上吸附的灰尘、螨虫等，还会因为黏贴面部，而影响到脸部皮肤的洁净。极度的干燥也导致头发毛鳞片展开，头发变得更加毛躁不顺滑，头发不由自主地“飘”起来，漂亮的发型不复存在。加之天寒地冻，大家不愿天天护理，于是很容易让头发变得毛躁甚至出现静电的现象，毛躁凌乱的头发会在一定的程度上将人的心情也弄得很暴躁和不安。

精油护发有着天然健康以及滋润效果好等特点，而且精油芳香的气息也能更加展示女性的魅力。常见的护发精油有：

①尤加利精油

功效：拥有优异的护发功能，可平衡头皮油脂。

护理：让头发活力弹性再生，香气迷人，适宜展现女性魅力。

②茅草花精油

功效：有杀菌功效，属原野草香，轻快活泼。

护理：平缓烦躁感，加强清洁效果。

③佛手柑精油

功效：舒缓头部神经，能促进细胞再生，对秃头和掉头发有很好的帮助。

护理：适用于发质偏油、紧张焦虑的人。

④葡萄柚精油

功效：提神醒脑，舒缓抑郁，促进血液循环，减低头皮过敏，均衡油脂分泌。

护理：可帮助头发生长，预防毛囊炎和发质过油。

⑤迷迭香精油

功效：治疗神经痛、头皮屑、皮炎等，解决秀发冬天的干燥、静电等问题，修复损伤须发以及平衡和舒缓头皮，帮助头发生长，调节皮脂分泌。

护理：头发干燥、脱发、头皮屑、头发稀疏者。

用法步骤：

第一步：精油洗发

就像平常洗头发一样，只不过在用洗发水洗头发过程中，将一到两种精油和秀发混合在一起洗头。至于精油的种类，根据个人喜欢适当选择。

第二步：精油护发

洗发以后，先把头发吹成七八成干后，然后把调有精油护发素（发膜，焗油），均匀地涂抹在头发上，轻轻按摩数分钟，使头发充分能够得到滋润和吸收，过一会儿后冲洗即可。

第三步：精油美发

将准备好的精油倒进容器中，然后用汤勺搅拌均匀。将头发分线之

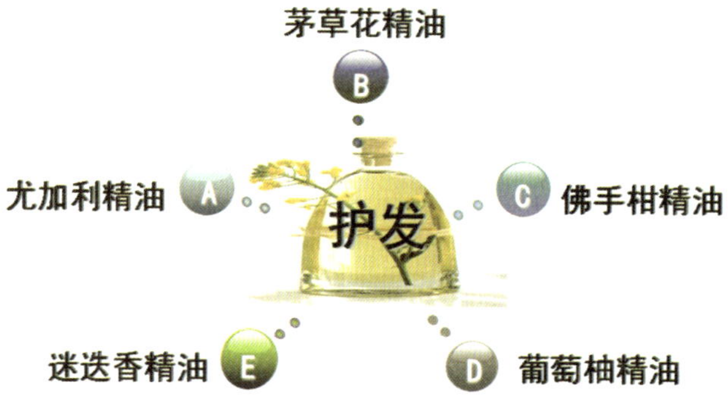

后，将搅拌好的精油涂抹在头皮上，用指腹轻轻按摩头皮一会儿，然后用热毛巾包裹头发，再戴上保鲜膜或者浴帽，大约 10 ~ 15 分钟之后拆掉冲洗干净就可以了。

4. 干燥肌肤用芳疗，更有祛皱抗衰功

精油护肤

讲述人：陈小姐，年龄：29 岁，职业：白领。

自从上大学到北方来以后，我的肌肤就变得不是很好，容易干燥，平时洗完脸后风一吹就感觉更是干得难受。特别是在冬季的时候，脸上干涩、紧绷、鳞屑、瘙痒，甚至小皱纹、痘痘等问题都会相继出现。真想不通以前我的皮肤明明挺好的啊，为什么现在搞得这么惨！试了很多护肤品都觉得只是暂时地缓解了肌肤问题，没过多久面部肌肤就会又会打回原形。偶然的机会，我闲来在网上发现精油护肤效果不错，很多网友用过都说有效，价格也很实惠，就忍不住买了一个疗程的回来试用。坚持使用完以后，发现肌肤真的改善了好多，平时不再紧绷起皮了，而且感觉非常的保湿滋润，脸上终于舒服多了，心里不知道有多开心了！强烈推荐给各位姐妹，真的可以去试一下，效果不是普通的好哦！

爱美是每个女人的天性。冬季时节，气候寒冷干燥，机体新陈代谢也较其他季节缓慢，皮肤会因汗腺、皮脂腺分泌的减少和失去较多的水分而变紧发干，加之外面的寒风冷冽，很容易伤及皮肤。精油在保养肌肤方面有着独特的效果，它与其他护肤品最不同之处，是植物精油不含任何化学添加剂，其纯天然、清香淡雅的气味深受女性朋友喜欢。植物精油代表大自然最原始的生命力，具有很强的渗透性和修复更新能力，不仅可以提供充足的营养物质和能量，还能够激发肌肤细胞自主再生。它含有天然植物的抗氧化成分，保护肌肤免受环境污染的侵害，还能促进新陈代谢，活跃细胞循环，使营养物质与氧气直达肌肤底层，促使肌肤进行自我修复，重建肌肤细胞的更新能力，恢复肌肤的健康光泽。

在短时间内，植物精油的效果可能不及一些多功能性的护肤品，但长期使用，就能够促进皮肤的健康生长，帮助受损皮肤的修复，相比之下更加安全。像常用保养肌肤的精油有：薰衣草精油、玫瑰精油、天竺葵精油等。

用精油护肤的方法很多：熏香法、沐浴法、足浴、按摩法、蒸面法、面部刮痧法等，均能起到很好的效果，下面简要介绍几种方法。

①精油面部按摩

步骤一：先将双手弄湿，选用适合肤质的洁面液，搓揉成细泡沫后，在脸上轻轻打圈清洁，然后用清水洗净。

步骤二：用爽肤水喷湿皮肤后，涂上约 2ml 的纯薰衣草精油去死皮泥，将老化角质、色素带走，然后在脸上打圈洗开。额头部位用中指由下向上轻轻推拉至发根；用无名指轻搓左右鼻翼令精油的芳香气味进入呼吸系统；用中指由眉头到太阳穴轻轻地搓揉，在眼睑处如同画 8 字的方向按摩；用中指从鼻梁侧面往鼻头方向依螺旋状向下按摩，再从鼻

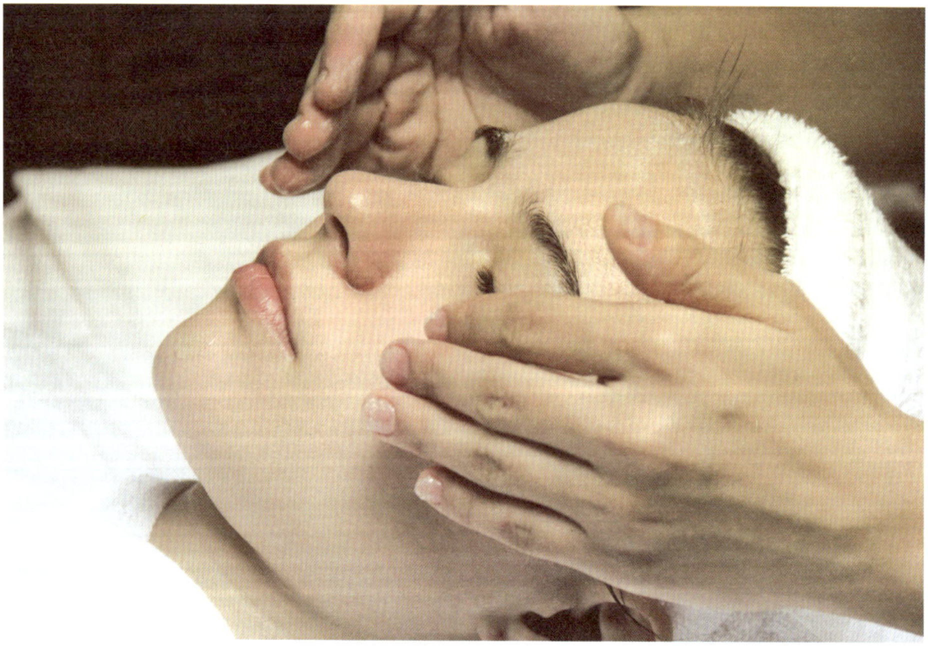

头向耳朵轻推；用食指和大拇指轻轻捏着下颚，从中间向左右两侧滑动；用中指和无名指从唇下到耳垂，依小螺旋方式从嘴角到耳朵中央，从鼻头往太阳穴方向轻轻按摩。约3～5分钟后，用水洗净，再喷上爽肤水。

步骤三：用约一汤匙的荷荷巴油，加6滴洋甘菊油，用手指轻调匀后涂在面部和颈部，按摩5～10分钟，让皮肤继续吸收香薰精油，不要洗去。精油因分子非常细小，所以不需大力按摩即可被皮肤吸收，进入血液循环，达到影响神经、内分泌、消化、呼吸系统等功效，只要轻轻涂抹在肌肤上，以轻抚方式按摩到不油腻即可。

步骤四：将香薰面膜均匀涂在脸部和颈部，再用湿化妆棉盖上眼睛。敷面期间，喷上爽肤水，可加强补湿效果，15分钟后洗去。最后再喷上爽肤水，轻涂上美眼修护液和面霜，整个护肤过程只要20分钟便完成。

②精油穴位按摩

隆冬时节，护肤关键是补水，此时不妨试试用精油按摩身上的三个“补水”穴：太溪穴、三阴交穴和照海穴。

A. 太溪穴

太溪穴位于足内侧，内踝后方与脚跟骨筋腱之间的凹陷处。可每天用玫瑰精油按摩2次，每次10分钟。天气干燥的时候，按揉的时间应

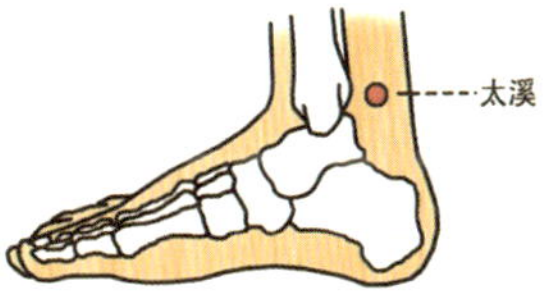

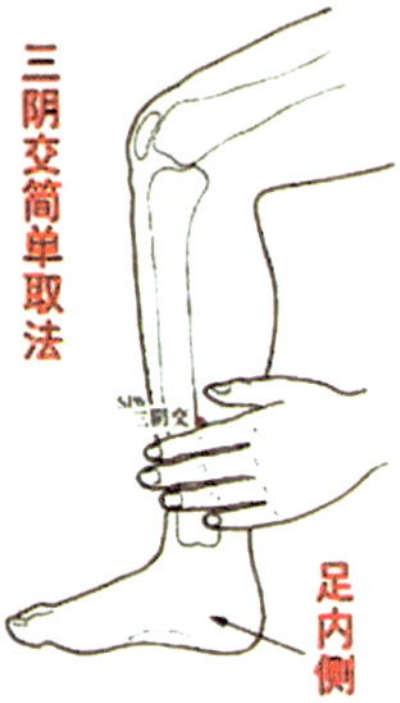

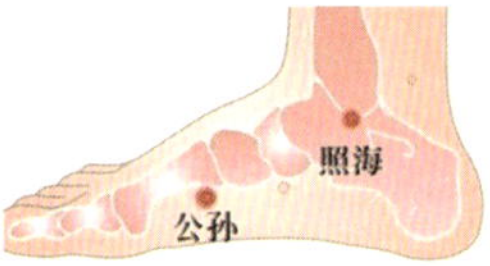

该长一些，因为燥易伤阴，多揉一些时间，既可补阴，又可防燥伤阴。按摩太溪穴还有滋补肾阴的作用，阴液充足则肌肤得以更加滋润。

B. 三阴交穴

三阴交穴是肝、脾、肾三经的交会穴，按摩可补三经之阴，也就是补肝经、脾经及肾经之阴。三阴交位于小腿内侧，内踝尖直上3寸，胫骨内侧缘后方凹陷处，正坐屈膝成直角取穴。每天可选择适合精油按摩2次，每次5～6分钟。孕妇忌按。

C. 照海穴

按摩照海穴可补一身之阴。照海穴位于人体足内侧，内踝尖下方凹陷处。孙思邈在《千金要方》里称照海穴为“漏阴”，就是说如果这个穴位出了问题，人的肾水减少了，会造成肾阴亏虚，机体缺乏阴液濡润滋养。所以选择适当精油，每天2次，每次约10分钟按摩照海穴，有滋补阴液、润滑肌肤的作用。

如果觉得在美容院护肤太贵的话，还可以自己调配精油来护肤。下面简要介绍下怎样用精油自制精华素。

首先，根据自身皮肤的具体情况设计配方，其中包括两到三种基础油：桃核油、荷荷巴油、晚樱草油、小麦胚芽、酪梨油、玫瑰果油等，及两到三种植物精油：薰衣草精油、玫瑰精油、洋甘菊精油、橙花精油、百里香精油，并设计出调配的比例。

其次，将所选择的基础油按比例调和在一起，放上 24 小时，使其充分地融合，再根据自身肌肤的特点按比例滴入植物精油。这样的调油要比在洗面奶、面霜里面直接调入单方的精油更有针对性，效果往往会更好。

同时需要注意的是：每次调油不要太多量，争取在 2 ~ 3 个月内用完，然后再根据当时的皮肤状态调整精油及基础油的配方。精油与基础油的比例要恰当，比如 10ml 基础油里面滴入 3 滴精油就已经足够了，不要贪多求快，否则会增加皮肤的负担，要知道“冰冻三尺，非一日之寒”，肌肤保养是个长期的过程，贵在坚持。

祛皱抗衰

讲述人：黄小姐，年龄：34 岁，职业：职员。

最近一段时间来，感觉以前光滑的皮肤也不平滑，眼角竟然也出现了细小的皱纹，笑的时候更明显，隐隐约约感觉脸颊上出现了一些雀斑，颈部也有了皱纹。黄小姐感叹岁月不饶人，容颜易失，为此尝试了多种化妆品，未见明显的效果。那么对于黄小姐这样的情况，该怎样使用精油呢？

分析：我想大家都有这样的感受，当我们还年轻的时候，微笑、皱眉或扮鬼脸之后，皮肤马上就可以恢复原形，一点也不会有皮肤起皱的现象。但随着岁月的流失，一条条皱纹慢慢爬上脸庞，皮肤逐渐失去原有的坚实性及柔软性。这就像是一条橡皮筋，当它还是很新时弹性很好，随便拉扯它都能恢复原状，但当橡皮筋老化失去弹性时，随便拉扯它就会变形，无法快速恢复原状。

现代研究发现，人体从 25 岁开始，皮肤中的真皮纤维细胞数量逐渐减少，胶原总含量每年减少 1% 左右，胶原纤维变粗，出现异常交链。同时，胶原应力传导下降，抗剪切力减弱，真皮乳头层和网状层弹性纤维减少及退化，胶原纤维和弹性纤维排列也逐渐趋紊乱，引起皱纹。我们不能阻止大自然的自然规律，但是我们可以延缓衰老，而精油就有很好的效果。

常用的祛皱、抗衰老精油有：玫瑰精油、薰衣草精油、茉莉精油、橙花油、乳香精油、天竺葵精油等。

常有的使用方法有：

A. 精油穴位按摩

穴位是人体脏腑经络气血输注的枢纽之地，通过对穴位的刺激，可以疏通经络，行气活血，促进皮肤的新陈代谢，改善皮肤的营养供给，激活皮下胶原蛋白和脂肪细胞，使细胞恢复饱满，提升面部轮廓，此外还可以帮助收紧皮肤组织，增强肌肉弹性，防止皮肤松弛，抑制皱纹的出现，延缓皮肤的衰老。

穴位：经临床证实，太阳穴、印堂穴、阳白穴、四白穴、丝竹空穴、地仓穴、颊车穴、承浆穴等对防治面部皱纹有较好的作用。

操作方法：选取 3 个穴位（选取主要以需要防皱的部位，如眼周、口周等穴位），滴 1 ~ 2 滴橙花精油（上述其他精油亦可）在所选的穴位上。然后利用拇指或四指指腹，在穴位上做轻柔的小幅度的环形旋转揉摩，或者是利用手指指尖轻轻地敲击穴位处。力道轻柔，先顺时针 50 ~ 100 圈，再逆时针 50 ~ 100 圈，按顺序依次按摩每个穴位，每个穴位按 5 ~ 6 次。

B. 面部刮痧

头面为诸阳之会，面部刮痧，不仅可以排毒促进血液循环，还有收紧毛孔、提升面部轮廓、精致肌肤的作用。（注：这不像平常背部刮痧，要求出现红色痧点。保健刮痧一般以不刮出痧点为好）

精油配方：玫瑰精油 1 滴 + 天竺葵精油 1 滴 + 葡萄籽油 10ml

使用方法：将所选用的精油调配好，在清洁肌肤后均匀地涂抹在面部，以面颊部、额部主要刮痧部位为主，按照从下到上，从里到外，缓慢地进行刮痧（用力不要太重，动作轻柔），以不刮出痧点为宜，每个部位轻柔地刮 3 ~ 5 次。

C. 脸部按摩

脸部肌肤较薄且敏感，所以按摩时调配精油剂量宜低，最好控制在 1% 精油浓度为佳，敏感性皮肤剂量需更低。

精油配方：选取上述面部刮痧中的一种或几种精油调配即可。

使用方法：将按摩精油滴于掌心，在掌心搓揉温热后再轻轻涂抹于脸上，脸颊部位由中间往脸侧延展开来；眼周由内往外轻按；鼻子部位为顺着鼻梁上下推动；口唇周围则以双手由下巴中心往外提拉至人中部位后放开。按摩后，可用温度 40℃左右的干净温热毛巾轻敷脸部，并深呼吸，毛巾凉后拿下，再以冷水洗脸收敛，则可使肌肤红润，光泽度倍增。

衰老是生命的自然规律，我们不能阻止衰老，但我们能够延缓衰老。除了使用芳疗外，还得保持合理的饮食习惯，乐观愉快的心情，适当的运动，综合全面来调节。比如说我国历史上的第一位女皇帝——武则天，我们在钦佩她的丰功伟绩时，对她的保养之术也为之惊叹。《新唐书》上说她："虽春秋高，善自涂泽，虽左右不悟其衰。"武则天在 80 岁高龄时仍然齿发不衰，丰肌艳态，保持着青春般的容颜。那么武则天是怎样演绎容颜不老神话的呢？总结起来为九个字"喜芳疗，巧饮食，好心情"。

喜芳疗。唐代官府组织编写的药典《新修本草》中就记载了武则天的美容秘方——神仙玉女粉。其方法就是在五月初五采益母草全草，不能带土，晒干后捣成细粉过筛，然后加面粉和水，调好后，捏成如鸡蛋大的药团，再晒干。用黄泥做一个炉子，四旁开窍，上下放木炭，药团放中间，用大火烧一顿饭时间后，改用文火再烧一昼夜，取出凉透，细

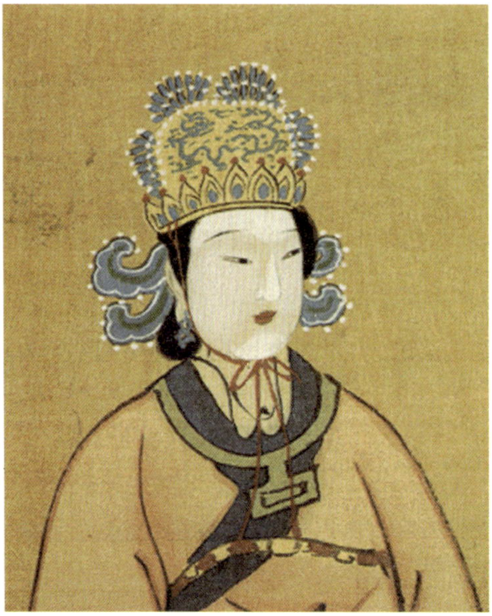

研，过筛，放入干燥的瓷皿中。用时加入滑石粉、胭脂调匀、研细，在沐浴、洗面、洗手时用药末擦洗。

巧饮食。武则天的美丽长寿，还得益于她的美容饮食养生之道。武则天常食那些富含蛋白质和微量元素的食物，如肉皮、蹄筋、水产品等；武则天还喜欢品食玫瑰花酱、桂花酱等，她曾令宫女采集百花，和米粉制作成“百花糕”，作为宫中的御膳糕点。在注重饮食美容的同时，武则天还注重从百花中汲取“营养”，她在御花园里种满各种花草，常年花开不断，在空闲之余，漫步在花丛中，吸收花的“营养”。

好心情。武则天驰骋唐代政坛50多年，几起几落，依然生机盎然、容光焕发，究其原因，除了食物本草外，保持良好的心态也是很关键的因素。工作压力催人老，生活艰辛使人憔悴。作为当代女性，不能因为生活和工作压力而压抑自己，要时刻提醒自己，时刻让自己保持一个良好的心态，唯有如此，我们才能像一尾灵动的美人鱼，永远年轻。

主要参考文献

[1] 孙涛，王天芳，武留信 . 亚健康学[M]. 北京：中国中医药出版社，2007.

[2] 李菁菁，樊新荣，于天源 . 亚健康芳香调理［ M ］. 北京：中国中医药出版社，2010.

[3] ［英］谢勒，温佑君，译 . 芳香疗法精油宝典［ M ］. 北京：中信出版社，2011.

[4] 屈娴 . 精油完全使用手册［ M ］. 南昌：江西科学技术出版社，2011.

[5] 孙涛，朱嵘 . 漫画中医治未病［ M ］. 北京：中国中医药出版社，2010.

[6] 孙涛 . 亚健康学基础 . 中国中医药出版社，2009.

[7] ［英］怀伍德，著，牛尔，译 . 芳疗百科［ M ］ 北京：世界图书出版公司，2010.

[8] 黄惠琦，李姿颖 .0 到 100 岁的经络芳疗［ M ］. 重庆：重庆出版社 .2009.

[9] [法] 摩利，著，朱慧缓，译 . 摩利夫人的芳香疗法 [M]. 北京：中信出版社，2011.

[10] 周国平，李江山 . 足疗与亚健康[M]. 北京：中国中医药出版社，2009.

[11] 瓦勒莉·安，著，李千毅，译 . 芳香疗法情绪心理配方宝典[M].

台湾：世茂出版社，1999.

[12] 瞿岳云 . 中医学基础［M］. 北京：中国中医药出版社，2009.

[13] 派翠西亚 · 戴维斯，著，李靖芳，译 . 芳香疗法大百科［M］，台湾：世茂出版社，2000.

[14] 孙涛 . 中医治未病［M］. 北京：中国中医药出版社，2010.

[15] 王永芳，杨胤 . 四季养生［M］. 北京：中医古籍出版社，2007.

[16] 梅家齐，周欣欣 . 中药芳疗常用品种解析［J］. 香料香精化妆品杂志，2009（6）：65.

[17] 郑可冉 . 话说香疗与精油［J］. 亚太传统医药杂志，2007（3）：9.

[18] 胡献国 . 怎样选择药物香袋预防小儿疾病［J］. 中医杂志，2004（6）：45.

[19] 周玉梅 . 中草药在空气消毒中的应用，中国民间疗法杂志，2010（5）：18.

[20] 林慧光 . 芳香替代疗法临床应用初探［I］. 贵阳中医学院学报，2002（2）：24.

[21] 林瑞华，谢春生，潘慧仁等 . 中药沐足联合穴位按摩及芳香疗法缓解胆管结石介入诊疗患者焦虑［J］. 护理学杂志，2012（11）：27.

[22] 琪琪 . 精油 + 穴位按摩赶走 8 种经期烦扰［J］. 医学美学美容杂志，2010（9）.

[23] 吕斌 . 日渐风靡的中医美容法［J］. 健康博览杂志，2009（10）.

[24] 刘玉梅，刘奎钫 . 新疆玫瑰精油化学成分的研究［J］. 精细化工杂志，2002（7）：19.

[25] 顾仁勇，傅伟昌，等 . 丁香和肉桂精油联合抗菌作用初步研究［J］. 食品科学杂志，2008（10）：29.

[26] 阿贝乐，赵国慧，欧洲赤松精油与经络理论的结合运用［J］.国际中医中药杂志，2012（3）：34.

[27] 赵勋国.芳香疗法——精油的保健和治疗作用［J］.日用化学品科学，2005（6）：28.

[28] 刘瑶，乔瑜，李玲等，芳香疗法配合灸法治疗抑郁症临床研究［J］.实用中医药杂志，2009（4）：25.

[29] 华碧春，杜建.中药芳香外治疗法的源流与应用探讨［J］.中医药通报，2002（4）：1.

[30] 郁文静.芳香疗法怡神益心［J］.现代养生杂志，2007（6）.

附录1

如何选择高品质精油

看比重

一般来说，草类精油的比重是最轻的，滴入一杯水中会快速散开，水面会呈现浮油状态。树脂类的精油分子较重，滴入一杯水中，可完整地落入杯底，不溶于水。但这两者均会在水面下分布不同比重的精油分子，虽不溶，但气味已经弥漫整杯水。

闻味道

多数高品质精油味道柔和而醇正，因为其是100%从植物中萃取的，所以纯正的精油都有一种难以言喻的自然植物的味道（但是气味并不一定很好闻），用香精调配的精油味道略刺激，长期使用这样的精油有百害无一利。高品质的精油刚入鼻的味道一般不是很刺激，但有回味，余感有一种狂野的感觉。每个人对它的感觉也不尽相同。它的前味、中味、后味各不相同。

触质地

品质精纯的精油，渗透力超强，将测试的精油轻擦在手背或手腕内侧，用指尖稍微按摩几下，品质好的精油会在瞬间完全被吸收，而且不会在皮肤上留下亮晶晶的油脂成分。同时，也要观察精油中是否含有杂质。

看包装

精油通常会保存在栗色密封小玻璃瓶里，瓶盖为特殊的耐强酸、强碱材料，包装要防止日照和氧化，让精油不容易挥发，变质。

在良好的保存环境下（常温下），通常可以保存两年，品质好的精油可以保存 4~5 年。柑橘类精油可以保存 1~2 年，纯植物精油的标签上一般都会标明精油的纯度。

用感觉

除了茶树、薰衣草等少数几个品种，大多数精油是不可以直接用在皮肤上的，否则会造成灼伤、脱皮。如果有商家介绍给你的精油说其可以直接用于皮肤，还说是 100% 的纯精油，那就有问题了，一定要分清楚精油和基础油的不同。

附录 2

如何辨别有机精油

虽然市面上的精油大多强调其天然纯正性，但是消费者该如何保证自己所买的精油是有机精油呢？有机精油由于品质精纯，它们的售价比一般精油昂贵。购买有机精油时，必须认明有国际有机土壤协会认证的才可信赖，其通常含 Certifled Organic Pty. Ltd 的字样。（以诗艾精油为例，如下图）

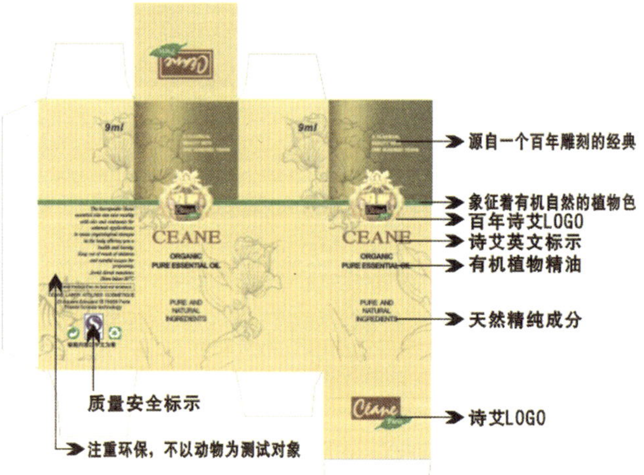

有机单方精油外包装

诗艾单方精油包装说明

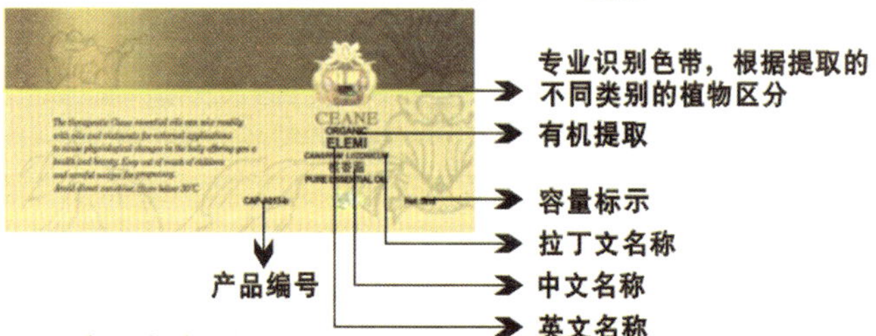

有机单方精油瓶贴